Psychotherapie: Praxis

Die Reihe Psychotherapie: Praxis unterstützt Sie in Ihrer täglichen Arbeit – praxisorientiert, gut lesbar, mit klarem Konzept und auf dem neuesten wissenschaftlichen Stand.

Susanna Strauß

Entspannungstherapie

Praxishandbuch für Prävention und Psychotherapie

2. Auflage 2025

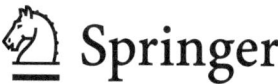

Susanna Strauß
Neuweiler, Deutschland

ISSN 2570-3285   ISSN 2570-3293   (electronic)
Psychotherapie: Praxis
ISBN 978-3-662-71403-4   ISBN 978-3-662-71404-1   (eBook)
https://doi.org/10.1007/978-3-662-71404-1

Die Deutsche Nationalbibliothek verzeichnet diese Publikation in der Deutschen Nationalbibliografie; detaillierte bibliografische Daten sind im Internet überhttps://portal.dnb.de abrufbar.

© Der/die Herausgeber bzw. der/die Autor(en), exklusiv lizenziert an Springer-Verlag GmbH, DE, ein Teil von Springer Nature 2020, 2025

Das Werk einschließlich aller seiner Teile ist urheberrechtlich geschützt. Jede Verwertung, die nicht ausdrücklich vom Urheberrechtsgesetz zugelassen ist, bedarf der vorherigen Zustimmung des Verlags. Das gilt insbesondere für Vervielfältigungen, Bearbeitungen, Übersetzungen, Mikroverfilmungen und die Einspeicherung und Verarbeitung in elektronischen Systemen.
Die Wiedergabe von allgemein beschreibenden Bezeichnungen, Marken, Unternehmensnamen etc. in diesem Werk bedeutet nicht, dass diese frei durch jede Person benutzt werden dürfen. Die Berechtigung zur Benutzung unterliegt, auch ohne gesonderten Hinweis hierzu, den Regeln des Markenrechts. Die Rechte des/der jeweiligen Zeicheninhaber*in sind zu beachten.
Der Verlag, die Autor*innen und die Herausgeber*innen gehen davon aus, dass die Angaben und Informationen in diesem Werk zum Zeitpunkt der Veröffentlichung vollständig und korrekt sind. Weder der Verlag noch die Autor*innen oder die Herausgeber*innen übernehmen, ausdrücklich oder implizit, Gewähr für den Inhalt des Werkes, etwaige Fehler oder Äußerungen. Der Verlag bleibt im Hinblick auf geografische Zuordnungen und Gebietsbezeichnungen in veröffentlichten Karten und Institutionsadressen neutral.

Planung/Lektorat: Monika Radecki
Springer ist ein Imprint der eingetragenen Gesellschaft Springer-Verlag GmbH, DE und ist ein Teil von Springer Nature.
Die Anschrift der Gesellschaft ist: Heidelberger Platz 3, 14197 Berlin, Germany

Wenn Sie dieses Produkt entsorgen, geben Sie das Papier bitte zum Recycling.

Ei kannata mennä merta edemmäs kalaan.
Man muss nicht weiter als bis ans Meer
gehen, um Fische zu fangen.

Finnisches Sprichwort

Vorwort zur 1. Auflage

Entspannungsverfahren sind Bestandteile von nahezu jedem Präventions- und Therapieangebot: beginnend bei Angeboten der Erwachsenenbildung bis hin zur Akutpsychiatrie. Die Bedeutung von Entspannungsverfahren kann daher kaum infrage gestellt werden. Dennoch sind die durch sie erreichten Effekte oft gering. Konkret zeigt sich das in den hohen Abbruchquoten bei Einführungskursen und in der niedrigen Zahl der Personen, die das Verfahren nach Abschluss eines Kurses tatsächlich in ihr Leben integrieren.

Ein weitverbreitetes Missverständnis liefert hierfür eine Erklärung: Da Entspannung ein so basaler Bestandteil unseres Lebens ist, wird davon ausgegangen, dass keine besondere Kompetenz nötig ist, um sie anzuwenden oder zu vermitteln. Eine Kursleiterin illustrierte diese Haltung einmal sehr plastisch, indem sie formulierte: „Wenn jemand hungrig ist, stelle ich ihm Essen hin. Ich bringe ihm aber nicht bei, wie er kaut und schluckt." Dieses Verständnis von Entspannung offenbart sich, wenn Kursleiter keine gesonderte Qualifikation nachweisen müssen. Und es zeigt sich, wenn Entspannung nicht vermittelt wird, sondern – vergleichbar dem Essen in obiger Analogie – im Verweis auf eine Audioaufnahme und der Anweisung: „Hören Sie sich das Mal an", besteht.

Auch wenn eine Vermittlung stattfindet, genügt es nicht, ein Verfahren lediglich zu kennen und Übungen anzuleiten: Individuelle Lernerschwernisse müssen bewältigt, die eigenständige Übungsmotivation gefördert werden. Unterbleibt das, kann sich dennoch ein kurzfristiger Entspannungseffekt einstellen. Der eigentliche Nutzen der Verfahren, der in der langfristigen eigenständigen Spannungsregulation liegt, bleibt jedoch aus. Obwohl also die Bedeutung von Entspannungsverfahren unumstritten ist, findet die Umsetzung oft suboptimal statt, sodass entweder keine oder keine über den Kurs hinausreichenden Effekte entstehen.

Dieses Buch möchte konkrete Hilfestellungen für die Vermittlung der Entspannung anbieten. Obwohl es auch die Verfahren selbst beschreibt, liegt der Schwerpunkt auf der Vorbereitung und Gestaltung der Kurssituation, dem Verständnis von und Umgang mit Übungsproblemen und Störungen, um einen möglichst hohen Transfererfolg zu erzielen. Das Vorgehen in Prävention und Therapie ist hierbei vergleichbar. Auch die auftretenden Schwierigkeiten sind meist mittels identischer Strategien zu lösen. Das für die Vermittlung im Kurs geschilderte Vorgehen ist in der Regel auf den Einzelkontext übertragbar. Auf wichtige Abweichungen, z. B. hinsichtlich der Beziehungsgestaltung, macht der Text gezielt aufmerksam. Der Einfachheit halber wird zumeist von „Teilnehmern" und „Kursleitern" gesprochen. Fast immer ist eine Ersetzung durch „Patienten" oder „Klienten" bzw. „Therapeuten" möglich.

Die im Buch vertieften Verfahren sind die Progressive Relaxation und das Autogene Training. Sie sind von den meisten Personen leicht zu erlernen und vielfach in ihrer Wirksamkeit abgesichert. Da die mit Entspannung verbundenen physiologischen und psychologischen Prozesse über die Verfahren hinweg vergleichbar sind, trifft das ebenso auf Kurs- und Vermittlungsspezifika zu. So ist dieses Buch ebenfalls für alle anderen Verfahren nutzbar, die Entspannung als langfristige Spannungsregulationskompetenz verstehen und systematisch vermitteln.

Sich verfahrens- und entspannungsspezifisches Wissen anzueignen, ist nicht schwer. Oft zu kurz kommt die Frage nach der angemessenen Vermittlung, vor allem hinsichtlich des handlungsbezogenen Wissens: „Was mache ich, wenn …?" Diese Lücke soll das vorliegende Buch schließen. Damit es als Praxisanleitung dienen kann, liegt der Fokus auf praktischen Hinweisen und die Theorie ist kurzgehalten.

Ausdrücklich bitte ich alle Männer, sich angesprochen zu fühlen, wenn von „der Kursleiterin" die Rede ist, und alle Frauen, dies ebenso und immer zu tun, wenn männliche Formen genannt sind.

Danken möchte ich allen Weiterbildungsteilnehmern, die mit ihren Fragen und dem Einfordern praktischer Antworten den Anstoß für dieses Buch gegeben haben. Frau Monika Radecki und Frau Dr. Esther Dür vom Springer-Verlag möchte ich für ihre professionelle, persönliche und immer unkomplizierte Begleitung und Unterstützung danken. Für Korrekturen und Verbesserungen danke ich Betina Schilling und Julia Winter von Herzen. Und der größte Dank geht an meinen Mann, von dem ich mehr über Entspannung gelernt habe, als aus jedem Buch.

Helsinki
im Sommer 2019

Susanna Strauß

Vorwort zur 2. Auflage

Fünf Jahre später erscheint nun die 2. Auflage der Entspannungstherapie. Besonders freut mich der Anklang, den das Buch im Aus- und Weiterbildungskontext erfahren hat. Er zeigt die unverändert hohe Bedeutung von Entspannungsverfahren in der Prävention und in der Psychotherapie und bestätigt, dass ein fundierter Einsatz von Verfahren mehr voraussetzt als eine nur kurzfristige Beschäftigung mit ihnen.

Dankbar bin ich für die vielen weiterführenden und (wie mir erst durch sie bewusst wurde) in der 1. Auflage meines Buches unbeantworteten Fragen. Sie haben zu einigen Ergänzungen in den Kapiteln geführt und den Blick verstärkt auf einzeltherapeutische Fragestellungen gelenkt, die durch den Gruppenfokus teilweise zu sehr in den Hintergrund gerückt waren.

Viele der Fragen haben sich zudem auf den Nutzen von Entspannung in herausfordernden Therapiesituationen bezogen – also den „Akuteinsatz", und zwar unabhängig von der Intention ein langfristiges Selbstregulationsverfahren zu vermitteln. Aus diesen Fragen ist ein eigenständiger Bereich (Abschn. 9.6) entstanden, der für eine Vielzahl von Situationen entspannungsbezogene Reaktionsmöglichkeiten bietet. Auch die neue Vertiefung zur Atementspannung (Abschn. 2.4) fokussiert sich auf kurzfristige Interventionsmöglichkeiten, die vor allem im psychotherapeutischen Kontext Anwendung finden.

Die Corona-Pandemie ging auch an der Psychotherapie nicht spurlos vorüber: Fast alle praktizierenden Therapeuten haben Erfahrungen mit der Videosprechstunde gemacht, und bis heute halten sich Vorstellungen aufrecht, dass entspannungsbezogene Interventionen per Video nicht möglich seien, da sie einen Vor-Ort-Kontext voraussetzten. Richtig ist, dass körperorientierte Interventionen dem Medium angepasst werden müssen, um erfolgreich zu sein. Geschieht dies, gleichen die Ergebnisse dem Praxissetting vor Ort. Neben dem zielführenden Einsatz von Entspannung in der Videosprechstunde finden Sie nun ebenfalls Informationen zum Nutzen digitaler Gesundheitsanwendungen (DiGA) im Buch (Abschn. 1.3.3).

Eine weitere Ergänzung finden Sie noch bei den Verfahren: Neben der Atementspannung wird die Nutzung von imaginativen Verfahren vorgestellt und deren Kombinationsmöglichkeiten mit anderen Interventionen thematisiert (Abschn. 2.5).

Um die Nutzung der Vorlagen zu erleichtern, stehen diese nun online zum Download bereit. Sie sind unter https://link.springer.com/ nach Eingabe der ISBN beim jeweiligen Kapitel in der rechten Spalte unter „elektronisches Zusatzmaterial" zu finden.

Da ich auch einer 3. Auflage (dieses Mal gerne ohne Pandemie in der Zwischenzeit) nicht abgeneigt bin, freue ich mich weiterhin über Rückmeldungen, seien sie positiv oder kritisch, und eine Vielzahl weiterer Fragen.

Bedanken möchte ich mich von Herzen bei Monika Radecki und Amose Stanislaus vom Springer-Verlag, die mich immer kompetent und nie unentspannt bei diesem Projekt begleitet haben. Betina Schilling und Julia Winter danke ich für das erneute Korrekturlesen, hinterfragen und unterstützen: Einem Buch zum zweiten Mal so viel Aufmerksamkeit zu widmen erfordert noch mehr Berücksichtigung als beim ersten Mal! Und ohne die Unterstützung meines entspannten Mannes wäre dieses Buch – auch in der 2. Auflage – nicht möglich gewesen. Kiitos!

Marinkainen Susanna Strauß
im Frühjahr 2025

Interessenkonflikt Die Autorin hat keine für den Inhalt dieses Manuskripts relevanten Interessenkonflikte.

Inhaltsverzeichnis

Teil I Vor dem Kurs

1 Entscheidungen 3
  1.1 Zielsetzung 3
    1.1.1 Kurz- und langfristige Ziele 4
    1.1.2 Präventiver und korrektiver Einsatz 5
  1.2 Anwendung 6
    1.2.1 Anwendungen in der Prävention 7
    1.2.2 Anwendungen in der Therapie 8
    1.2.3 Kontraindikationen und Anwendungsvoraussetzungen . . . 9
  1.3 Setting 11
    1.3.1 Vermittlung im Kurs 11
    1.3.2 Vermittlung an Einzelpersonen 12
    1.3.3 Vermittlung im Onlinesetting und Nutzung digitaler Anwendungen 13
  Literatur 17

2 Verfahrenswahl 19
  2.1 Überblick 19
  2.2 Vertiefung: Progressive Relaxation 22
    2.2.1 Einführung 22
    2.2.2 Entwicklung 22
    2.2.3 Modifikationen 23
    2.2.4 Praktische Vorgehensweise 24
    2.2.5 Aktuelle Übungsversionen und Kursablauf 26
    2.2.6 Alternative Übungsvorgaben 30
  2.3 Vertiefung: Autogenes Training 31
    2.3.1 Einführung 31
    2.3.2 Entwicklung 31
    2.3.3 Aufbau 31
    2.3.4 Übungen der Grundstufe und Kursablauf 34
  2.4 Vertiefung: Atementspannung 39
    2.4.1 Einführung 39

		2.4.2	Die Atmung im Autogenen Training und in der Progressiven Relaxation............................	40
		2.4.3	Vorübungen und Rahmenbedingungen	41
		2.4.4	Atembeeinflussung und Atemübungen	44
	2.5	Vertiefung: Imaginative Verfahren.........................		49
		2.5.1	Einführung	50
		2.5.2	Vorbedingungen und Kontraindikationen	51
		2.5.3	Vorgehen	52
		2.5.4	Auswahl der passenden Imagination	59
		2.5.5	Verhaltensänderung und Ressourcenorientierung	60
	2.6	Kombinations-, Erweiterungs- und Vertiefungsmöglichkeiten ...		61
	2.7	Differenzielle Indikation		63
	2.8	Entspannung und Achtsamkeit............................		65
		2.8.1	Gemeinsamkeiten und Unterschiede	66
		2.8.2	Kombinationsmöglichkeiten	66
	Literatur...			67
3	**Theoretische Vorbereitungen**.....................................			71
	3.1	Die Situation des Kursteilnehmers.........................		71
		3.1.1	Ambivalenz	72
		3.1.2	Motivation und Reaktanz...........................	72
		3.1.3	Erwartungshaltung und Kontrollüberzeugung.........	74
	3.2	Die Situation der Kursleiterin		75
		3.2.1	Selbsterfahrung und Qualifikation...................	75
		3.2.2	Prävention und Psychotherapie	76
		3.2.3	(Über-)Fürsorge und Helfermotivation	77
	3.3	Beziehung von Kursleitung und Teilnehmern		78
	Literatur...			80
4	**Praktische Vorbereitungen**.......................................			83
	4.1	Das richtige Maß		83
	4.2	Raumfaktoren...		85
		4.2.1	Temperatur..	85
		4.2.2	Geräusche und Akustik	86
		4.2.3	Technik...	86
		4.2.4	Größe	87
		4.2.5	Sitzgelegenheit, -position und -anordnung	87
		4.2.6	Lichtverhältnisse	89
	4.3	Zeitfaktoren		90
	4.4	Vorinformationen für die Teilnehmer.......................		90
		4.4.1	Kleidung..	92
		4.4.2	Ausstattung.......................................	93
		4.4.3	Methode..	93
	4.5	Vorabklärung von (Kontra-)Indikationen....................		94
	4.6	Ausstattung der Kursleiterin		95
	Literatur...			96

Teil II Während des Kurses

5 Die erste Kursstunde 101
  5.1   Besonderheiten 101
  5.2   Stundenbestandteile und idealtypischer Ablauf 103
  5.3   Vorstellung von Kursleitung und Teilnehmern 104
  5.4   Erhebung wesentlicher Vorinformationen 105
     5.4.1   Indikation und Kontraindikationen 105
     5.4.2   Vorerfahrungen und Erwartungen 105
  5.5   Erläuterung der Kursregeln 108
  5.6   Theoretische Einführung 110
     5.6.1   Entspannung 110
     5.6.2   Entspannungsverfahren 114
  5.7   Vorübungen und Demonstrationen der Wirkweise 115
     5.7.1   Übungen zur Auslösung vegetativer Reaktionen 116
     5.7.2   Übungen zur Auslösung emotionaler Reaktionen 119
     5.7.3   Pendelversuch zur Auslösung muskulärer Reaktionen . 121
     5.7.4   Vorübungen im engeren Sinne 122
  5.8   Vor der ersten Übung 124
  5.9   Die erste Übung 125
  5.10 Die erste Rückmelderunde 126
  Literatur 127

6 Elemente der folgenden Kursstunden 129
  6.1   Aufbau einer Kursstunde 129
  6.2   Anfangsrunde (optional: Protokollcheck) 130
  6.3   Aufwärm- und Einstiegsübungen 131
  6.4   Erläuterungen zu Entspannung, Stress und einzelnen Übungen 131
  6.5   Aufklärung zu Wirkungen und Nebenwirkungen 132
  6.6   Übungspositionen und Augenschluss 132
     6.6.1   Sitzhaltungen 132
     6.6.2   Liegehaltungen 136
     6.6.3   Stehhaltungen 136
     6.6.4   Augenschluss 137
  6.7   Übungsdurchführung 137
     6.7.1   Dauer 138
     6.7.2   Einsatz von Stimme und Sprache 138
     6.7.3   Auto- versus Heterosuggestionen 140
  6.8   Übungsrücknahme 142
  6.9   Rückmelderunde 143
     6.9.1   Bedeutung 143
     6.9.2   Vorgehen 143

6.10	„Anker"-Möglichkeiten und Ergebnissicherung	146
6.11	Hinweise für das selbstständige Üben	147
6.12	Protokoll	147
6.13	Planung der Einsatzmöglichkeiten	149
6.14	Kursmaterial	153
Literatur		153

7 Probleme beim Erlernen von Entspannungsverfahren 155
    7.1 Die Anfangsphase 155
        7.1.1 Muskelzuckungen, -krämpfe und -kater 156
        7.1.2 Parästhesien 157
        7.1.3 Erhöhte Magen- und Darmtätigkeit 157
        7.1.4 Husten und Niesen 158
        7.1.5 Bewegungsdrang und Unruhe 159
        7.1.6 Konzentrationsprobleme 160
        7.1.7 Ausbleibender Erfolg 164
        7.1.8 Hohe Leistungsorientierung 167
        7.1.9 Sexuelle Erregung 168
        7.1.10 Körperbezogene Ängste 168
        7.1.11 Kontrollverlustängste 170
        7.1.12 Probleme unklarer Bedeutung und Genese 171
    7.2 Die Aufrechterhaltungsphase 172
        7.2.1 Nachlassende Motivation und Rückschläge 172
        7.2.2 Emotionale Erlebnisse bei vertieftem Entspannungserleben 173
        7.2.3 Krankheitsgewinn 173
    7.3 Die Abschlussphase: Transfer in den Alltag 174
    Literatur 175

8 Störungen im Kursverlauf 177
    8.1 Geräusche 177
    8.2 Schlafende und schnarchende Teilnehmer 178
    8.3 Lachende Teilnehmer 181
    8.4 Spontane Berichte während der Übung 182
    8.5 Seitengespräche, Unaufmerksamkeit und respektloser Umgang 182
    8.6 Aufmerksamkeitsfordernde und raumgreifende Teilnehmer 183
    8.7 Abwertungen von Verfahren und Kursleitung 183
    8.8 Skeptische und (über-)kritische Teilnehmer 185
    8.9 Übertragungsreaktionen 187
    8.10 Ausbleibende Rückmeldungen 188
    8.11 Hohe Fehlzeiten und Abbruchquoten 188
    8.12 Missbräuchlicher Einsatz von Entspannung 190
    Literatur 190

9 Ausgewählte Anwendungen: Vorgehen und Modifikation 191
- 9.1 Schmerzen 191
  - 9.1.1 Wirkweise 192
  - 9.1.2 Vorgehen und Indikationen 194
  - 9.1.3 Interaktionelle Probleme 195
- 9.2 Schlafprobleme 196
  - 9.2.1 Vorgehen und Verfahren 196
  - 9.2.2 Entspannungsverfahren als Einschlafhilfe 197
  - 9.2.3 Der Schlafspaziergang 198
- 9.3 Psychische Störungen 200
  - 9.3.1 Funktionen der Entspannung in der Psychotherapie 200
  - 9.3.2 Anwendungsmöglichkeiten und -beschränkungen 200
- 9.4 Tinnitus und Hyperakusis 202
- 9.5 Entspannung mit besonderen Zielgruppen 203
  - 9.5.1 Entspannungsverfahren bei Kindern 204
  - 9.5.2 Entspannungsverfahren bei Jugendlichen 206
  - 9.5.3 Entspannungsverfahren bei Senioren 207
- 9.6 Entspannungsübungen als kurzfristige Interventionen 208
  - 9.6.1 Entspannungsinduktion 209
  - 9.6.2 Emotionale Erregung 211
  - 9.6.3 Vermeidungsverhalten 212
  - 9.6.4 Mangelnde Fokussierung und Abgelenktheit 213
  - 9.6.5 Ambivalenz oder unklare Therapiemotivation 214
  - 9.6.6 Entspannung als Ressource 215
  - 9.6.7 Unruhe, Anspannung und Erschöpfung 216
- Literatur 218

10 Die letzte Kursstunde 221
- 10.1 Besonderheiten 221
- 10.2 Stundenbestandteile und idealtypischer Ablauf 222
- 10.3 Motivationsförderung für das eigenständige Üben 223
  - 10.3.1 Motivationshilfen 223
- 10.4 Nachbetreuung der Teilnehmer 225
- 10.5 Erweiterte Einsatzmöglichkeiten von Entspannung 225
- 10.6 Evaluation 226
- 10.7 Abschlussübung und Verabschiedung 227
- 10.8 Hinweise zur Einzelvermittlung 228
- Literatur 230

Teil III Nach dem Kurs

11 Nach dem Kurs ist vor dem Kurs: Nachbereitung und Folgekurse 233
- 11.1 Nachbereitung und Katamnese 233
- 11.2 Nachtreffen, Auffrischungs- und Booster-Sitzungen 235

11.3	Aufbau- und Folgekurse: Rahmenbedingungen und Inhalte		236
	11.3.1	Nutzung von Kurzformen und Signalwörtern	237
	11.3.2	Differenzielle Entspannung	238
	11.3.3	Mentale Entspannung	240
	11.3.4	Formelhafte Vorsatzbildung	240
	11.3.5	Zusätzliche Übungsformen	242
11.4	Hinweise für die Einzelvermittlung		243
Literatur			244

Teil I
Vor dem Kurs

Entscheidungen

▶ Das Kapitel beschäftigt sich mit den grundlegenden Entscheidungen, die vor Beginn eines Kurses oder Einzeltrainings anstehen. Sie lernen den Unterschied von kurz- und langfristigen Zielen in der Anwendung von Entspannungsübungen kennen und die verschiedenen Zielsetzungen des präventiven gegenüber dem therapeutischen Einsatz der Verfahren (Abschn. 1.1). Über die möglichen Anwendungsbereiche klärt der Folgeabschnitt (Abschn. 1.2) auf: Welche Einsatzmöglichkeiten gibt es? Was können Entspannungsverfahren bewirken, wo liegen ihre Grenzen? Und: Trotz der breiten Indikation der Verfahren, gibt es Anwendungsvoraussetzungen bei Teilnehmern und Kursleitung. Sie zu kennen, erlaubt einen effektiven Einsatz der Methoden. Abschließend erfahren Sie, welche Rahmenbedingungen den Erfolg eines Kurses oder eine Einzeltherapie fördern. Hierbei wird auch auf die Vermittlung von Entspannung im Onlinesetting und mithilfe digitaler Anwendungen eingegangen (Abschn. 1.3).

1.1 Zielsetzung

Vor der Vermittlung eines Verfahrens steht die Klärung der Zielsetzung: Was soll kurz- und was langfristig das Resultat beim Übenden sein? Geht es um präventive Wirkungen, wie eine erhöhte Stressresistenz und die Verhütung von Erkrankungen? Oder dienen die Verfahren spezifischen, therapeutischen Zielen und sollen beispielsweise eine bestimmte Symptomatik reduzieren?

1.1.1 Kurz- und langfristige Ziele

Kurzfristig bewirken erfolgreiche Übungen eine Entspannungsreaktion. Das eigenständige Erlernen eines Verfahrens ist hierfür meist nicht erforderlich. Es genügt, angeleitet und durch die Übung geführt zu werden. Beispiele für diese Vorgehensweise finden sich, wenn eine Lehrerin vor der Klausur eine Muskelentspannung mit ihren Schülern durchführt, eine Fitnesstrainerin zum Abschluss eines Workouts eine Meditationsübung anbietet oder eine Psychotherapeutin eine Atementspannung nutzt, um eine Patientin in einer Akutsituation zu beruhigen.

Der langfristige Nutzen von Entspannungsverfahren geht jedoch weit über den kurzfristigen Effekt hinaus. Er entsteht, wenn der Übende nicht einzelne Entspannungseffekte *erlebt,* sondern ein Verfahren *erlernt,* das er eigenständig und unabhängig von anderen Personen, Ort und Zeit systematisch einsetzen kann, um das eigene Entspannungserleben zu beeinflussen.

> **Merkmale systematischer Entspannungsverfahren (nach Krampen, 2013)**
> - Systematisch erlernbar
> - Wissenschaftliche Erklärungen für Erwerb und Wirkweise
> - Nachgewiesene Wirkungen in empirischen Studien
> - Präventiv und therapeutisch einsetzbar

Das ist zum einen für den Einsatz in Belastungssituationen sinnvoll, darüber hinaus jedoch ebenfalls geeignet, bereits im Vorfeld die Tendenz für (über-)starke Stressaktivierungen zu reduzieren. So führt die längerfristige Anwendung zu einer verbesserten Entspannungsfähigkeit und einer abnehmenden sympathoadrenergen Erregungsbereitschaft (Vaitl, 2020).

Ausgehend vom Begriff „Entspannungstherapie" liegt die Vermutung nahe, dass es ausschließlich um Kompetenzen des *Entspannungserwerbs* geht. Das ist nur eingeschränkt richtig. Tatsächlich ist das Ziel umfassender und bezieht sich vor allem auf die Fähigkeit, den eigenen Spannungszustand zu erkennen und ihn eigenständig auf ein angemessenes Maß zu regulieren. So erfolgt ein „Einpendeln" zwischen den Polen Entspannung – Passivität und Anspannung – Aktivität. Starke Spannungen und Stress sind jedoch in der Regel der Anlass für den Erwerb der Fähigkeit. Zunächst geht es daher tatsächlich zumeist um die zunehmende Etablierung von *Entspannung*.

Beschreibungen von Entspannungskursen stellen oft den *langfristigen* Nutzen der Verfahren in den Mittelpunkt, bieten faktisch jedoch lediglich eine kurzfristige Entspannung der Teilnehmer zu den jeweiligen Kursterminen an. Kursaufbau und -inhalte unterscheiden sich gravierend, je nachdem, welche Zielsetzung die Kursleiterin verfolgt. Tatsächlich muss sie die kurzfristige Entspannung in der Kursstunde begrenzen, um eine langfristige eigenständige Anwendung zu ermöglichen (s. Abschn. 4.1 und 7.2.1).

Erfolgt der Einsatz von Entspannungsübungen mit dem Hauptziel der kurzfristigen Entspannung oder Stabilisierung, sollte die Kursleiterin hierauf aufmerksam machen und den Unterschied zum systematischen Erlernen eines Verfahrens erklären. Bleibt die Aufklärung aus, sinkt die Motivation, das Verfahren erneut zu lernen, da es in Bezug auf eine anhaltende Wirkung, die über den kurzfristigen Entspannungseffekt hinausgeht, als ineffektiv erlebt wurde. Obwohl dieses Buch prinzipiell auch genutzt werden kann, um das Vorgehen bei der Vermittlung einzelner Übungen zu optimieren, ist es doch für die *langfristige* Zielsetzung – der Vermittlung eines systematischen Selbsthilfe- bzw. Spannungsregulationsverfahrens – konzipiert.

1.1.2 Präventiver und korrektiver Einsatz

Entspannungsverfahren sind in Prävention und Therapie weitverbreitet. Das Standardvorgehen ist in beiden Anwendungsbereichen gleich. Die präventive Anwendung als „Entspannungs*training*" wird zuweilen der „Entspannungs*therapie*" im eigentlichen Sinne entgegengestellt. Für das „Training" wird oft eine niedrigere Qualifikation der Kursleiterin als ausreichend erachtet, denn es richte sich an gesunde Personen, sodass keine weiterführenden diagnostischen oder therapeutischen Kompetenzen nötig seien. Jede Kursleiterin, die bereits in der Prävention gearbeitet hat, weiß jedoch, dass nur die wenigsten Teilnehmer einen Kurs aufsuchen, weil sie primärpräventiv ihre Gesundheit stärken möchten. Die meisten Teilnehmer leiden bereits unter mehr oder weniger starken Symptomen oder manifesten Störungen. Gerade in den, zumeist sehr heterogenen, Kursen der Prävention sind also fortgeschrittene Kenntnisse in der Diagnostik und Entspannungsvermittlung vonnöten. Das ist umso mehr von Bedeutung, da die im klinischen Kontext stattfindende Vorselektion meist unterbleibt, da die Teilnehmer sich frei für die Angebote anmelden. Weniger Kompetenzen von Kursleitern im Präventionsbereich zu verlangen, erscheint vor diesem Hintergrund nur schwer nachvollziehbar. Diesem Umstand trägt auch der aktuelle „Leitfaden Prävention" (GKV-Spitzenverband, 2024) Rechnung. Während bis vor einigen Jahren im Wesentlichen fachpraktische Kompetenzen im vermittelten Verfahren nachgewiesen werden mussten, sind heute, neben pädagogischen und psychologischen Grundkenntnissen, ebenfalls fachübergreifende Kompetenzen zu Gesundheitsförderung und -prävention für eine Anerkennung als Kursleiterin erforderlich.

Auf der anderen Seite erfolgt auch im therapeutischen Kontext die Vermittlung oft nicht auf eine bestimmte Zielsymptomatik bezogen. Der Patient erlernt vielmehr ein Verfahren, um Einfluss auf seine Entspannung zu nehmen. Von den präventiven Effekten profitiert also auch der Anwender in der Psychotherapie. Beherrscht er das Verfahren, stärkt es Variablen wie Selbstwirksamkeit und Kontrollüberzeugung oder allgemeiner seine Fähigkeiten zum „Selbstmanagement" (vgl. Kanfer et al., 2006). Oft entfalten Entspannungsverfahren ihre Wirkung über die Schaffung von günstigen inneren Voraussetzungen, die sich auf weitere Elemente der Psychotherapie auswirken bzw. die Umsetzung des Erlernten außerhalb der

Therapie stärken. Besonders trifft dies neben der Selbstkontrolle oder allgemeiner dem Selbstmanagement auf Faktoren wie eine verbesserte Konzentrationsfähigkeit und Selbstberuhigungsfähigkeit zu (Petermann, 2020). Eine prinzipielle Unterscheidung in einen korrektiven Einsatz als Entspannungs*therapie*, der vorwiegend dem „Defizitabbau" dient sowie einem präventiven Einsatz als Entspannungs*training*, der den „Kompetenzaufbau" verfolgt (vgl. Krampen, 2013), erscheint daher in der Praxis oft schwierig.

1.2 Anwendung

Die Indikation von Entspannungsverfahren ist sehr breit: Die meisten Menschen können grundsätzlich von ihnen profitieren. Da Entspannung zudem nur wenig Schaden verursachen kann, wird oft nahezu vollständig auf eine Prüfung der Indikation verzichtet. Sichtbar ist das im stationären Setting, wenn die Anmeldung zur Entspannungstherapie obligatorisch für jeden Patienten erfolgt. Dieses Vorgehen bestätigt die Bedeutung der Entspannung als „Basispsychotherapeutikum" (Binder & Binder, 1993), entwertet sie jedoch zugleich potenziell. Das liegt auch an dem Umstand, dass es zwar kaum absolute Kontraindikationen gibt, jedoch ebenso wenig absolute Indikationen.

Oft leiten wechselnde Mitarbeiter verschiedener Berufsgruppen die Entspannungstherapie. Weisen sie keine gesonderte Weiterbildung auf und vermitteln das Verfahren nicht standardisiert, senkt das die Qualität. Stationäre Einrichtungen bieten Entspannungsgruppen zudem häufig offen an. Zu jedem Zeitpunkt können Teilnehmer einsteigen, fehlen und aus der Gruppe ausscheiden. Eine systematische Verfahrensvermittlung ist auf diese Weise nicht möglich. Das Resultat ist maximal ein lediglich kurzfristiger Entspannungseffekt. Insgesamt wird die Entspannung so zu einem Angebot, das niemandem schadet – von dem aber auch nicht viel erwartet wird. Diese Haltung bleibt den Teilnehmern nicht verborgen und führt zu einer Abnahme von Vertrauen, positiver Erwartungshaltung und Motivation. Diese Faktoren sind jedoch von entscheidender Bedeutung, wenn es um den Anwendungserfolg geht (Abschn. 1.2.3)!

Ein ähnliches Phänomen findet sich in Präventionskursen: Obwohl die Motivationslage günstiger ist, da die Anmeldung in den meisten Fällen selbstmotiviert erfolgt, bleibt auch hier oft eine Vorabklärung aus und die Kursleiterin arbeitet mit allen angemeldeten Teilnehmern – unabhängig davon, ob das im Einzelfall indiziert ist.

Der Verzicht auf die Indikationsstellung zeigt sich auch in den Abbruchquoten: Sie schwanken sehr stark und liegen im Mittel bei etwa 30 % (Krampen, 2013). Das heißt, dass nur etwa zwei von drei Teilnehmern einen Kurs regulär beenden. Auch bei ihnen bleibt jedoch offen, ob sie das Verfahren anschließend tatsächlich für sich nutzen. Der Teilnehmer kann den Grund für den Abbruch entweder dem Verfahren zuschreiben, was eine negative Haltung zur Folge hat und die Motivation für einen erneuten Kursbesuch senkt. Auch der Ruf der Verfahren leidet. Der Teilnehmer kann den Abbruch jedoch auch selbstwertschädlich verarbeiten, wenn

1.2 Anwendung

er den ausbleibenden Erfolg als eigenes Versagen interpretiert. Obwohl das Verfahren selbst keinen Schaden verursacht, kann es als Folge des Abbruchs also durchaus zu einem solchen kommen!

Während Schultz (1932) und Jacobson (1929, 1934) den Nutzen für Autogenes Training (AT) und Progressive Relaxation (PR) so weit fassten, dass ein Einsatz quasi für jeden Menschen empfohlen wurde, findet sich heute meist eine Begrenzung auf folgende sechs allgemeine Indikationsbereiche:

Allgemeine Indikationsbereiche (Krampen, 1992, 2013)
1. Körperliche und psychische Erschöpfungszustände und Belastungen
2. Nervosität und innere Anspannung
3. Psychosomatische Symptome der psychophysiologischen Dysregulation
4. Leistungs- und Verhaltensschwierigkeiten
5. Schmerzbelastungen
6. Probleme bei der Selbstbestimmung und Selbstkontrolle

1.2.1 Anwendungen in der Prävention

In der Prävention liegt der Fokus meist auf der Registrierung und Reduktion von Anspannungszuständen und Stresssymptomen. Im besten Fall verhindert Entspannung, im Sinne einer Primärprävention, so das Entstehen von Störungen. Hauptindikationen sind alle Beschwerden, die mit Stress zusammenhängen: kurzfristige und überdauernde Erschöpfungszustände, Burn-out-Syndrome, Schlafprobleme, psychosomatische Beschwerden oder emotionale Probleme wie (unangemessener) Ärger und Ängste.

Entspannungsverfahren verbessern die gesundheitsbezogene Lebensqualität und vermindern psychische und körperliche Beschwerden signifikant (Kliche et al., 2010). Positive Auswirkungen auf das Immunsystem konnten mehrfach nachgewiesen werden (Pawlow & Jones, 2005; Taylor, 1995). Selbstkontrolle und Selbstwirksamkeit bessern sich, sodass erfahrene Anwender alltägliche Belastungen und auch Krisen besser bewältigen können. Das Erregungsniveau sinkt, die Körperwahrnehmung wird differenzierter und die affektive Abschirmung erhöht sich (Derra & Linden, 2015). Durch die regelmäßige Anwendung verbessern sich Aufmerksamkeitslenkung und Stressabwehr (ebd.). Während der Corona-Pandemie erwiesen sich Entspannungsverfahren als geeignet, auch unter Isolationsbedingungen Angst und Stress zu reduzieren und den Schlaf zu verbessern (Ganjeali et al., 2022; Luo et al., 2023). Zudem sind Auswirkungen auf zentrale Einstellungen und Haltungen, die über Entspannung hinausgehen, möglich.

Die Stressreaktion ist in hohem Maße abhängig von der kognitiven Bewertung der Stressoren (Lazarus & Folkman, 1984). Die Vermittlung von Bewältigungskompetenzen kann deren Bewertung verändern, sodass eine reduzierte Stressreaktion erfolgt. Das kann über primär *kognitive* Verfahren, etwa das Stressimpfungstraining nach Meichenbaum et al. (1988) oder das Stressbewältigungstraining nach Kaluza (2023), erfolgen. Auch primär *körperlich* orientierte

Verfahren wie die PR oder das AT sind zu diesem Zweck nützlich. Neben den unmittelbaren körperlichen Wirkungen, wie beispielsweise einer Reduzierung der Herzrate und der Kortisolfreisetzung (Pawlow & Jones, 2002), ermöglichen sie ebenfalls ein Erleben von Selbstkontrolle, das sich begünstigend auf die Einschätzung der eigenen Bewältigungskompetenzen (und somit auf die Stressreaktion) auswirkt. Während die kurzfristige Wirkung von Entspannungsübungen also punktuell zu einer Besserung des Stresserlebens führen kann, bilden sich die langfristigen Effekte vor allem im Vorfeld der Stressreaktion ab: Es kommt zu einer ausgeglicheneren Reaktionslage, und Stressreaktionen bleiben aus oder reduzieren sich.

Die meisten Kurse, die von Krankenkassen oder in der Erwachsenenbildung (beispielsweise an der Volkshochschule) angeboten werden, sind primärpräventive Angebote. Besteht für sie eine Förderung nach § 20 Sozialgesetzbuch (SGB) Fünftes Buch (V), werden die Kurskosten anteilig oder vollständig von den Krankenkassen übernommen. Hierfür müssen Angebot und Qualifikation der Kursleitung den Vorgaben im „Leitfaden Prävention" (GKV-Spitzenverband, 2024; s. auch Abschn. 1.1.2) entsprechen. Im Rahmen des „individuellen Ansatzes" werden Stressbewältigungskompetenzen und Entspannung gefördert. Neben der PR und dem AT sind das ebenfalls entspannungsorientierte Formen des Hatha-Yoga, Tai-Chi und Qigong.

> **Präventionsarten**
> **Primärprävention,** wie nach den §§ 20–24 SGB V definiert, soll dazu dienen, Krankheiten *vor* deren Auftreten zu verhindern. In der **Sekundärprävention** sollen Krankheiten möglichst *früh* erkannt und deren Fortschreiten durch gezielte Maßnahmen verhindert werden (§§ 25 und 26 SGB V). Die **Tertiärprävention** soll die Folgeschäden einer bestehenden Erkrankung durch Rehabilitation und Nachsorge begrenzen oder verhindern (§ 43 SGB V).

Besondere Anwendungen finden sich zum Zweck der Konzentrations- und Leistungssteigerung. Hier spielen Entspannungsverfahren bei Schülern und Studenten sowie bei Sportlern und Schauspielern eine Rolle in der Vorbereitung und Fokussierung auf Herausforderungen. Die verbesserten Leistungen in diesen Bereichen kommen in der Regel auf Grundlage der erhöhten Eigenkontrolle zustande, die eine optimale Fokussierung und Abschirmung von Außenreizen erlaubt.

1.2.2 Anwendungen in der Therapie

Ein erfolgreich erlerntes Entspannungsverfahren kann bei einer Vielzahl von Beschwerden helfen, entweder durch die direkte Beeinflussung von Zielsymptomen und -störungen oder durch die indirekte Auswirkung auf kognitive Variablen wie beispielsweise Krankheitsverarbeitung oder Kontrollüberzeugung. Das Wohlbefinden, das durch die Entspannung entsteht, kann auch die allgemeine Therapiemotivation fördern (Petermann, 2020), was eine Erklärung für die häufige Benennung der Entspannung als „Basispsychotherapeutikum" ist.

Im Anwendungsbereich psychischer Störungen finden sich u. a. leichte bis mittelgradige depressive Episoden, Belastungs- und Anpassungsstörungen sowie Angst- und Zwangsstörungen (Derra & Linden, 2015; Khir et al., 2023; Petermann, 2020). Auch bei Schlafstörungen wie der primären Insomnie gilt der Einsatz als erfolgsversprechend (Doubrawa, 2006).

Im Anwendungsbereich körperlicher Erkrankungen werden Entspannungsverfahren vor allem bei Bluthochdruck, koronaren Herzerkrankungen, Asthma bronchiale, Schmerzzuständen wie Spannungskopfschmerz, Migräne oder Tumorschmerzen, gastrointestinalen Störungen sowie rheumatischen Erkrankungen angewendet (vgl. u. a. Kumar & Raje, 2014; Pathan et al., 2023; Vambheim et al., 2021; Yoo et al., 2022).

Einschränkend ist bei diesem großen Indikationskatalog zu bemerken, dass der Entspannung in der Regel lediglich ein Platz in einem meist multimodalen Behandlungsprogramm zukommt. Dieser kann als Baustein die Therapie insgesamt unterstützen oder wesentlich bei der Behandlung von Zielsymptomen selbst sein (z. B. in Form der angewandten Entspannung bei Blut- oder Spritzenphobien).

1.2.3 Kontraindikationen und Anwendungsvoraussetzungen

Entspannungsverfahren sind absolut kontraindiziert, wenn psychische Störungen vorliegen, die mit einem Realitätsverlust einhergehen. Neben akuten und chronifizierten psychotischen Zuständen kann das ebenfalls schwere Formen anderer psychischer Störungen betreffen (s. unten). Als Leitlinie des therapeutischen Handelns gilt bei Realitätsverlust das Anstreben einer Orientierung im „Hier und Jetzt" und die Unterlassung aller Interventionen, die ein weiteres Abdriften von Gedanken sowie das Auslösen veränderter Bewusstseinszustände begünstigen.

Schwere körperliche Erkrankungen, vor allem neurologischer Genese, können das Erlernen eines Verfahrens ebenfalls verhindern. Liegen Hinweise auf somatische Krankheitsursachen oder eine Medikamenteneinnahme vor, ist eine Abklärung beim zuständigen Arzt vorzunehmen. Genauso wie es eine Tendenz gibt, psychische Symptome rein somatisch erklären zu wollen („Medizinisierung"), gibt es auch den umgekehrten Fall: Der Patient wird als somatisierend beschrieben und mögliche körperliche Erkrankungen hierbei übersehen („Psychologisierung"). Im Rahmen von Entspannungskursen kommt hinzu, dass Teilnehmer oft unter „Stress" leiden und eine Vielzahl von Symptomen in dieses weite Feld passen. Das kann zum Verzicht auf notwendige Abklärungen führen.

▶ Vor allem in Präventionskursen gilt es, geschilderte Beschwerden ernst zu nehmen und medizinische Abklärungen zu forcieren, da sich Teilnehmer oft lediglich aufgrund einer Selbstdiagnostik zum Kurs anmelden (wohingegen die medizinische Abklärung im klinischen Setting in der Regel bereits im Vorfeld stattgefunden hat).

Relative Kontraindikationen führen meist zu Problemen beim Erlernen eines Verfahrens. Oft sind Anpassungen in der Vorgehensweise sinnvoll oder die Vermittlung im Einzelkontext nötig, da die vorliegende Problematik eine Gruppenteilnahme (zunächst) nicht zulässt. Schwere Depressionen, Zwangsstörungen, dissoziative, hypochondrische und somatoforme Störungen (vor allem mit einer hohen Körperaufmerksamkeit), Persönlichkeits- und Traumastörungen gehören zu den wesentlichen relativen Kontraindikationen im psychischen Bereich. Auch Konzentrationsprobleme oder eine gesteigerte Unruhe mit Bewegungsdrang (beispielsweise im Rahmen einer Aufmerksamkeitsdefizits- oder Hyperaktivitätsstörung), können das Erlernen erschweren und erfordern individuell angepasste Vorgehensweisen.

Neben der passenden Zielsymptomatik und dem Ausschluss von Kontraindikationen, müssen weitere Voraussetzungen für eine erfolgreiche Vermittlung erfüllt sein:

- Die Kursleiterin benötigt eine ausreichende **Qualifikation** (Abschn. 3.2.1).
- Die **Beziehung** von Teilnehmer und Kursleitung sollte ungestört sein (Abschn. 3.3)
- Die **Rahmenbedingungen** müssen angemessen sein (Abschn. 1.3).

Auch der Teilnehmer muss Vorbedingungen erfüllen, um vom Verfahren zu profitieren:

- **Intelligenz** und **Konzentrationsfähigkeit:** Der Teilnehmer benötigt sie, um mitarbeiten, die Anweisungen verstehen und umsetzen zu können.
- **Sprachkenntnisse:** Sind sie nur eingeschränkt vorhanden, muss die Kursleiterin alle unklaren Begriffe *vor* Beginn der Übung erklären. Bleibt dies aus, sind nachteilige Auswirkungen auf die Konzentration die Folge. Eine mangelnde Konzentration senkt die Erfolgswahrscheinlichkeit (Grawe et al., 1994).
- **Kontaktfähigkeit:** Der Teilnehmer muss in der Lage sein, Nachfragen zu stellen und in einen angemessenen sozialen Austausch zu treten.
- **Stabilität:** Akute Konflikte oder Krisen haben Vorrang und müssen bearbeitet werden, bevor ein Verfahren erlernt bzw. eine Übung ausgeführt werden kann.

Bringt der Teilnehmer dem Verfahren eine **positive Einstellung** und **Erfolgserwartung** entgegen, erhöht das den Erfolg (Grawe et al., 1994; Vogler et al., 1982). Auch **Offenheit** und **Vertrauen,** sowohl gegenüber dem Verfahren als auch gegenüber der Therapeutin, sind von Bedeutung (Dohrenbusch & Scholz, 2003). Die Stärke der **Motivation** korreliert mit dem wahrgenommenen Übungserfolg und dem regulären Kursabschluss (Büssing & Lehmkuhl, 1986).

Daneben sind **generalisierte Kontrollüberzeugungen** sowie **Selbstwirksamkeitserwartungen** von Bedeutung. Sie erleichtern vor allem die eigenständige Umsetzung und Anwendung der Übungen (Ströbel et al., 2004).

1.3 Setting

1.3.1 Vermittlung im Kurs

Der Besuch einer Gruppe ist zumeist lohnender und effektiver als ein Einzeltraining. Die Gruppe bietet viele Vorteile, die das Lernen erleichtern: Teilnehmer identifizieren sich miteinander und grenzen sich voneinander ab. So verstehen sie auf der einen Seite, dass ihre Probleme nicht einzigartig oder gar „abartig" sind, sondern im Gegenteil bekannt und – im besten Sinne – normal. Die Kurssituation relativiert und objektiviert also die eigenen Beschwerden („Universalität des Leides"; Yalom, 1992).

Teilnehmer, die Schwierigkeiten damit haben, sich abzugrenzen, können das im Entspannungskurs lernen, da sie mittels der Übungen „auf sich selbst zurückgeworfen" werden und Verstärkung für ihre individuellen Erlebnisse erfahren, die sich von denen der anderen Teilnehmer unterscheiden.

Durch die regelmäßigen Rückmelderunden erhalten sozial unsichere Teilnehmer zudem einen klar definierten Raum, in dem sie lernen können, vor der Gruppe zu sprechen und in den Dialog mit anderen zu treten. In einem Entspannungskurs empfinden sie das oft als leichter als in einer klassischen Gruppentherapie, da das Thema der Gruppe nicht die „Störung" ist, sondern das Entspannungsverfahren. Gerade Teilnehmer, die sich scheuen, in Gruppen zu gehen, profitieren also oft in besonderem Maße von einem Kurskontext.

Teilnehmeranzahl und Gruppenform
Sowohl Präventions- als auch Therapiegruppen sollten eine Teilnehmerzahl von zwölf Personen nicht überschreiten. Bei größeren Gruppen nimmt die Berücksichtigung individueller Fragestellungen unverhältnismäßig viel Zeit in Anspruch. Auch steigt die Gefahr des Übersehens sozial unsicherer Teilnehmer.

Geschlossene Gruppen sind für die Vermittlung von Entspannung von Vorteil. Durch den gemeinsamen Start der Gruppe ist ein systematischer Aufbau der Übungen möglich, ohne Teilnehmer hierbei zu unter- oder überfordern. Fragen müssen nicht mehrfach beantwortet werden, sodass sich Redundanz reduziert und mehr Zeit für weiterführende Themen bleibt. Auch wachsen Vertrauen und Kohäsion, was zu einem vertieften Austausch unter den Teilnehmern führt.

Teil- oder halboffene Gruppen sind möglich, erfordern aber eine klare Definition der Einstiegspunkte, die konzeptuell verankert sein muss. Auch ist in der Regel eine gesonderte Einführung der später beginnenden Teilnehmer notwendig.

Offene Gruppen sind, vor allem im Bereich der Grundlagenkurse, nicht empfehlenswert. Sie finden sich eher in Settings, in denen Übungen zum Zweck der kurzfristigen Entspannung stattfinden (beispielsweise in der Firma, die einmal in der Woche eine Entspannungspause für Mitarbeiter anbietet, die man immer besuchen kann, wenn es gerade passt).

Anzahl, Dauer und Frequenz der Sitzungen
Die Anzahl der Sitzungen liegt bei Grundkursen meist zwischen sechs und zwölf. Kurse bei externen Anbietern müssen oft deren Vorgaben bezüglich Sitzungsanzahl, Frequenz und Dauer übernehmen. Langzeittrainings haben sich als ungünstiger herausgestellt als Kurzzeittrainings (Linden, 1994). Eine mögliche Erklärung hierfür ist das Aufkommen von Langeweile, wenn keine neuen Übungen mehr eingeführt werden. Auch findet eine Gewöhnung an das Kurssetting statt, sodass potenziell weniger eigeninitiativ geübt wird.

Da das Ziel der Vermittlung die eigenständige Anwendung der Verfahren ist, sollten ausreichende Abstände zwischen den Terminen bestehen, sodass Übungsmöglichkeiten außerhalb der Stunden gegeben sind. Zu Beginn steigert es die Übungsmotivation der Teilnehmer jedoch, wenn sie Entspannung häufig erleben. Besteht die Möglichkeit, die Abstände zu variieren, ist eine *abnehmende Frequenz* optimal. Bezogen auf einen vierwöchigen Aufenthalt im stationären Setting könnte das bedeuten, dass in der ersten Woche drei Termine stattfinden, in der zweiten und dritten Woche jeweils zwei und in der vierten Woche ein Abschlusstermin vorgesehen ist.

Bei ambulant angebotenen Kursen hat sich ein wöchentlicher Termin etabliert. Auch hier wäre eine abnehmende Frequenz zur Förderung des Transfers jedoch empfehlenswert.

1.3.2 Vermittlung an Einzelpersonen

Viele relative Kontraindikationen (vgl. Abschn. 1.2.3) führen zur Einschätzung, dass eine Kursteilnahme aufgrund der geforderten Betreuungsintensität nicht sinnvoll erscheint, eine Einzelvermittlung jedoch Erfolg verspricht. Oft findet die Vermittlung im Einzelsetting auch deshalb statt, weil eine spezielle psychotherapeutische Zielsetzung verfolgt wird. Das individuelle Lerntempo kann hier beachtet und ausreichend Zeit für die Besprechung von Lernerschwernissen zur Verfügung gestellt werden. Durch die gemeinsamen Terminabsprachen ist es zudem möglich, das Vorgehen zeitlich auf die Möglichkeiten des Patienten anzupassen und eine abnehmende Übungsfrequenz sicherzustellen. Das dyadische Setting erleichtert eine individuelle Abstimmung der Übungen. Diese begünstigt jedoch das Entstehen eines heterosuggestiven Vorgehens, sodass besonders auf das eigenständige Üben zwischen den Sitzungen Wert zu legen ist.

Die Beschäftigung mit den Rahmenbedingungen der Übungssituation ist im Einzelsetting besonders wichtig, um problematischen Entwicklungen in der therapeutischen Beziehung vorzubeugen. Wenn das übliche psychotherapeutische Setting sich in ein „Entspannungssetting" wandelt, kann das für den Patienten irritierend sein. Findet er sich plötzlich in einer Situation wieder, in der die Therapeutin bei gedämpftem Licht mit sanfter Stimme Entspannungsanweisungen gibt, kann es durchaus zu Irritationen kommen. Um nun weder unangemessene Beziehungsassoziationen zu fördern noch den Patienten zu einer vertieften, therapeutisch unerwünschten Regression einzuladen, ist es notwendig, genau zu erklären, welche Situationsvariablen aus welchen Gründen und mit welchem Ziel geändert werden. Weiß der Patient, welche Veränderungen auf ihn zukommen, und erklärt sich mit diesen einverstanden, reduziert sich die mögliche Unsicherheit oder Mehrdeutigkeit der Situation zugunsten eines differenzierten Verständnisses von Entspannungsmechanismen. Um die verschiedenen Situationen besser voneinander abzugrenzen und den Wechsel zu erleichtern, können auch bewusst Pausen oder Raumwechsel durchgeführt werden. Auch die Vereinbarung von getrennten Entspannungs- und Gesprächsterminen ist möglich (s. auch Abschn. 3.3).

Die potenzielle Problematik der Kombination von Entspannung und Psychotherapie findet sich auch in den Psychotherapierichtlinien (Fassung vom 19.02.2009, letzte Änderung am 15.08.2024) wieder: Bis heute ist nach § 26 Absatz 1 (übende und suggestive Interventionen in der psychosomatischen Grundversorgung) die Anwendung von AT, PR und Hypnose in Kombination mit einer tiefenpsychologisch fundierten oder analytischen Psychotherapie aufgrund möglicher Interferenzen von Vermittlungs- und Übertragungssetting untersagt.

1.3.3 Vermittlung im Onlinesetting und Nutzung digitaler Anwendungen

Onlinesetting und Videosprechstunden
Die Vermittlung von Entspannung in der Videosprechstunde weist sowohl im Einzel- als auch im Gruppensetting eine Reihe von Vorteilen auf, bedarf jedoch einer sorgfältigen Vorbereitung. Erfolgt diese, zeigen sich im Onlinesetting vermittelte Entspannungstechniken geeignet, Stress, Angst und Depression zu reduzieren (Paleri et al., 2023; Pirzadeh & Abotalebi, 2023; Shandily et al., 2021). Finden Videositzungen im Rahmen der Regelversorgung statt, sind neben den grundsätzlichen Bestimmungen der Datenschutzgrundverordnung (DSGVO) auch immer die Vorgaben der Kassenärztlichen Vereinigung hinsichtlich der verwendeten Videosoftware und einzuhaltender Rahmenbedingungen zu beachten (nachzulesen im Bundesmantelvertrag – Ärzte, Anlage 31b).

Erfolgt die Entspannungsvermittlung im Onlinesetting, können Teilnehmer sich für die Übung an den Ort begeben, an dem sie die Entspannung zukünftig tatsächlich ausführen werden. Hierdurch können Adaptationen direkt auf die realen Übungsbedingungen und -kontexte bezogen werden und es entfällt die sonst übliche Verzögerung zum nächsten Therapie- oder Kurstermin. Fehlkonditionierungen und fehlerhafte Übungshaltungen können direkt erkannt und durchgeführte Änderungen unmittelbar überprüft werden. Auch benötigte Hilfsmittel (z. B. Kissen) können an Ort und Stelle hinzugeholt und getestet werden. Die Kopplung der Entspannungsreaktion (die sich gerade in den ersten Übungssequenzen aufgrund der stärkeren Heterosuggestivität oft deutlicher zeigt) mit der *eigenen* Umgebung erweist sich für das selbstständige Üben als nützlich und fördert den Erfolg.

Durch den Wechsel des Ortes während einer Kurs- oder Therapiesitzung kommt es ebenfalls zu einer verbesserten Unterscheidung der Entspannungs- und Gesprächs- bzw. Reflexionsbedingung (vgl. Abschn. 1.3.2). Während für die Entspannungsbedingung eine leichte Regression in der Regel nützlich ist und die Entspannung begünstigt, sollte in der vorbereitenden und nachfolgenden Analyse die Eigenständigkeit und Autonomie im Mittelpunkt stehen, sodass eine hohe Motivation zum selbstständigen Üben entsteht. Bereits im Vorfeld kann mit den Teilnehmern vereinbart werden, dass der Theorieteil der Stunde am Tisch, die Entspannungsübung jedoch im hierfür bereitstehenden Sessel durchgeführt wird. Dass es während der Sitzungen zu einem Ortswechsel kommt, sollte im Vorfeld angekündigt und vorbereitet werden. Dies ist einerseits technisch bedingt, da Teilnehmer auch während der Übung die Verbindung zur Kursleiterin aufrechterhalten müssen. Zum anderen finden Entspannungsübungen zu Hause oft an Orten statt, die – im Gegensatz zum Gespräch am Schreib- oder Küchentisch – eher intime Bereiche, z. B. das Wohn- oder sogar das Schlafzimmer, beinhalten können. Um ungewollte Selbstoffenbarungen zu verhindern, die später ein Schamerleben auslösen können, ist es sinnvoll, Teilnehmer im Vorfeld darum zu bitten, den Übungsbereich (bzw. die Kameraperspektive auf diesen) zu prüfen und gezielt auszuwählen. In jedem Fall sollten intime Fotografien und Darstellungen für die Dauer der Übungen aus dem sichtbaren Bereich entfernt werden. Bei fortgeschrittenen Teilnehmern ist ebenfalls die videounterstützte Durchführung von Sitzungen an stressinduzierenden Orten möglich. So könnte z. B. erprobt werden, auf welche Art die Übung in der S-Bahn oder während des Einkaufens gelingt (Hartmann-Strauss, 2020).

Ein weiterer Vorteil der Übungen im Videosetting liegt in der erhöhten Intimität des Teilnehmers begründet. Übungen vor Ort, vor allem in der therapeutischen Dyade, sind für Patienten oft mit Anspannung verbunden, da sie sich während des Übens der Beobachtung durch die Therapeutin bewusst sind. Die Situation während der Übung (Patient sitzt oder liegt mit geschlossenen Augen) ist vor allem für Patienten mit grenzüberschreitenden Vorerfahrungen und Kontrollverlustängsten oft stressinduzierend. Vor allem zu Beginn der therapeutischen Arbeitsaufnahme können viele Patienten sich nicht auf eine Arbeit in einem solchen Entspannungssetting einlassen. Doch gerade zu Beginn einer Therapie, bevor z. B. im Rahmen einer Traumabehandlung mit der Konfrontation gestartet wird, ist die Vermittlung von Entspannungsübungen oft sinnvoll. Im Videosetting hat die Patientin nun die Möglichkeit, eine erhöhte Kontrolle über die Situation auszuüben: Während sie ihre Kamera ausschaltet und so von der Therapeutin nicht mehr gesehen werden kann, lässt die Therapeutin ihrerseits ihre Kamera eingeschaltet und kann so jederzeit von der Patientin gesehen werden. Die meisten Patienten, denen diese Option angeboten wird, entscheiden sich für das Ausschalten der eigenen Kamera und berichten im Anschluss über ein verbessertes Kontroll- und Entspannungserleben. Natürlich sollte dies nur angeboten werden, wenn eine blickdiagnostische Einschätzung während der Entspannung nicht (mehr) notwendig ist und die Audioverbindung als ausreichend betrachtet wird.

Führen die Teilnehmer die Übungen in ihrem eigenen Umfeld durch, steigen zumeist auch die Selbstwirksamkeitserwartung und begleitend die eigenständige Übungsmotivation an. Durch die räumliche Trennung ist die Rückführung des Entspannungserlebens auf sich selbst wahrscheinlicher als im Kurs oder im Therapieraum, die eher eine externale Attribution auf die Therapeutin begünstigen. Auch die eigene Vorbereitung auf die Sitzung hat einen günstigen Einfluss: Der Patient bereitet den Raum vor, legt seine Materialien zurecht und führt so bereits eine aktive Selbstfürsorge aus, bevor die Stunde überhaupt beginnt. Wird die Entspannung mit Achtsamkeitsübungen verbunden, bietet sich auch hier das Videosetting an: Informelle Meditationen (z. B. achtsam Kaffee kochen, essen oder die Zähne putzen; s. Abschn. 2.8) können während des Kurses durchgeführt und im Anschluss gemeinsam ausgewertet werden.

Insgesamt gilt daher: Das Videosetting kann sich begünstigend auf das Erlernen eines Verfahrens auswirken, wenn es sich die Vorteile zunutze macht, die vor allem in der kontextuellen Eingebundenheit und der erhöhten Eigenständigkeit des Übenden liegen.

Digitale Gesundheitsanwendungen
Digitale Gesundheitsanwendungen (DiGA) sind Medizinprodukte, die als Apps für Smartphones und Tablets oder seltener als Webanwendungen im Browser von Patienten genutzt werden können. Sie werden von den gesetzlichen Krankenkassen erstattet, wenn sie vom Bundesinstitut für Arzneimittel und Medizinprodukte (BfArM; https://diga.bfarm.de/de) erfolgreich geprüft und in das DiGA-Verzeichnis aufgenommen wurden.

In DiGA zur Behandlung psychischer Störungen werden häufig Vorgehensweisen der kognitiven Verhaltenstherapie mit der Vermittlung verschiedener Entspannungstechniken (oft PR, Atemtechniken und Achtsamkeitsmeditationen) kombiniert (vgl. z. B. „Selfapy" bei Depression oder „Hello Better" bei Stress und Burn-out).

Findet die Anwendung über das Smartphone statt, unterstützt dessen ständige Verfügbarkeit eine kontinuierliche Auseinandersetzung mit dem entsprechenden Thema. Durch regelmäßige Übungserinnerungen kann leichter eine Entspannungsroutine aufgebaut werden als z. B. bei einem wöchentlichen Kursangebot. Nützlich ist ebenfalls die ökonomische Form der Informationsvermittlung, die auch Spezial- und Hintergrundwissen für individuelle Fragestellungen umfassen kann. Auch die Protokollierung kann unaufwendig in der gleichen App erfolgen und oft mit der Therapeutin geteilt oder sogar direkt von ihr eingesehen werden. Die freie Entscheidung darüber, wann welche Übungseinheit durchgeführt wird, begünstigt ein Lernen im eigenen Tempo, das in der Gruppe vor Ort nicht möglich ist.

Von Nachteil ist oft, dass appintern *keine* individuelle Betreuung durch einen Therapeuten erfolgt, sodass der Umgang mit Problemen, die während des Übens auftreten oder notwendige Adaptationen nicht vorgenommen werden können. Die Teilnahme an einer Gruppe begünstigt zudem viele Entwicklungen, die über das reine Erleben des Verfahrens hinausgehen und u. a. mit sozialen Vergleichen, der Entwicklung von Vertrauen und persönlichen Rückmeldungen zu tun haben. All diese Aspekte, die vor allem durch die Beziehung zu „echten Menschen" zustande kommen, können durch DiGA nicht ersetzt werden. Auch kann, vor allem bei einer längeren Anwendungsdauer, eine Abhängigkeit von der Anwendung entstehen, die für das einsetzende Wohlbefinden verantwortlich gemacht wird. Geschieht dies, *sinkt* die Selbstwirksamkeitserwartung und Entspannung wird an ein externes Hilfsmittel gekoppelt.

Besondere Vorsicht beim Einsatz von Apps ist immer dann geboten, wenn der Umgang mit Technik einen Zusammenhang zum Störungsbild aufweist. Dies könnte etwa bei einem starken Vermeidungs- oder Rückzugsverhalten der Fall sein, das mit Onlineaktivitäten ausgefüllt wird. Auch eine Agoraphobie oder andere psychische Störungen, die dazu führen, dass das Haus nicht verlassen wird oder keine echten Begegnungen stattfinden, können eine Kontraindikation für einen digitalen Zugangsweg darstellen. Im besonderen Maße gilt dies für nichtverhaltensbezogene Süchte, die sich im Onlinebereich manifestieren. Bei den genannten Störungen können DiGA zwar einen niedrigschwelligen Zugang zu Entspannung schaffen, der jedoch (in der Regel möglichst bald) von einem Vor-Ort-Setting abgelöst werden sollte.

Studien, die DiGA untersuchen, die eine *individuelle* Rückmeldung durch Fachpersonen umfassen, zeigen mit der kognitiven Verhaltenstherapie vor Ort vergleichbare Effektstärken (Anderson & Cuijpers, 2009; Johansson & Andersson, 2012). Auch für digitale Angebote im präventiven Bereich, oft in Verbindung mit Stressmanagementtechniken, finden sich positive Wirksamkeitsnachweise (Heber et al., 2017).

Im psychotherapeutischen Setting ist vor allem die Verbindung der digitalen Anwendung mit der Therapie vor Ort interessant („Blended-Setting"): Während etwa die Psychoedukation durch die App erfolgen kann, findet die individuelle Rückmeldung in der Face-to-Face-Sitzung statt, in der wiederum die durch die App generierten Protokolle als Basis der Besprechung genutzt werden.

Virtual- und Augmented-Reality-Anwendungen
Ähnliche Vor- und Nachteile gelten für den Einsatz von Virtual- und Augmented-Reality-Anwendungen (VR- bzw. AR-Anwendungen). Obwohl durch das immersive Erleben (z. B. einer entspannenden Umgebung) der Zugang zum Entspannungsgeschehen erleichtert sein kann, ist eine mögliche Folge der Verlust von Selbstwirksamkeit bei der Selbstauslösung von Entspannung. Auch die intensive Erfahrung, die hier durch die Technik angeboten wird, verhindert potenziell den Übergang zum eigenständigen Lernen und verlangt nach immer neuen Sensationen.

Das Wesen der Entspannung, also in einen verbesserten Kontakt mit sich, seinem Körper, seinen Bedürfnissen zu kommen, setzt eben genau diesen Kontakt voraus. Alle Verfahren, die Aufmerksamkeit hiervon abziehen, können auch das Gegenteil bewirken: eine Vermeidung der Konfrontation mit sich selbst zugunsten digital generierter artifizieller Erlebnisse.

Literatur

Andersson, G., & Cuijpers, P. (2009). Internet-based and other computerized psychological treatments for adult depression: a meta-analysis. *Cognitive Behaviour Therapy, 38*(4), 196–205.

Binder, H., & Binder, K. (1993). *Autogenes Training – Basispsychotherapeutikum: Ein Weg zur Entspannung und zum Selbst.* Köln: Deutscher Ärzte-Verlag.

Bundesinstitut für Arzneimittel und Medizinprodukte (BfArM). (2025). DiGA-Verzeichnis: HelloBetter Stress und Burnout. https://diga.bfarm.de. Zugegriffen: 18. Juli 2025.

Büssing, A., & Lehmkuhl, G. (1986). Therapiekontrolle im autogenen Training – Einfluss von Motivation und Persönlichkeitsvariablen auf den Übungserfolg. *Psychotherapie, Psychosomatik, Medizinische Psychologie, 36*(7), 221–226.

Derra, C. (2017). *Progressive Relaxation: Neurobiologische Grundlagen und Praxiswissen für Ärzte und Psychologen.* Berlin, Heidelberg: Springer.

Derra, C., & Linden, M. (2015). Entspannungsverfahren. In: M. Linden, & M. Hautzinger (Hrsg.), *Verhaltenstherapiemanual* (8. Aufl., S. 117–120). Berlin, Heidelberg: Springer.

Dohrenbusch, R., & Scholz, O. B. (2003). Wer profitiert von Hypnotherapie? Der Hypnose-Screeningfragebogen (HypnoS) als Hilfe zur Indikationsentscheidung. *Zeitschrift für Klinische Psychologie, Psychiatrie und Psychotherapie, 51*(3), 230–244.

Doubrawa, R. (2006). Progressive Relaxation – neuere Forschungsergebnisse zur klinischen Wirksamkeit. *Entspannungsverfahren, 23,* 6–18.

Ganjeali, F., Vaziri, S., & Rezapour, M. (2022). The effect of progressive muscle relaxation technique on anxiety and stress among nurses in COVID-19 wards: a randomized controlled trial. *Journal of Nursing and Midwifery Sciences, 9*(4), 280–286.

GKV-Spitzenverband. (2024). *Leitfaden Prävention: Handlungsfelder und Kriterien der Spitzenverbände der Krankenkassen zur Umsetzung von §§ 20 und 20a SGB V.* Berlin: GKV-Spitzenverband. https://www.gkv-spitzenverband.de. Zugegriffen: 09. Juni 2025.

Grawe, K., Donati, R., & Bernauer, F. (1994). *Psychotherapie im Wandel. Von der Konfession zur Profession.* Göttingen: Hogrefe.

Hartmann-Strauss, S. (2020). *Videotherapie und Videosupervision: Praxishandbuch für Psychotherapie und Beratung online.* Berlin, Heidelberg: Springer.

Heber, E., Ebert, D. D., Lehr, D., Cuijpers, P., Berking, M., Nobis, S., & Riper, H. (2017). The benefit of web-and computer-based interventions for stress: a systematic review and meta-analysis. *Journal of Medical Internet Research, 19*(2), Article e32.

Jacobson, E. (1929). *Progressive relaxation.* Chicago: University of Chicago Press.

Jacobson, E. (1934). *You must relax. a practical method of reducing the strains of modern living.* New York, London: Whittlesey House/McGraw-Hill.

Johansson, R., & Andersson, G. (2012). Internet-based psychological treatments for depression. *Expert Review of Neurotherapeutics, 12*(7), 861–869.

Kaluza, G. (2023). *Stressbewältigung: Trainingsmanual zur psychologischen Gesundheitsförderung* (5. Aufl.). Berlin, Heidelberg: Springer. https://doi.org/10.1007/978-3-662-67110-8

Kanfer, F. H., Reinecker, H., & Schmelzer, D. (2006). *Selbstmanagementtherapie.* Berlin, Heidelberg: Springer.

Khir, S. M., Yunus, W. M., & W. M. A., Mahmud, N., Wang, R., Panatik, S. A., Sukor, M. S. M., & Nordin, N. A. (2023). Efficacy of progressive muscle relaxation in adults for stress, anxiety, and depression: a systematic review. *International Journal of Environmental Research and Public Health, 20*(1), 101.

Kliche, T., Post, M., & Wormitt, K. (2010). Gesundheitsförderung durch Erwachsenenbildung: Wirkungen der Entspannungs- und Stressbewältigungsangebote an den Volkshochschulen. *DIE Zeitschrift für Erwachsenenbildung, 4,* 46–48.

Krampen, G. (1992). *Einführungskurse zum Autogenen Training: Ein Lehr- und Übungsbuch für die psychosoziale Praxis.* Göttingen, Stuttgart: Verlag für angewandte Psychologie.

Krampen, G. (2013). *Entspannungsverfahren in Therapie und Prävention.* Göttingen: Hogrefe.

Krampen, G., & Ohm, D. (1985). Zur indikativen Bedeutung von Kontrollüberzeugungen für das autogene Training. In F.-J. Hehl, V. Ebel, & W. Ruch (Hrsg.), *Diagnostik psychischer und psychophysiologischer Störungen* (S. 231–252). Bonn: DPV.

Kumar, S., & Raje, A. (2014). Effect of progressive muscular relaxation exercises versus transcutaneous electrical nerve stimulation on tension headache: a comparative study. *Hong Kong Physiotherapy Journal, 32*(2), 86–91. https://doi.org/10.1016/j.hkpj.2014.06.002

Lazarus, R. S., & Folkman, S. (1984). *Stress, appraisal, and coping.* New York: Springer.

Linden, W. (1994). Autogenic training: a narrative and quantitative review of clinical outcome. *Biofeedback and Self-Regulation, 19*(3), 227–264.

Luo, Y., Du, J., Wang, J., Liu, P., Shi, Z., He, Y., Che, G., Huang, K., & Wang, J. (2023). Progressive muscle relaxation alleviates anxiety and improves sleep quality among healthcare practitioners in a mobile cabin hospital: a pre-post comparative study in China. *BMC Psychiatry, 23,* 291.

Meichenbaum, D. H., & Deffenbacher, J. L. (1988). Stress inoculation training. *The Counseling Psychologist, 16*(1), 69–90.

Paleri, R. J., Meena, K. S. M., Sharma, M. K., Ravish, H., Krishnamurthy, L., Joshi, R. K., & Lepcha, R. (2023). Efficacy of video-based relaxation technique to minimize stress in young adults during the COVID-19 pandemic. *Journal of Neurosciences in Rural Practice, 14*(3), 544.

Pathan, F. H. M., Pandian, J. S., & Shaik, A. I. (2023). Effect of slow breathing exercise and progressive muscle relaxation technique in individuals with essential hypertension: a randomized controlled trial. *Medicine, 102*(47), Article e34855. https://doi.org/10.1097/MD.0000000000034855

Pawlow, L. A., & Jones, G. E. (2002). The impact of abbreviated progressive muscle relaxation on salivary cortisol. *Biological psychology, 60*(1), 1–16.

Pawlow, L. A., & Jones, G. E. (2005). The impact of abbreviated progressive muscle relaxation on salivary cortisol and salivary immunoglobulin A (sIgA). *Applied Psychophysiology and Biofeedback, 30*(4), 375–387.

Petermann, F. (2020). *Entspannungsverfahren: Das Praxishandbuch* (6. Aufl.). Weinheim, Basel: Beltz.

Pirzadeh, A., & Abotalebi, Z. (2023). The effect of relaxation education intervention on stress, anxiety, and depression in female teachers during the COVID-19 pandemic. *Journal of Education and Health Promotion, 12*(1), 348.

Schultz, J. H. (1932). *Das autogene Training: Konzentrative Selbstentspannung.* Stuttgart: Thieme.

Shandily, D. K., Bhattacharjee, T., & Dhillon, R. K. (2021). Effectiveness of video assisted teaching (VAT) on Jacobson progressive muscle relaxation (JPMR) exercises to reduce the stress level among B. Sc. nursing students. *Indian Journal of Forensic Medicine & Toxicology, 15*(4).

Ströbl, V., Reusch, A., & Ellgring, H. (2004). Konstruktion eines Verfahrens zur Erfassung der Motivation zu Entspannungsübungen. *Zeitschrift für Gesundheitspsychologie, 12*(2), 65–74.

Taylor, D. N. (1995). Effects of a behavioral stress-management program on anxiety, mood, self-esteem, and T-cell count in HIV-positive men. *Psychological Reports, 76*(2), 451–457.

Vaitl, D. (2020). Neurobiologische Grundlagen der Entspannungsverfahren. In: F. Petermann (Hrsg.), *Entspannungsverfahren: Das Praxishandbuch* (6. Aufl., S. 47–64). Weinheim, Basel: Beltz.

Vambheim, S. M., Kyllo, T. M., Hegland, S., & Bystad, M. (2021). Relaxation techniques as an intervention for chronic pain: a systematic review of randomized controlled trials. *Heliyon, 7*(8), Article e07837. https://doi.org/10.1016/j.heliyon.2021.e07837

Vogler, W.-D., Westphal, M.-L., Trautmann, E., & Geyer, M. (1982). Motive vorzeitiger Abbrüche der AT-Gruppenbehandlung. *Psychiatrie, Neurologie und Medizinische Psychologie, 34,* 295–300.

Yalom, I. D. (1992). *Theorie und Praxis der Gruppenpsychotherapie.* München: Pfeiffer.

Yoo, S. A., Kim, C. Y., Kim, H. D., & Kim, S. W. (2022). Effects of progressive muscle relaxation therapy with home exercise on pain, fatigue, and stress in subjects with fibromyalgia syndrome: a pilot randomized controlled trial. *Journal of Back and Musculoskeletal Rehabilitation, 35*(2), 289–299. https://doi.org/10.3233/BMR-191703

Verfahrenswahl

2

▶ Das Kapitel bietet eingangs einen Überblick über standardisierte Entspannungsverfahren und erläutert deren Rolle im Rahmen der Entspannungstherapie (Abschn. 2.1). Die vertiefte Vorstellung der Progressiven Relaxation (Abschn. 2.2), des Autogenen Trainings (Abschn. 2.3), der Atementspannung (Abschn. 2.4) sowie der imaginativen Verfahren (Abschn. 2.5) ermöglichen die praktische Umsetzung in Kursform und Einzelvermittlung. Nach der Vorstellung von Kombinations-, Erweiterungs- und Vertiefungsmöglichkeiten der Verfahren (Abschn. 2.6) unterstützt Sie der Folgeabschnitt (Abschn. 2.7) bei der Beantwortung einer wesentlichen Frage: Welches Verfahren wählen Sie aus? Vorgehen und Grundlagen dieses Entscheidungsprozesses werden dargestellt. Zum Abschluss des Kapitels geht es um achtsamkeitsbasierte Verfahren: Was sie mit den klassischen Entspannungsverfahren gemeinsam haben, und wie Sie Achtsamkeit in die Entspannungstherapie integrieren können (Abschn. 2.8).

2.1 Überblick

Standardisierte Entspannungsverfahren erlauben nach einer ausreichenden Übungszeit die bewusste und rasche Herbeiführung einer konditionierten Entspannungsreaktion. Zu ihrem Repertoire zählen, neben Progressiver Relaxation (PR) und Autogenem Training (AT), Biofeedback, Hypnose sowie meditative und imaginative Verfahren (Petermann, 2020). Von den Verfahren existieren viele Variationen. Allein im Meditationsbereich ist eine umfassende Darstellung kaum

Ergänzende Information Die elektronische Version dieses Kapitels enthält Zusatzmaterial, auf das über folgenden Link zugegriffen werden kann: https://doi.org/10.1007/978-3-662-71404-1_2.

möglich. Vor der Anwendung eines Verfahrens ist daher immer seine Qualität zu prüfen. Zu fordern sind hierbei, neben einer Anpassung an die jeweilige Zielgruppe sowie der Transfermöglichkeit in den Lebensalltag, Wirksamkeitsbelege und die Standardisierung von Durchführungs- und Protokollvorgaben (ebd.).

> **Standardisierte Entspannungsverfahren im Überblick**
> - **Progressive Relaxation:** Systematisches Anspannen und Lösen der Muskulatur induziert eine Entspannungsreaktion, die sich auf den gesamten Organismus auswirkt.
> - **Autogenes Training:** In Gedanken erfolgt die mehrfache Wiederholung von Formeln, die sich auf bestimmte körperbezogene Erlebnisse beziehen („Mein rechter Arm ist schwer").
> - **Biofeedback:** Das Biofeedbackgerät misst physiologische Parameter (z. B. Hautleitfähigkeit, Temperatur oder Puls) und meldet sie optisch oder akustisch dem Übenden zurück. Dieser kann die eigene Entspannung „objektiv" einschätzen und weiterentwickeln.
> - **Hypnose:** Der Therapeut führt den (überwiegend passiven) Patienten mittels sprachlicher Muster in die Entspannung. Die vermuteten Wirkmechanismen von Entspannungsverfahren, vor allem die Selbstkontrolle, weichen bei der Hypnose ab, sofern diese nicht als Selbsthypnose genutzt bzw. in diese überführt werden.
> - **Meditative Verfahren:** Viele Verfahren haben einen spirituellen Ursprung und verfolgen als Ziel eine Bewusstseinsänderung. Unterscheiden lassen sich Übungen, die in Ruhe ausgeführt werden (z. B. Sitzmeditationen) von solchen, die Bewegungen erfordern (z. B. Formen des Yoga). Obwohl Entspannung in der Meditation, oft gezielt, hervorgerufen wird, ist sie in der Regel dem Ziel der Bewusstseinsänderung untergeordnet.
> - **Achtsamkeit:** Formelle (Meditations-)Übungen und informelle Alltagsübungen fördern eine Aufmerksamkeitsänderung und eine Akzeptanzorientierung.
> - **Imaginative Verfahren:** Bilder oder Szenen rufen Entspannung hervor oder erlauben die Bearbeitung von Themen in sensu (in der Vorstellung), etwa durch Probehandeln.

Dieses Buch bezieht sich immer wieder auf das Vorgehen bei der PR und dem AT, ist aber prinzipiell für *jedes* Entspannungsverfahren anwendbar, das ein standardisiertes Vorgehen mit dem Ziel der eigenständigen Anwendung verfolgt. Da sich die physiologischen und psychologischen Prinzipien der Verfahren gleichen, finden sich auch vergleichbare Fragestellungen und Lernerschwernisse im Kursverlauf. Natürlich ist aber für jede Methode zusätzliches Verfahrenswissen für die Vermittlung notwendig.

Entspannungsverfahren nutzen vergleichbare Vorgehensweisen und Prinzipien, um eine Entspannungsreaktion beim Übenden auszulösen:

- **Ritualisierter Übungsaufbau:** Die Übungen beginnen mit der Einnahme einer definierten Körperhaltung und Einleitungsprozedur (meist: Augenschluss und Fokussierung der Aufmerksamkeit). Es folgt die Durchführung der eigentlichen Übung, in der Kognitionen oder motorische Reaktionen auf eine definierte Weise eingesetzt bzw. ausgeführt werden. Zum Abschluss folgt eine Ausrichtung auf Aktivität und Wachheit hin, die ebenfalls ritualisiert in Form einer „Rücknahme" stattfindet.
- **Aufmerksamkeitslenkung:** Die Aufmerksamkeit wird auf bestimmte muskuläre, vegetative oder zentrale Vorgänge gelenkt: Bei der PR sind das Spannungszustände der Muskulatur, beim AT Wärmeerlebnisse oder viszerale Empfindungen, bei der Meditation eigene Gedanken und Emotionen.
- **Entspannungsreaktion:** Die gezielte Wahrnehmung von Entspannungsprozessen reduziert ablenkende und aktivierende Gedanken und fördert, in Kombination mit der spannungsarmen Haltung und der Abschirmung optischer Reize durch den Augenschluss, kurzfristig das Einsetzen einer trophotropen Reaktion mit einer zunehmenden Parasympathikusaktivierung.
- **Konditionierung:** Das regelmäßige Anwenden der Verfahren führt zur Etablierung der Entspannungsreaktion, die der Übende in der Folge auch unter erschwerten Bedingungen willkürlich und schnell auslösen kann.

Die Entspannungsreaktion selbst ist hierbei nicht neu oder „künstlich", sondern ein natürlich ablaufender Prozess, der sich auch ohne ein erlerntes Verfahren einstellt, wenn die Bedingungen geeignet sind. Das Verfahren ermöglicht jedoch die *selbst induzierte* Auslösung und fördert so, über die unmittelbare Entspannungswirkung hinaus, Prinzipien, die vor allem mit Selbstkontrolle und -wirksamkeit in Verbindung stehen. Das unterscheidet systematische von unsystematischer Entspannung.

▶ **Leseempfehlung** Wenn Sie Ihr(e) Verfahren bereits gefunden haben und mit der Anwendung vertraut sind, können Sie direkt mit den Kursvorbereitungen (s. Kap. 3) beginnen und die folgenden Abschnitte überspringen.

PR und AT sind die am häufigsten vermittelten Entspannungsverfahren und hinsichtlich ihrer Wirksamkeit sowohl im präventiven als auch im therapeutischen Kontext vielfach belegt (vgl. Doubrawa, 2006; Krampen, 2013; Petermann, 2020; Yumkhaibam et al., 2023). Trotz der ausführlichen Vorstellung der beiden Verfahren gilt auch für sie, dass die Lektüre nicht die eigene Qualifizierung und Selbsterfahrung ersetzt (Abschn. 3.2.1). Obwohl Übungen der Atementspannung (Abschn. 2.4) und imaginative Verfahren (Abschn. 2.5) meist zusätzlich zu einem Grundverfahren vermittelt werden, sollte auch mit diesen eine ausreichende theoretische und praktische Auseinandersetzung stattgefunden haben.

2.2 Vertiefung: Progressive Relaxation

2.2.1 Einführung

Die PR nutzt die Anspannung der Muskulatur, um in der Folge eine vertiefte Entspannung zu erreichen. In einer definierten Reihenfolge nimmt der Übende Muskelgruppen wahr, spannt sie an und entspannt sie anschließend wieder. „Progressiv" bezieht sich hierbei auf die Entspannung, die sich sukzessive aufbaut. Neben muskulären Effekten spielen kognitive Vorgänge und Konditionierungsmechanismen eine zentrale Rolle bei der Entwicklung einer stabilen Entspannungsroutine. Die PR gilt, trotz einer Vielzahl von Varianten, die Vergleiche mitunter erschweren, als eines der am besten untersuchten und wirksamsten Verfahren der Psychotherapie (Grawe et al., 1994; Krampen, 2004).

Hintergrund: Relaxation oder Muskelentspannung?
Beide Begriffe kennzeichnen die auf Jacobson zurückgehenden Verfahren. „Muskelentspannung" lässt jedoch vermuten, dass durch das Verfahren lediglich die Muskulatur entspannt werde. Bereits Jacobson zielte jedoch auf eine deutlich umfassendere Wirkung ab. Eine regelmäßige Anwendung führt zu Effekten, die körperlich über die muskuläre Ebene hinausgehen und auch psychische und mentale Aspekte umfassen. Im Rahmen der Konsensuskonferenzen (Ohm, 2004), in denen auf Initiative der Fachgruppe Entspannungsverfahren im Berufsverband Deutscher Psychologinnen und Psychologen (BDP) Leitlinien für die PR entwickelt wurden, erfolgte daher die Einigung auf den umfassenderen Begriff „Progressive Relaxation".

2.2.2 Entwicklung

Entwickelt wurde die PR in den 20er- und 30er-Jahren des 20. Jahrhunderts durch den Arzt und Physiologen Edmund Jacobson (1888–1983) in den USA. Jacobson war überzeugt von den Wechselwirkungen der Muskulatur und dem zentralen Nervensystem und vermutete, dass ein großer Teil der psychischen und physischen Erkrankungen im wesentlichen spannungsbedingt seien und daher durch Entspannung behandelt werden könnten. So wie sich mentale Vorgänge auf das muskuläre System auswirkten, wirke jenes wiederum auf zentralnervöse Prozesse zurück („Reziprozitätsprämisse"; Hamm, 2020). Während es heute keine Zweifel mehr an der Beeinflussung der Muskulatur durch mentale Vorgänge gibt, ist das Gegenstück von Jacobsons These deutlich schwerer nachzuweisen, was sich auch an der veränderten Vorstellung bezüglich der Wirkmechanismen zeigt. Das subjektive Entspannungserleben des Übenden weist nur geringe Zusammenhänge mit den physiologischen Entspannungsparametern (vor allem dem messbaren Spannungszustand der Muskulatur) auf. Kognitiven Mechanismen kommt daher bei der PR (und auch bei den anderen Verfahren) eine deutlich wichtigere Rolle zu als bei ihrer Entwicklung angenommen.

2.2 Vertiefung: Progressive Relaxation

Neben seinem populärwissenschaftlichen Hauptwerk *You must relax* (1934) verfasste Jacobson eine Vielzahl von Studien, die sich mit verschiedenen Aspekten der Entspannung, u. a. auch mit Biofeedback, beschäftigten, sowie mehrere Bücher, die sich vorwiegend der praktischen Anwendung seiner Methode widmeten (Entspannung in der Schwangerschaft, im Beruf, für einen guten Schlaf etc.). Jacobsons Ziel war eine verbesserte Wahrnehmung des Zustands der Muskulatur („Muskelzustandssinn"). Die Anspannungsphasen dienten deshalb nicht der Förderung der folgenden Entspannung („Pendeleffekt"), sondern der Unterstützung der Wahrnehmung: Der Übende sollte immer niedrigere Spannungen wahrnehmen und auflösen können. Nach einiger Zeit sollte für das Auflösen *keine* vorhergehende Anspannung mehr nötig sein, sondern lediglich eine Konzentration auf die ruhende Muskulatur. Die noch vorhandene Spannung nannte Jacobson „Restspannung", die Methode, die zu ihrer Reduktion führen sollte, „Spannungsminderung" („diminishing tension").

Sowohl die Anspannungs- als auch Entspannungsphasen umfassten jeweils mehrere Minuten. Die abschließende vertiefte Entspannungsphase dauerte bis zu einer halben Stunde. Zumeist wurde während einer Stunde nur mit einer oder zwei Muskelgruppen geübt. Auch das Programm zum Erlernen der PR war aufwendig und umfasste mehr als 80 verschiedenen Übungen. In der Regel sollte eine Stunde pro Tag geübt werden, begleitet von regelmäßigen Sitzungen bei Jacobson selbst. Während der Übungen wurde konsequent auf den Einsatz von Suggestionen verzichtet. Da Jacobson seine Methode weniger als Training zum Erreichen einer (konditionierten) Entspannungsreaktion verstand, sondern als zunehmende Verbesserung der Körperwahrnehmung, sah er sein eigentliches Ziel darin, eine entspanntere Grundhaltung im alltäglichen Leben zu entwickeln und hierfür Muskelspannungen zu reduzieren (differenzielle Entspannung; Abschn. 11.3.2).

▶ Einigkeit besteht heute darüber, dass eine mehrminütige Anspannungsphase nicht zielführend ist und zu Schäden beim Übenden führen kann (DG-E, 2015). Als Folgen sind sowohl muskuläre Probleme als auch negative Effekte bei Bluthochdruck- und Koronarpatienten möglich (Ohm, 2013).

2.2.3 Modifikationen

Wolpe (1958) modifizierte die PR zu einer leicht anwendbaren Entspannungsmethode: Er verkürzte die Gesamtdauer, reduzierte die Anzahl der Muskelgruppen und brachte das Training in eine Form, die innerhalb weniger Sitzungen eigenständig angewendet werden konnte. Mittels einer *kräftigen* Anspannungsphase sollte der Unterschied zur folgenden Entspannung verbessert spürbar werden. Wolpe nutzte die PR als Gegenkonditionierung in der Behandlung von Angststörungen: Die einsetzende Entspannung sollte die Angstentwicklung blockieren („reziproke Hemmung"). Obwohl die systematische Desensibilisierung durch wirksamere Expositionskonzepte abgelöst wurde, fand die PR zunehmend in anderen Bereichen Verbreitung.

Die meisten der heute verwendeten Varianten gehen auf Bernstein und Borkovec (1973, 2018) zurück. In den 1970er-Jahren verkürzten sie das Training auf 16 Muskelgruppen, deren Anzahl im Verlauf des Trainings noch weiter reduziert wurde. Von einer kräftigen Anspannungsphase erwarteten sie einen „Pendeleffekt" in Richtung Entspannung. Im Mittelpunkt der Methode stand nun weniger die verbesserte Körperwahrnehmung, sondern die (möglichst schnelle) Reduktion von Anspannung. Auch das langfristige Ziel der Auflösung der „Restspannung" wurde der Entspannungsreaktion als kurzfristige Übungsfolge untergeordnet.

▶ **Das Comeback von Jacobson** Die Modifikationen der klassischen Vorgehensweise nach Jacobson zielten vor allem darauf ab, in kurzer Zeit Anspannung zu reduzieren. Das Ziel der veränderten Körperwahrnehmung trat zunehmend in den Hintergrund. Aktuelle Vorgehensweisen nähern sich Jacobson nun jedoch wieder an. Dies hat zum einen mit aktuellen Studienergebnissen zu tun, die milde Spannungsintensitäten und verlängerte Zyklen im Vorteil sehen und sich hiermit der eher passiven, energiearmen Methodik Jacobsons nähern, und zum anderen mit dem Einzug der Achtsamkeitsorientierung in der Psychotherapie. Die beobachtende, wahrnehmungsorientierte Zugangsweise Jacobsons zu Entspannungsprozessen kann heute gut mit achtsamkeitsorientierten Vorgehensweisen kombiniert werden (Michaux & Hoffmann, 2023, S. 39 f.).

2.2.4 Praktische Vorgehensweise

Die Einleitung der Übung sollte stets gleich sein: Einnahme der Übungsposition, Augenschluss und Wendung der Aufmerksamkeit nach innen. Von Krampen (2012a) stammt die Empfehlung, auch bei der PR die Ruhetönung des AT (Abschn. 2.3.4) zum Einstieg in die Übung zu nutzen („Ich bin ganz ruhig"). Die Ritualisierung des Einstiegs wirkt als Hinweisreiz für die zu konditionierende Entspannungsreaktion. Vor der Übung demonstriert die Kursleiterin die Anspannung der Muskulatur und die Teilnehmer führen diese als „Trockenübung" durch. Während der Übung werden dann, in einer vorgegebenen Reihenfolge, die Muskelgruppen angespannt und nachfolgend wieder entspannt.

Anspannungs-Entspannungs-Zyklen
1. Wahrnehmungslenkung auf die Muskelgruppe
2. Anspannung der Muskelgruppe
3. Entspannung der Muskelgruppe
4. Erneute Wahrnehmungslenkung auf die Muskelgruppe

2.2 Vertiefung: Progressive Relaxation

Die Kursleiterin gibt die Abfolge der einzelnen Übungsteile sprachlich vor, sodass die Teilnehmer ein Gefühl für die zeitliche Ausdehnung und Rhythmik der verschiedenen Übungsteile entwickeln. Im Kurs werden die einzelnen Muskelgruppen in der Regel wiederholt (meist zweimalig) angespannt und entspannt.

▶ Die Anspannungsphase sollte *leicht* und *kurz* sein.

Die Annahme, dass eine *möglichst starke* Muskelkontraktion eine effektivere Entspannung bewirke, gilt heute als widerlegt, da die wiederholte Sympathikusaktivierung die Entspannung unterbricht (Derra, 2017). Auch die Idee, dass eine verstärkte Anspannung eine *verbesserte Wahrnehmung* der Muskulatur ermögliche, ließ sich nicht durchgängig bestätigen. Meist findet sich heute deshalb hinsichtlich des Krafteinsatzes eine Annäherung an die ursprüngliche Konzeption nach Jacobson (Hamm, 2020).

▶ Die Entspannungsphase sollte *mindestens* genauso lang sein wie die Anspannungsphase.

Die Empfehlungen schwanken hierbei von *3–8 Sekunden* für die Anspannung und *15–20 Sekunden* für die Entspannung (vgl. DG-E, 2015; Krampen, 2012b). Auch für zeitlich ausgeglichene An- und Entspannungsphasen mit *15–20 Sekunden* finden sich Argumente: Durch das Phänomen der postisometrischen Relaxation, die erst nach etwa 15 Sekunden einsetzt, kann auf diese Weise die nachfolgende Muskelentspannung besser vorbereitet werden (Derra, 2017). Ganz praktisch führt die Angleichung der Phasenlängen zudem zu einer vereinfachten Selbstkontrolle des Übenden (ebd.). Die durchschnittliche Aufmerksamkeitsspanne, die in der Regel 20 Sekunden nicht überschreitet, spricht dafür, keine der Phasen *über* diesen Zeitraum hinweg auszudehnen.

▶ **Anspannungsintensität** Die Anspannungsintensität kann auch der Indikation angepasst werden: Erfahrungsgemäß ziehen Patienten mit Hypertonie oder Schmerzen, Senioren sowie Teilnehmer mit schweren körperlichen Erkrankungen *milde* Intensitäten vor, während Patienten mit niedrigem Blutdruck, Ängsten, Tinnitus sowie somatoformen und hypochondrischen Störungen eher von einer etwas *höheren* Intensität profitieren.

Den Abschluss bildet eine längere Ruhephase von 2–3 Minuten, in der es zu einer vertieften, nun *un*unterbrochenen, Entspannung kommt. Die aktivierende Rücknahme beendet die Übung.

> **Ablauf der Gesamtübung**
> 1. Einleitung: Übungsposition, Augenschluss, Hinwendung zum Körper, möglich: Ruhetönung
> 2. Anspannungs-Entspannungs-Zyklen mit jeweils vier Phasen (s. oben): Anspannung 3–8 Sekunden, Entspannung 15–20 Sekunden *oder* Anspannung und Entspannung ausgeglichen mit jeweils 15–20 Sekunden
> 3. Ruhephase mit sich vertiefender Entspannung, etwa 2–3 Minuten
> 4. Rücknahme der Übung

2.2.5 Aktuelle Übungsversionen und Kursablauf

Moderne Langformen der PR umfassen etwa 16 Muskelgruppen. Eine *vollständige* Einführung an einem Termin ist jedoch nicht sinnvoll, da dies die systematische Aneignung des Verfahrens erschwert. Empfehlenswert ist hingegen eine *aufbauende* Vorgehensweise: In jeder Kursstunde werden einzelne Abschnitte intensiv besprochen, vermittelt und geübt, sodass die Gesamtübung im Kursverlauf länger wird. Abhängig von der Dauer der Sitzung können so zwei oder drei Muskelgruppen pro Termin neu hinzugenommen werden. Dieses Vorgehen führt zu einer Gewöhnung an die Übung und erhöht die Vertrautheit sukzessive.

Das Beherrschen einer Kurzübung ist aufgrund der erhöhten Alltagstauglichkeit und des reduzierten Zeitaufwands sinnvoll. Von einer *direkten* Vermittlung der Kurzform ist jedoch abzuraten, da das intensive Erlernen der Langform die Grundlage für deren erfolgreiche Anwendung bildet (Krampen, 2012b).

> ▶ **Signalwörter** Signalwörter wie „jetzt", „nun" oder „anspannen" sind empfehlenswert, weil sie Beginn und Ende der Anspannungsphase anzeigen und so die Phasendauer der Teilnehmer synchronisieren. Lässt man die Wörter aus, spannen einige Teilnehmer bereits während der Erläuterung der Anspannungsart an, andere warten, bis diese abgeschlossen ist. Ein weiterer Vorteil betrifft die Hinweiswirkung des Entspannungssignalworts, da dieses beim geübten Anwender zum konditionierten Auslöser für Entspannungsprozesse werden kann (vgl. Abschn. 11.3.1).

Für den Kurs sind Übungen mit 16 und mit 11 Muskelgruppen empfehlenswert. Während bei der längeren Version die rechte und linke Seite getrennt eingeführt werden, werden die Muskeln bei der kürzeren Form beidseitig zur gleichen Zeit einbezogen. Die lateralisierte, längere Version ist für Personen mit einer *niedrigen* Körperwahrnehmung besonders geeignet und erfordert einen längeren Kursverlauf (sechs bis zehn Sitzungen). Die kürzere Version kann auch in fünf bis sieben Sitzungen aufgebaut werden, wenn die Teilnehmer eine gute Körperwahr-

2.2 Vertiefung: Progressive Relaxation

nehmung aufweisen (Krampen, 2012b, 2013). Eine komplette Übungsanleitung stellt Arbeitsblatt 2.1 – *Langform der PR* (Abb. 2.1) vor.

Das Üben zu Hause kann sich auf die bereits eingeführten Abschnitte der Langform beziehen. Zusätzlich ist ebenfalls die Vermittlung einer kürzeren Übung möglich, die der Teilnehmer bereits parallel mehrfach am Tag übt, um den Aufbau einer Entspannungsroutine zu begünstigen. Gegen Ende des Trainings oder in Aufbaukursen können zudem konditionierte und differenzielle Entspannung sowie Übungen, die lediglich mit gedanklicher Anspannung arbeiten, zur Anwendung kommen (vgl. Kap. 11).

Übungsform für 11 Muskelgruppen (aufzubauende Langform)
- Die Übungen für die Hände (1. und 3. Übungsabschnitt) werden gleichzeitig eingeführt: *„Bilden Sie mit beiden Händen jetzt eine Faust …"*
- Das gilt ebenfalls für die Oberarme (2. und 4. Übungsabschnitt),
- Oberschenkel (11. und 14. Übungsabschnitt),
- Unterschenkel (12. und 15. Übungsabschnitt) und
- Füße (13. und 16. Übungsabschnitt).

Die Übungen für Rücken, Stirn, Augen, Mund, Nacken und Bauch bleiben unverändert.

Kurse können „langweilig" werden, wenn eine zu starke Ausrichtung auf die Übungen der PR besteht. Eine interessante und abwechslungsreiche Gestaltung ist daher empfehlenswert. Das kann durch die Vermittlung von Hintergrundinformationen, die zusätzliche Bearbeitung von Themen, die die Teilnehmer betreffen (z. B. Schlaf und Schmerzen), aber auch durch den Einbau von Teil- und Kurzentspannungsübungen oder die Kombination mit ergänzenden Übungen und Techniken, z. B. Atementspannung oder Imaginationen, geschehen (Abschn. 2.4 und 2.5).

Möglicher Aufbau eines Kurses mit acht Sitzungen
In einem Kurs mit acht Sitzungen kann die Langform mit 16 Muskelgruppen vermittelt werden:

- 1. Stunde: Langform, 1–4
- 2. Stunde: Langform, Hinzunahme 5–6
- 3. Stunde: Langform, Hinzunahme 7–9
- 4. Stunde: Langform, Hinzunahme 10
- 5. Stunde: Langform, Hinzunahme 11–16
- 6. Stunde: Verkürzung auf 11 Muskelgruppen
- 7. Stunde: Verkürzung auf 5 Muskelgruppen (Abschn. 11.3.1)
- 8. Stunde: Differenzielle und mentale Entspannung (Abschn. 11.3.2 und 11.3.3)

Materialien aus Strauß, Entspannungstherapie		
Arbeitsblatt 2.1	Langform der PR	Seite 1

Übung für 16 Muskelgruppen (aufzubauende Langform)

Erläuterung: *Kursiv* gedruckt sind die zu sprechenden Anweisungen. **Fett** gedruckt sind die Signalwörter, die besonders betont werden sollten, um den Teilnehmern die richtigen Zeitpunkte für An- und Entspannung zu vermitteln.

1. Rechte Hand und rechter Unterarm
*Bilden Sie **jetzt** mit Ihrer rechten Hand eine Faust und nehmen Sie das Spannungsgefühl, das in der Hand entsteht, wahr. Achten Sie darauf, nicht zu kräftig anzuspannen, sondern gerade so, dass die Faust geschlossen bleibt. Nehmen Sie wahr, wie sich die Anspannung in Hand und Unterarm anfühlt. Lassen Sie **nun** vollständig los und nehmen Sie genau wahr, wie sich dies anfühlt. Achten Sie auf den Unterschied, der zwischen Anspannung und Entspannung zu spüren ist. Wiederholen Sie die Übung noch einmal. Bilden Sie **jetzt**...*

2. Rechter Oberarm
*Ziehen Sie Ihren rechten Unterarm **jetzt** etwas an den Oberarm heran und bauen Sie hierdurch Spannung in Ihrem Bizeps auf. Versuchen Sie, die Muskulatur der Hand hierbei möglichst locker zu lassen. Achten Sie auf das Gefühl der Spannung, das Sie in Ihrem Oberarm wahrnehmen können. Lassen Sie **nun** vollständig los und achten Sie auf alle Empfindungen, die hiermit verbunden sind. Bringen Sie den Arm in die bequeme Ausgangslage zurück. Achten Sie genau auf den Unterschied von Anspannung und Entspannung. Nehmen Sie alle Anzeichen von Entspannung wahr. Wiederholen Sie die Übung noch einmal. Führen Sie den rechten Arm **jetzt**...*

3. Linke Hand und linker Unterarm
Siehe 1

4. Linker Oberarm
Siehe 2

5. Oberer Rücken
*Drücken Sie **jetzt** Ihre Schultern leicht nach hinten und führen Sie sie Richtung Wirbelsäule zusammen. Achten Sie erneut darauf, die Übungen so leicht auszuführen, dass die Spannung zwar wahrnehmbar ist, jedoch möglichst wenig Kraft erfordert. Nehmen Sie alle Empfindungen wahr, die mit der Anspannung verbunden sind. Lösen Sie die Anspannung **nun** vollständig wieder. Nehmen Sie bewusst wahr, wie sich die Entspannung in diesem Bereich anfühlt. Wiederholen Sie die Übung noch einmal. Drücken Sie **jetzt**...*

6. Nacken
*Drücken Sie **jetzt** den Kopf leicht nach unten, so dass sich das Kinn in Richtung Brust bewegt. Achten Sie auch hier darauf, die Bewegung nur leicht auszuführen, gerade so, dass die Spannung, die hierbei entsteht, spürbar wird. Nehmen Sie die Spannung wahr. **Nun** lösen Sie die Spannung wieder und lassen den Kopf in die Ausgangsposition zurückkehren. Achten Sie auf das Erleben, das mit der Entspannung verbunden ist und nehmen Sie genau wahr, wie sich der Nackenbereich nun anfühlt. Wiederholen Sie die Übung noch einmal. Drücken Sie **jetzt**...*

7. Stirn
*Ziehen Sie die Augenbrauen **jetzt** leicht nach oben, so dass sich Ihre Stirn in Falten legt. Nehmen Sie genau wahr, wie sich das Spannungsgefühl in Ihrem Stirnbereich anfühlt. Lösen Sie die Spannung **nun** vollständig. Achten Sie auf den Unterschied von Anspannung und Entspannung und nehmen Sie wahr, wie sich die Entspannung nun anfühlt. Wiederholen Sie die Übung. Ziehen Sie **jetzt**...*

© 2025, Springer-Verlag GmbH Deutschland. Aus: Strauß, Entspannungstherapie.

Abb. 2.1 Arbeitsblatt 2.1 – Langform der PR

2.2 Vertiefung: Progressive Relaxation

Materialien aus Strauß, Entspannungstherapie

| Arbeitsblatt 2.1 | Langform der PR | Seite 2 |

Übung für 16 Muskelgruppen (Fortsetzung)

8. Augen
Kneifen Sie *jetzt* Ihre Augen zusammen, so dass sich Ihre Wangenmuskeln leicht nach oben bewegen. Nehmen Sie die Spannung in diesem Bereich deutlich wahr. Lösen Sie **nun** die Spannung und achten Sie auf die Empfindungen, die hiermit verbunden sind. Nehmen Sie den Unterschied von Anspannung und Entspannung wahr. Achten Sie auf alle Empfindungen, die Sie spüren können. Wiederholen Sie die Übung. Kneifen Sie *jetzt*…

9. Mund
Ziehen Sie Ihre Mundwinkel *jetzt* zurück, während sie Ihre Zähne leicht zusammenbeißen. Achten Sie genau auf alle Empfindungen, die mit der Anspannung in diesem Bereich verbunden sind. Lassen Sie **nun** die Spannung wieder los, hierbei kann sich der Mund öffnen. Nehmen Sie alle Ihre Empfindungen im Mundbereich deutlich wahr. Achten Sie darauf, wie sich die Entspannung in diesem Bereich anfühlt. Wiederholen Sie die Übung. Ziehen Sie *jetzt*…

10. Bauch
Spannen Sie Ihre Bauchmuskulatur *jetzt* an, indem Sie den Bauch leicht einziehen. Achten Sie genau auf das Spannungsgefühl, das nun in Ihrem Bauchbereich entsteht. Lösen Sie **nun** die Anspannung wieder und achten Sie darauf, wie sich das anfühlt. Nehmen Sie die Entspannung im Bauchbereich bewusst wahr. Wiederholen Sie die Übung noch einmal, indem Sie *jetzt*…

11. Rechter Oberschenkel
Spannen Sie Ihre Muskeln im rechten Oberschenkel *jetzt* bewusst an. Achten Sie wieder darauf, dass Sie nur leicht anspannen. Nehmen Sie die Anspannung wahr. Lösen Sie **nun** vollständig wieder. Achten Sie auf den Unterschied von Anspannung und Entspannung und nehmen Sie genau wahr, wie sich die Entspannung in diesem Bereich anfühlt. Wiederholen Sie die Übung. Spannen Sie *jetzt*…

12. Rechter Unterschenkel
Ziehen Sie Ihre rechten Zehen *jetzt* nach oben in Richtung Kopf. Achten Sie auf die Spannung, die Sie hierbei im Fuß und im Unterschenkel wahrnehmen können. Lösen Sie **nun** die Spannung vollständig wieder. Achten Sie darauf, wie sich dies anfühlt. Wiederholen Sie die Übung. Ziehen Sie Ihre Zehen *jetzt*…

13. Rechter Fuß
Drücken Sie die Zehen Ihres rechten Fußes *jetzt* nach unten in Richtung Boden. Achten Sie auf die Anspannung, die Sie hierbei spüren können. Lösen Sie **nun** die Spannung vollständig. Achten Sie auf den Unterschied von Anspannung und Entspannung und nehmen Sie wahr, wie sich der Fuß nun anfühlt. Wiederholen Sie die Übung. Drücken Sie *jetzt*…

14. Linker Oberschenkel
Siehe 11

15. Linker Unterschenkel
Siehe 12

16. Linker Fuß
Siehe 13

Ruhephase
Bleiben Sie noch einige Zeit in dieser entspannten Haltung liegen (sitzen). Nehmen Sie bewusst wahr, wie sich Ihr Körper anfühlt.

© 2025, Springer-Verlag GmbH Deutschland. Aus: Strauß, Entspannungstherapie.

(Fortsetzung)

2.2.6 Alternative Übungsvorgaben

Können Übungen, etwa aufgrund von Schmerzen oder einer Krampfneigung, nicht ausgeführt werden, sollte die Kursleiterin eine Alternative anbieten (Tab. 2.1). Ist das Üben einer Muskelgruppe generell nicht möglich oder kontraindiziert (z. B. bei Lähmungen, akuten Verletzungen oder einer indizierten Ruhigstellung von Gliedmaßen), sollte sie ausgelassen werden. Alternative Übungsmöglichkeiten sind

Tab. 2.1 Alternative Übungsmöglichkeiten

Muskelgruppe	Möglichkeit 1	Möglichkeit 2	Möglichkeit 3
Hand	Faust ballen	Finger spreizen	Handflächen gegeneinanderdrücken
Arm (Bizeps)	Unterarm anziehen	Arme hinter den Kopf verschränken, Bizeps anspannen	
Arm (Trizeps)	(Unter-)Arm anheben, Oberarm gegen Unterlage drücken	Arm ausstrecken	
Nacken	Kinn Richtung Brust bewegen	Kopf nach hinten bewegen	Kopf nach links und rechts drehen
Brust und Schultern	Schultern nach hinten drücken (und in Richtung Wirbelsäule zusammenziehen)	Schultern nach vorne bewegen (und in Richtung Brust zusammenziehen)	Schultern in Richtung Kopf ziehen
Bauch	Bauch einziehen	Bauch nach außen drücken	
Stirn	Augenbrauen nach oben ziehen	Augenbrauen nach unten ziehen	
Augen/Nase/Wangen	Augen zusammenkneifen	Nase rümpfen	Kussmund formen
Kiefer	Zähne aufeinander beißen	Mundwinkel zurück (nach außen) ziehen	Mit der Zunge gegen die Zähne drücken
Oberschenkel und Gesäß	Muskulatur vom Knie bis zum Gesäß anspannen	Vom Sitz hochdrücken durch Anspannung der Gesäßmuskulatur	Im Sitzen: Oberschenkel gegen Armlehnen oder Wand drücken
Unterschenkel	Zehen (und Fuß) in Richtung Kopf ziehen	Im Sitzen: mit den Füßen gegen den Boden drücken, als wolle man aufstehen (spannt ebenfalls die Oberschenkelmuskulatur an)	
Fuß	Zehen nach unten in Richtung Boden drücken	Zehen spreizen	

zudem für verdeckte Übungen in Anwesenheit von anderen nützlich: Den Unterarm an den Oberarm heranzuziehen kann für andere seltsam aussehen, die Arme hinter den Kopf zu verschränken wirkt jedoch vertraut und fällt daher nicht auf.

2.3 Vertiefung: Autogenes Training

2.3.1 Einführung

Das AT ist eine Methode der konzentrativen Selbstentspannung (Schultz, 1932). Durch das innerliche Wiederholen von Formeln, die sich auf die Wahrnehmung körperlicher Empfindungen beziehen, wird ein Entspannungserleben bewirkt. Um dieses selbstständig auszulösen, ist ein regelmäßiges Üben notwendig. In der Lernphase trägt das AT Züge einer *fremdsuggestiven* Methode, da das eigenständige Üben erst nach und nach unabhängig von der Kursleiterin realisiert wird. Dauerhaft kann das AT zu einer ausgeglicheneren Grundhaltung beitragen und dabei helfen, mit Anforderungen besser zurechtzukommen. Die sog. formelhaften Vorsätze (Abschn. 11.3.4) unterstützen darüber hinaus die Umsetzung von Zielen und Verhaltensänderungen.

2.3.2 Entwicklung

Entwickelt wurde das AT in den 20er- und 30er-Jahren des 20. Jahrhunderts von Johannes Heinrich Schultz (1884–1970), einem Nervenarzt aus Berlin. Ausgehend von der Hypothese Oskar Vogts (1870–1959), dass eine Hypnose lediglich durch den Behandler angeregt werde, der Patient jedoch selbst eine „Umschaltung" bewirke, konzipierte Schultz das AT als Verfahren der *selbst induzierten* Hypnose („Autosuggestion"). Als Ausgangspunkt wählte er die häufig bei Hypnosebehandlungen entstehenden Empfindungen von Schwere und Wärme und machte diese zum Zielzustand der Übungen. Die wesentlichen Bestimmungsmomente des AT finden sich bereits im Namen: „Autogen" im Sinne von selbst entstehend oder gestaltet weist auf die aktive Rolle des Übenden hin, die im Laufe des regelmäßigen „Trainings" gefordert ist.

2.3.3 Aufbau

Der hier beschriebene Aufbau orientiert sich am „klassischen" AT nach Schultz. Mittlerweile gibt es eine unüberschaubare Vielfalt an Variationen, die lediglich noch den Namen „AT" gemeinsam haben. Für das klassische Vorgehen spricht vor allem die empirische Basis: Während das AT nach Schultz in einer Vielzahl von Studien geprüft wurde, trifft das auf die meisten Modifikationen nicht zu. Sie beruhen oft eher auf persönlichen Vorlieben und entziehen sich damit einer Vergleich- und Überprüfbarkeit.

Das AT lässt sich in eine Grund- und eine Aufbaustufe (früher: „Unter-" und „Oberstufe") unterteilen. In Kursen findet fast ausschließlich die Vermittlung der Grundstufe mit den sog. psychophysiologischen Standardübungen statt. Auch Kurzformen des AT zur vereinfachten alltäglichen Anwendung sowie die formelhafte Vorsatzbildung können Inhalte sein (vgl. Kap. 11). Die Aufbau- oder Oberstufe umfasst Übungen meditativen Charakters, die für das Einzelsetting konzipiert wurden und zum Teil eine religiös-spirituelle Prägung aufweisen. Für ein zeitgemäßes Vorgehen, vor allem in Kursform, erscheinen viele dieser Übungen nicht geeignet. Auch fehlen empirische Nachweise ihrer Wirksamkeit (Vaitl, 2020).

Übungen der Grundstufe
- Ruheübung/-tönung
- Schwereübung
- Wärmeübung
- Atemübung
- Herzübung
- Sonnengeflechts-/Leibübung
- Stirn(kühle)übung

Die Übungen werden im Kursverlauf sukzessive in oben stehender Reihenfolge eingeführt. Die Übung beginnt mit der Einnahme der Übungshaltung, dem Augenschluss und der kurzen Fokussierung auf den eigenen Körper. Auch einleitende Formeln, die die Hinwendung zur Ruhe und den Beginn der eigentlichen Übung unterstützen, sind möglich (s. unten). Die Konzentration während der Übung ist weder aktiv oder intensiv noch lässt man die Gedanken „auf Reisen" gehen wie etwa beim Einschlafen. Immer wieder kehrt die Konzentration zum jeweiligen Formelinhalt zurück, bleibt hierbei jedoch passiv, gelassen, abwartend. Erst mit zunehmender Erfahrung ist eine Ausdehnung dieses Zustands möglich.

Mögliche Einleitungsformeln
- „Alles hat Zeit (für später)."
- „Jetzt bin ich bei mir."
- „Alles (andere) kann warten."
- „Das ist meine Zeit."

Der Übende spricht innerlich die Formeln der bislang erlernten Übungen und wiederholt sie mehrere Male. Zunächst sollten etwa 1–2 Minuten pro Formel eingeplant werden. Mit zunehmender Übung reduziert sich die Zeit auf deutlich unter 1 Minute pro Formel. Die Gesamtübung dauert dann etwa 4–5 Minuten. Zum Abschluss kann eine verlängerte Phase mit Wiederholung der Ruhetönung oder mittels innerer beruhigender Bilder erfolgen. Die Übung endet mit der Rücknahme. Sie findet nach der Grundform (Abschn. 6.8) oder nach der ausführlichen Vorgehensweise (s. unten) statt. Diese wird vor allem bei längeren Übungen und fortbestehender Müdigkeit genutzt.

> **Die ausführliche Rücknahme (nach Thomas, 2006)**
> *Ich zähle von sechs bis eins, bei eins fühle ich mich ganz wach und wohl, frisch und frei; alle Glieder gehorchen dem Willen, und alle Sinne nehmen die Wirklichkeit richtig wahr.*
>
> *Sechs: Die Beine sind leicht.*
>
> *Fünf: Die Arme sind leicht.*
>
> *Vier und drei: Herz und Atmung sind normal.*
>
> *Zwei: Die Stirn hat eine normale Temperatur.*
>
> *Eins: Arme fest, tief Luft holen, Augen auf!*

Die Übung wird im Kursverlauf zunächst länger, da weitere Übungsteile hinzukommen: Finden zwischen der Einnahme der Übungshaltung und der aktivierenden Rücknahme zunächst nur Ruhe- und Schwereübung statt, so sind es am Kursende *alle* Grundstufenübungen. Jede neu hinzukommende Übung wird also an die bereits erlernten Formeln angehängt.

Die Kursleiterin gibt die Formeln zunächst vor, und der Teilnehmer wiederholt sie für sich. Dieses Vorgehen nutzt der Entspannung der Teilnehmer, da sie weniger geistige Arbeit während der Übung verrichten müssen. Auch fördert es die Vertrautheit mit der Abfolge und der zeitlichen Ausdehnung der Übungsteile, was eine hohe Funktionalität aufweist: Würde jeder Teilnehmer für sich allein üben, würden alle zu unterschiedlichen Zeitpunkten mit der Übung fertig werden.

Da das Ziel des Kurses darin besteht, die Teilnehmer zum eigenständigen Üben zu qualifizieren, muss die Kursleiterin von Beginn an darauf achten, dass die Teilnehmer nicht nur als passive Empfänger zuhören, sondern die Formeln „mitmachen": Die meisten Teilnehmer formulieren innerlich den Satz und wiederholen ihn mehrere Male bewusst. Andere Teilnehmer „sehen" den Satz eher vor ihrem inneren Auge oder auf eine Art Leinwand geschrieben. Auch Bilder, die mit den Formeln verknüpft werden und die später statt des eigentlichen Satzes auftauchen, sind möglich. Entscheidend ist nicht, in welcher Art der Übende die Formel spricht, denkt oder assoziiert, sondern seine aktive Haltung während der Übung.

Die Häufigkeit der Formelvorgabe ist individuell sehr unterschiedlich. Ziel ist die Aufrechterhaltung der passiven Konzentration. Im Kurs ist erfahrungsgemäß die ein- bis zweimalige Wiederholung der Ruhetönung, sowie die fünf- bis sechsmalige Wiederholung der einzelnen Formeln mit einer jeweiligen Pause von 4–6 Sekunden zwischen den einzelnen Wiederholungen und etwa 8 Sekunden zwischen den einzelnen Übungsteilen empfehlenswert. So addiert sich die Gesamtübung (auch abhängig von der Sprechgeschwindigkeit) auf eine Zeit zwischen 3 und 5 Minuten.

2.3.4 Übungen der Grundstufe und Kursablauf

Die Ruheübung/-tönung
Formel: „Ich bin ganz ruhig."
Der Teilnehmer wendet sich seinem Körper zu und denkt bei geschlossenen Augen den Satz „Ich bin ganz ruhig". Schweift seine Aufmerksamkeit ab, lenkt er sie sanft zur Ruhetönung zurück. In der hier vorgeschlagenen, an Schultz angelehnten Konzeption wird die Ruhetönung nicht nur zum *Übungsbeginn* verwendet, sondern vor *jede* Teilübung gesetzt (vgl. Schultz, 1966, S. 269). Im Laufe des Trainings wird sie so zum Hinweisreiz für die Entspannungsreaktion, verbindet die einzelnen Übungsteile miteinander und erleichtert die Bezugnahme auf den bereits erreichten Entspannungszustand.

> Die Schwereübung: Entspannung der Muskulatur
> **Formel: „Der rechte Arm ist schwer."**
> **Einstiegsübung:** Mit Kirschkernen oder Reis locker gefüllte Stoffsäckchen werden auf dem Arm des Übenden platziert. Die Säckchen müssen groß genug sein, um nicht balanciert werden zu müssen. Durch die lockere Füllung legen sie sich über den Arm und passen sich seiner Form an (Abb. 2.2).
>
> Entspannt sich unsere Muskulatur, empfinden wir das oft als Schwere. Diesen Effekt macht man sich in dieser Übung zunutze, indem die Wahrnehmung auf die neuromuskuläre Entspannung gerichtet und sie hierdurch intensiviert wird. Klassischerweise wird die Übungsdurchführung/Formel an die Händigkeit angepasst: Während Rechtshänder also mit dem rechten Arm beginnen, starten Linkshänder mit der linken Seite. Das Wahrnehmen der häufiger genutzten Seite, fällt zu Beginn oft leichter. Im Einzeltraining kann die Übung/Formel unmittelbar gemäß der Händigkeit angepasst werden. Im Kurs empfiehlt sich hingegen der allgemeine Beginn mit der rechten Seite. Erst beim Auftauchen von Lernerschwernissen sollte eine Abwandlung der Formel empfohlen werden. Während des Denkens der Formel ruht die Aufmerksamkeit des Übenden auf dem entsprechenden Arm und fokussiert die Schwereempfindung, die er hier erlebt. Eine *passive* Haltung hinsichtlich der erwarteten körperlichen Empfindungen ist entscheidend: Baut der Übende eine Erwartungsspannung auf, kann die Entspannung (und somit die Schwere) nicht eintreten.
>
> Nimmt der Übende die Schwere im Arm wahr, dauert es zumeist nicht lange, bis er sie auch im anderen Arm oder in den Beinen wahrnimmt. Geschieht das zuverlässig, *gleicht er die Formel der Empfindung an.* Nach der

Formel „Der rechte Arm ist schwer" nutzt er die Formel „Der linke Arm ist schwer" und dann „Beide Arme sind schwer". Werden bei jeder Übung *unmittelbar* beide Arme schwer, kann er direkt „Beide Arme sind schwer" denken und dann „Arme und Beine sind schwer" oder allgemein „Schwer" oder „Schwere".

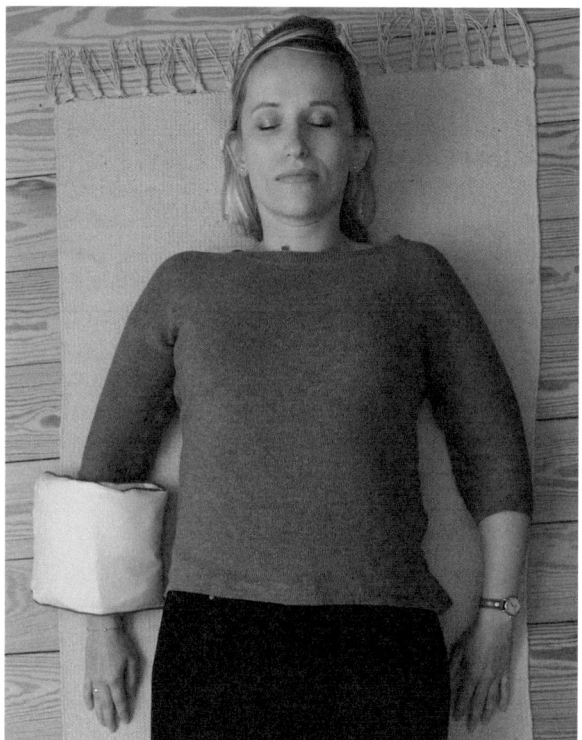

Abb. 2.2 Schwerübung in der Liegeposition

▶ **Formelgeneralisierung** Die hier vorgeschlagene Vorgehensweise bei der Formelvorgabe gibt nur die Grundformel („Der rechte Arm ist schwer") vor, die dann*nachfolgend* an die körperliche Reaktion angepasst wird. Der Vorteil dieser Vorgehensweise liegt darin, dass der Teilnehmer von Beginn an mit seinen eigenen Formeln arbeitet und sich so früher der Autosuggestivität zuwendet. Auch sinkt der Leistungsdruck, da jeder in seinem eigenen Tempo vorgeht. Von Nachteil ist, dass das Vorgehen komplizierter ist als die Vorgabe aller Formeln „im Paket" und ausführlich erklärt werden muss.

Die Wärmeübung: Periphere Gefäßerweiterung
Formel: „Der rechte Arm ist warm."

Einstiegsübung: Die gleichen Stoffsäckchen können, wenn das Material hierfür geeignet ist, vor der Übung aufgewärmt und dann wiederum auf dem Arm platziert werden (Abb. 2.2).

Das physiologische Korrelat der Wärmeempfindung ist die periphere Gefäßerweiterung, die sich zuweilen auch als Kribbeln oder Strömen manifestiert. Schwere- und Wärmeempfindung unterstützen sich wechselseitig und generalisieren nach der ersten Wahrnehmung in der Regel recht zügig. Schildern Teilnehmer überstarke Erlebnisse, hilft es, das Wort „angenehm" in die Formeln einzufügen („Der rechte Arm ist *angenehm* warm"). Das Vorgehen hinsichtlich der Händigkeit erfolgt analog der Schwereübung.

▶ **Quer- und Längstyp** Beginnend beim Arm breiten sich die Schwere- und Wärmeempfindungen weiter im Körper aus. Das kann entsprechend des *Quertyps* geschehen, bei dem die Empfindungen zunächst auf den anderen Arm generalisieren, oder entsprechend des *Längstyps*, bei dem die Empfindungen zunächst auf einer Körperhälfte verweilen und sich nach unten bewegen, bevor auch die andere Seite erreicht wird. Nach Schultz (1966) findet sich in etwa 80 % der Fälle die Generalisierung in Form des Quertyps. Sollte die Kursleiterin mit generalisierenden Formeln arbeiten, empfiehlt sich dementsprechend die Ausweitung der Formel auf die gegenüberliegende Körperseite, bevor weitere Bereiche miteinbezogen werden.

Die Atemübung: Fokussierung auf den Atemrhythmus
Formel: „Die Atmung ist ruhig (und gleichmäßig)." Alternative Formel: „Es atmet mich."

Einstiegsübung: Ein Taschentuch wird leicht über die Nase gelegt. Die Atmung hebt und senkt das Taschentuch und wird hierdurch unmittelbar spürbar. Diese Vorübung eignet sich nicht für Personen, die unter atembezogenen Problemen leiden. Asthmatiker etwa assoziieren mit der erschwerten Atmung oft einen Anfallsbeginn. Alternativ kann ein Stoffsäckchen auf die Brust oder den Bauch gelegt und die atembedingte Bewegung wahrgenommen werden.

Die Atmung soll im AT *nicht* verändert oder in eine bestimmte Richtung beeinflusst werden. Ganz im Gegenteil geht es darum, sich dem Atem zu überlassen und ihn zu beobachten, etwa wie ein Zuschauer eine Vorstellung betrachtet, die ohne eigenes Zutun abläuft (Abschn. 2.4.2). Daher wird auch die Alternativformel „Es atmet mich" angeboten: Das Ich tritt zurück und macht Platz für einen automatisch stattfindenden natürlichen Ablauf, den es lediglich wahrzunehmen gilt. Da die Atmung leicht beeinflussbar ist, etwa durch starke Emotionen wie Angst und Wut, ist die Beobachtung ihrer Selbstregulation für viele Teilnehmer ein besonders intensives Erlebnis.

Die Herzübung wurde ursprünglich *vor* der Atemübung durchgeführt (Schultz, 1932). Eine Umstellung dieser Übungen ist jedoch seit vielen Jahrzehnten eine Standardvorgehensweise (vgl. hierzu etwa Krampen, 2013), da die Herzübung die meisten Nebenwirkungen hervorruft. Die Atemübung hingegen empfinden nahezu alle Teilnehmer als angenehm. Da auch sie einen natürlichen Rhythmus fokussiert, bereitet sie den Übenden auf die Herzübung vor.

Die Herzübung: Fokussierung auf den Ruhepuls
Formel: „Das Herz schlägt ruhig (und regelmäßig)."

Einstiegsübung: Der Herzschlag lässt sich verbessert wahrnehmen, wenn die rechte Hand unterhalb der linken Brust abgelegt oder der Puls am Handgelenk (daumenseitig) oder Hals erfühlt wird.

Wie bereits bei der Atemübung soll der Teilnehmer sich auch bei dieser Übung passiv der Wahrnehmung des eigenen Herzschlags überlassen (und nicht etwa versuchen, diesen zu verlangsamen oder anderweitig zu regulieren). Die Wahrnehmung des Herzschlags ist für viele Menschen mit unangenehmen Situationen assoziiert: Wir nehmen unser Herz wahr, wenn wir unter Stress stehen, krank oder belastet sind. Auch wenn wir Angst haben, kann es sein, dass wir das Herz „bis zum Hals schlagen" spüren oder es uns „in die Hose rutscht". Bei sportlichen Betätigungen rückt die Wahrnehmung des Herzens zumeist in den Hintergrund, sodass wir auch hier keine bewusste positive Beziehung aufbauen. Oft gelingt es den Teilnehmern zunächst nicht, den Herzschlag wahrzunehmen. Kommt es zu unangenehmen Empfindungen oder einer ausgeprägten Abwehr der Übung, können sie alternativ den Puls ertasten. Die Formel lässt sich dann abwandeln zu „Der Puls schlägt ruhig (und regelmäßig)".

▶ **Auslassen der Herzübung?** Untersuchungen deuten darauf hin, dass es keine Veränderungen der Herzrate gibt, die unmittelbar auf diese Formel zurückgehen (Vaitl, 2020). Die feststellbare Reduktion tritt bereits während der Schwere- und Wärmeübung auf und geht mit der zunehmenden Entspannungsreaktion einher. Es findet sich daher immer wieder die Empfehlung, die Herzübung auszulassen. Der *psychologische* Effekt der Übung sollte jedoch nicht unterschätzt werden: Eine gelungene Auseinandersetzung mit dem eigenen Herzschlag (der nun vielleicht das erste Mal angstfrei erlebt wird) kann ein großer Gewinn für den Übenden sein!

Die Sonnengeflecht-/Leibübung: Entspannung der inneren Organe
Formel: „Das Sonnengeflecht (der Leib/ Bauch) ist strömend warm."

Einstiegsübung: Die aus Schwere- und Wärmeübung bekannten Säckchen werden für diese Übung erwärmt und auf dem Bauch platziert. Alternativ ist das Auflegen der eigenen warmen Hände auf den Bauchbereich möglich.

Der Begriff „Sonnengeflecht" (auch: Solarplexus) bezeichnet einen Knotenpunkt des vegetativen Nervensystems: Das sog. Oberbauchganglion liegt zwischen Bauchnabel und Brustbein. Von hier aus finden sich viele Verbindungen zu den Bauchorganen, die aufgrund des strahlenförmigen Abgangs vom Knotenpunkt an eine Sonne erinnern. Für das AT ist der Begriff „Sonnengeflecht" besonders passend, da es auch in dieser Übung um die Empfindung von Wärme geht. Während der Übung kommt es bei vielen Teilnehmern zu einem Anstieg der Magen- und Darmtätigkeit und hiermit einhergehend zu Geräuschen. Da das oft Schamempfindungen hervorruft, sollte die Kursleiterin die Teilnehmenden über die zunehmende Parasympathikusaktivität als Folge der Entspannung aufklären.

Die Stirnkühleübung: Fokussierung auf die (Verdunstungs-)Kühle
Formel: „Die Stirn ist angenehm kühl." Alternativ: „Der Kopf ist leicht/frisch und klar."

Einstiegsübung: Ein Tropfen Wasser wird vor der Übung auf die Stirn gegeben. Hierfür eignet sich eine Pipette.

Die Formel scheint zunächst im Widerspruch zu der zuvor intendierten Wärme zu stehen. Macht man sich jedoch den erwünschten Zielzustand klar, passt eine kühle Stirn tatsächlich besser zur Idee eines ausgeruhten, aktiven Menschen als ein warmer oder heißer Kopf. So gesehen bildet die Stirnkühleübung eine Überleitung zur aktivierenden Rücknahme, die sich an sie anschließt. Mit der Zeit schildern die meisten Teilnehmer die Wahrnehmung von Kühle oder einer leichten Luftbewegung.

Wird das AT als Einschlafunterstützung genutzt, kann auf die Stirnkühleübung verzichtet werden, da sie eher eine Orientierung Richtung Wachheit und Leistungsbereitschaft herstellt.

Die vollständige Grundstufenübung
- *Einnahme der Übungsposition und Augenschluss, Einstimmung auf die Übung*
- *Ich bin ganz ruhig.*
- *Der rechte Arm ist schwer.* (Oder entsprechende generalisierte Formel)
- *Ich bin ganz ruhig.*
- *Der rechte Arm ist warm.* (Oder entsprechende generalisierte Formel)
- *Ich bin ganz ruhig.*
- *Die Atmung ist ruhig und gleichmäßig.* (Oder: *Es atmet mich.*)
- *Ich bin ganz ruhig.*
- *Das Herz schlägt ruhig und gleichmäßig.*
- *Ich bin ganz ruhig.*
- *Das Sonnengeflecht ist strömend warm.*
- *Ich bin ganz ruhig.*
- *Die Stirn ist angenehm kühl.* (Alternativ: *Der Kopf ist leicht/ frisch und klar.*)
- *Ich bin ganz ruhig.*
- *Rücknahme*

Reicht die Zeit in der Sitzung aus, kann drei Mal geübt werden: Die erste Übung umfasst alle bisherigen Formeln, die zweite Übung führt zunächst „exklusiv" die neue Teilübung ein (evtl. mit der entsprechenden Vorübung), die dritte Übung umfasst alle nun bekannten Formeln.

> **Möglicher Kursablauf eines AT-Einführungskurses**
> 1. Stunde: Ruhe- und Schwereübung
> 2. Stunde: Wärmeübung
> 3. Stunde: Atemübung
> 4. Stunde: Herzübung
> 5. Stunde: Sonnengeflechtübung
> 6. Stunde: Stirnkühleübung
> 7. Stunde: Kurzform (Abschn. 11.3.1)
> 8. Stunde: Formelhafte Vorsatzbildung (Abschn. 11.3.4)

2.4 Vertiefung: Atementspannung

„Wie hältst Du's mit der Atmung?", kann als Gretchenfrage der Entspannungsverfahren gelten. Während auf der einen Seite der Versuch unternommen wird, die Atmung (oft differenzierten physiologischen Prinzipien folgend) gezielt zu regulieren, findet sich auf der anderen Seite der Versuch, die Atmung (möglichst ohne bewusste Beeinflussung) einer Selbstregulation zuzuführen.

Die Atementspannung selbst ist *kein* systematisches Entspannungsverfahren (Abschn. 2.1). Sie bietet sich jedoch als Ergänzungs- und Vertiefungsmöglichkeit an und ist selbst bereits Bestandteil verschiedener Entspannungsverfahren und -techniken.

Neben der Integration der Atmung in den Übungsablauf und deren Nutzung als Einstiegsmöglichkeit (Abschn. 2.3.3 und 2.4.2), besteht ebenfalls die Möglichkeit, *eigenständige* Atemübungen (Abschn. 2.4.4) durchzuführen. Sowohl integrierte als auch eigenständige Atemübungen reduzieren Stress und sind sowohl bei Angst als auch Depressionen hilfreich (Fincham et al., 2023; Mahendru et al., 2021).

2.4.1 Einführung

Der Zusammenhang zwischen Atmung und Entspannung ist eng. Sind wir angespannt oder gestresst, wird die Atmung beschleunigt. Unter Entspannungsbedingungen beruhigt sie sich.

Interessant ist die im Hirnstamm lokalisierte Steuerung der Atmung: Nicht nur im Schlaf, sondern sogar bei Bewusstlosigkeit, sorgt sie autonom dafür, dass ausreichend Sauerstoff zur Verfügung steht. Gleichzeitig können wir die Atmung *bewusst* beeinflussen: Wir können den Atem anhalten, schneller oder langsamer, flacher oder tiefer atmen.

Durch diese unmittelbare Beeinflussungsmöglichkeit eignet sich die Atmung in besonderem Maße als Ausgangspunkt von Entspannungserfahrungen. Neben der unkomplizierten Einflussnahme sind es vor allem die vielfältigen Wechselwirkungen mit emotionalen Zuständen, die eine Fokussierung auf die Atmung interessant machen. Aufregung und Angst erkennen wir sehr sicher an der Atmung, ebenso wie eine Hinwendung zu Ruhe und Entspannung. Sich einen Patienten vorzustellen, der während einer akuten Angstattacke eine ruhige und entspannte Atmung schildert, ist kaum vorstellbar. Auch verrät uns die Atmung, ob jemand wach oder eingeschlafen ist.

Einfluss auf die Atmung ausüben zu können, bedeutet dementsprechend, auch Einfluss auf den eigenen emotionalen Zustand zu nehmen. Dies gilt umso mehr, da sich psychische Beschwerden oft auf die Atmung auswirken und durch die (Fehl-)Atmung wiederum Beschwerden ausgelöst werden können, die negativ auf die psychische Situation zurückwirken. Insbesondere trifft dies erneut auf Patienten mit Angstzuständen zu, von denen die durch die Atmung entstehenden Beschwerden (oft Schwindel oder Schmerzen) häufig als Beleg für eine somatische Erkrankung interpretiert werden und so dysfunktionales Verhalten (Vermeidung, Rückzug, Schonung, Doktor-Hopping …) begünstigen können. Hierdurch entsteht der bekannte Teufelskreis. Gelingt es, Patienten eine gesunde Form der Atmung zu vermitteln, machen sie oft rasch die Erfahrung, dass sich Symptome bessern und dass sie durch ihren Entspannungszustand direkt auf diese Einfluss nehmen können.

2.4.2 Die Atmung im Autogenen Training und in der Progressiven Relaxation

Hauptvertreter der „selbstregulierenden" Vorgehensweise ist das Autogene Training. Die Atmung soll beobachtet und hierbei *nicht* beeinflusst werden (Abschn. 2.3.4). In einer möglichst passiven Haltung versucht der Übende, sich der natürlichen Atmung zu überlassen. Besonders anschaulich findet sich dieses Prinzip in der Formel „Es atmet mich" der Atemübung, die noch auf J. H. Schultz (1966, S. 89) selbst zurückgeht: „Wir regen daher unsere Versuchspersonen an, die Atmung völlig sich selbst zu überlassen und in keiner Weise willkürlich zu beeinflussen."

Im AT finden sich heute jedoch ebenfalls Versuche, die Atmung zu beeinflussen und zur Entspannungsvertiefung zu nutzen. Als Konzentrationshilfe (vgl. Abschn. 7.1.6) kann der Übende hierzu die Formeln mit der Atmung rhythmisieren. Typischerweise geschieht dies, indem der erste Teil der Formel während der *Ein-*, der zweite Teil während der *Ausatmung* gedacht wird (Einatmung: „Mein rechter Arm …", Ausatmung: „ist schwer"). Übende, denen der Zugang zu der kognitiv-formelgeleiteten Entspannung des AT schwerfällt, empfinden zudem den Einstieg über die Atmung oft als hilfreich. Die Atemübung wird hierbei an den Beginn der Gesamtübung gestellt und erleichtert durch das bereits angestoßene Entspannungserleben die folgende Konzentration auf die Schwere. Oft sind es vor

2.4 Vertiefung: Atementspannung

allem Teilnehmer, die bereits Erfahrung mit atemfokussierenden Bewegungs- und Entspannungstechniken (z. B. Yoga oder Pilates) haben, für die dieses Vorgehen eine Hilfestellung bietet.

In der Progressiven Relaxation findet sich in den meisten Konzepten ebenfalls der Versuch, die Atmung natürlich fließen zu lassen (und nicht etwa während der Anspannungsphase anzuhalten). Viele Teilnehmer berichten, dass sie das Lösen der Muskulatur spontan mit einer bewussten *Ausatmung* verbinden, wohingegen der Beginn der Spannungsphase mit der *Einatmung* verbunden ist. Zum Erlernen der Übung kann sich das bewusste Koppeln der Ein- und Ausatmung an die An- und Entspannung als hilfreich erweisen, um die Phasen voneinander zu unterscheiden und einen eigenständigen Übungsrhythmus zu erreichen. Auch hier sind es vor allem „atemerfahrene" Übungsteilnehmer, die von diesem Vorgehen profitieren. Aus den gleichen theoretischen Überlegungen, die gegen eine starke Muskelkontraktion während der Anspannung sprechen (Abschn. 2.2.4), sollte auch bezüglich der Atmung darauf geachtet werden, dass keine (über-)starke Einatmung erfolgt, da eine solche eine zunehmende Aktivierung fördern und den Körper eher dynamisieren als beruhigen würde.

Eine nützliche Hilfestellung für den Konzentrationserhalt bietet die Instruktion, die Länge der An- und Entspannung an den Atemzügen zu bemessen (oft: ein bis drei Atemzüge anspannen, drei Atemzüge entspannen). Durch das Zählen der Atemzüge wird die Aufmerksamkeit gebunden und es entwickelt sich ein rhythmisches Vorgehen, das auch die zeitliche Ausdehnung der Übung vorhersagbar macht.

2.4.3 Vorübungen und Rahmenbedingungen

Soll eine intensivere Auseinandersetzung mit der Atmung stattfinden, eignen sich Vorübungen, die auf den Zusammenhang von Atmung, Gefühl und Erleben aufmerksam machen. Die Beobachtung der eigenen Atmung in verschiedenen Situationen ist ein guter Einstieg in die Atementspannung. Geeignet sind hierfür vor allem Situationen mit einer starken emotionalen Aktivierung. Die Vorbeschäftigung erleichtert die Fokussierung auf die Atmung und erhöht das Interesse an den Kursinhalten.

Arbeitsblatt 2.2 – *Atembeobachtung* (Abb. 2.3) zeigt ein Kurzprotokoll, das den Teilnehmer dabei unterstützt, die Atmung bewusst wahrzunehmen und seine Beobachtungen strukturiert in die nächste Sitzung einzubringen. Mittels des Protokolls kann die Bedeutung der Atmung für An- und Entspannungsprozesse und deren enger Zusammenhang zu Gedanken und Gefühlen verdeutlicht werden. Auch der Nutzen von Entspannungsverfahren im Allgemeinen und Atemübungen im Besonderen lässt sich ausgehend von einem solchen Protokoll gut erarbeiten.

Hinweise auf die enge Verknüpfung von Atmung und Empfinden bieten ebenfalls **Atmungsanalogien** aus der Alltagssprache. Zum Einstieg können diese auch gemeinsam mit den Teilnehmern einer Gruppe gesammelt und besprochen werden.

Materialien aus Strauß, Entspannungstherapie		
Arbeitsblatt 2.2	Atembeobachtung	Seite 1

Atembeobachtung

Situation	Gedanken	Gefühl	Körperreaktionen	Atmung
Workout	Anstrengend, aber ich ziehe es durch	Freude, Stolz	Höherer Puls, schwitzen	schneller, lauter
Serie ansehen	Ziemlich langweilig	Gleichgültigkeit	Gähnen, Müdigkeit	Langsam, ruhig

© 2025, Springer-Verlag GmbH Deutschland. Aus: Strauß, Entspannungstherapie.

Abb. 2.3 Arbeitsblatt 2.2 – Atembeobachtung

2.4 Vertiefung: Atementspannung

> **Atmungsanalogien**
> - Da bleibt mir die Luft weg.
> - Die Luft ist raus.
> - Etwas liegt in der Luft.
> - Kaum zum Atmen kommen
> - Wieder aufatmen können
> - Erst einmal tief durchatmen
> - Den Atem anhalten
> - Das raubt mir den Atem.
> - Mit angehaltenem Atem

Ist eine Selbstbeobachtung im Vorfeld nicht möglich, kann auch eine Imaginationsübung zum Atemverständnis, in der die Teilnehmer sich retrospektiv an verschiedene emotionale Situationen erinnern, durchgeführt werden. Es bietet sich hierbei an, Situationen auszuwählen, die eher mit *alltäglichen* Erlebnissen verbunden sind (Freude, Überraschung, Ärger …). Während die Teilnehmer sich an die Situationen erinnern, werden sie aufgefordert, darauf zu achten, wie die Atmung sich – abhängig vom erinnerten Kontext – verändert.

Vor allem in psychotherapeutischen Gruppen sollte allerdings bewusst abgewogen werden, ob und wie sehr Angst- oder Panikerinnerungen imaginiert werden sollen. Obwohl sich diese gut eignen, um Veränderungen der Atmung wahrzunehmen, können sie eine Rückkehr in eine entspannte Haltung erschweren (vor allem, wenn es während der Übung zu einer deutlichen körperlichen Angstaktivierung kommt).

> **Atemverständnis I**
> *Denken Sie nun an eine Situation aus den letzten Tagen oder Wochen zurück, in der Sie sich geärgert haben. Versuchen Sie, sich möglichst genau daran zu erinnern, was Ihren Ärger ausgelöst hat. Können Sie sich noch an Ihre Gedanken erinnern? An das Gefühl, das Sie in Ihrem Körper gespürt haben? Und während Sie sich an alle Facetten dieser Situationen erinnern, erinnern Sie sich bitte auch an Ihre Atmung: Wie würden Sie Ihre Atmung in dieser Situation beschreiben? Vielleicht spüren Sie auch jetzt gerade, dass sich die Atmung verändert hat? Beschreiben Sie die Atmung in dieser Situation für sich.*
>
> *Und nun lassen Sie die Situation, an die Sie gerade gedacht haben, wieder verblassen. Und erinnern Sie sich an eine ganz andere Situation aus den letzten Tagen. Versuchen Sie, an eine Situation zu denken, in der Sie sich gefreut haben. Vielleicht haben Sie gelacht? Oder war es eher eine ruhige Freude, ganz für sich? Versuchen Sie sich möglichst genau zu erinnern und achten Sie auch hier wieder auf Ihre Atmung. Wie hat sich die Atmung ver-*

ändert? War sie ähnlich wie in der Situation zuvor? Oder würden Sie andere Begriffe nutzen, um sie zu beschreiben?

Und nun denken Sie bitte noch an eine weitere Situation. Erinnern Sie sich an ein Erlebnis, das Sie genossen haben – und während dem Sie entspannt waren. Auch hier: Bitte erinnern Sie sich möglichst genau an das, was Sie erlebt haben. Und achten Sie auf Ihre Atmung: Wie genau verändert diese sich in einer solchen Situation?

Atemverständnis II
Achten Sie nun einige Atemzüge lang auf Ihre Atmung. Nehmen Sie das gleichmäßige Kommen und Gehen Ihrer Atmung wahr. Und nun denken Sie an eine Situation aus den letzten Tagen, in der Sie ähnlich geatmet haben wie momentan. Wahrscheinlich war dies eine ruhige, entspannte Situation. Vielleicht waren Sie müde? Oder zufrieden? Denken Sie bewusst an diese Situation und erlauben Sie Ihrer Atmung, währenddessen so zu sein, wie es gerade passt.

Und nun denken Sie an eine Situation zurück, in der Ihre Atmung ganz anders war. Schnell, flach oder gepresst. Versuchen Sie sich an diese Situation zu erinnern. Wie haben Sie sich gefühlt? Ängstlich, ärgerlich? Wie genau hat sich Ihre Atmung angefühlt? Welche weiteren körperlichen Veränderungen konnten Sie spüren? Und fragen Sie sich dann: Wäre es möglich gewesen, sich so zu fühlen, während die Atmung ruhig und entspannt war?

In der Auswertung können der enge Zusammenhang zwischen emotionaler Aktivierung und Atmung thematisiert und erste Überlegungen zum Nutzen einer gezielten Beeinflussung der Atmung angestellt werden. Auch das Protokoll (Arbeitsblatt 2.2. – *Atembeobachtung*; Abb. 2.3) kann nach der Übung ausgegeben und gemeinsam bearbeitet werden.

2.4.4 Atembeeinflussung und Atemübungen

Da die Atementspannung in der Regel in einen Entspannungskurs (bzw. in eine Psychotherapie) integriert wird, gelten prinzipiell auch hier die Rahmenbedingungen der anderen Verfahren (vgl. Kap. 5 und 6). Hinsichtlich der Übungshaltung gilt bei Atemübungen, dass (vor allem zu Beginn) eine *aufrechte* Sitzhaltung mit einem möglichst geraden Rücken und Nacken zu bevorzugen ist. In dieser Position gelingt die Wahrnehmung der eigenen Atmung am besten, und der Atem kann frei fließen.

2.4 Vertiefung: Atementspannung

> **Nasen- oder Mundatmung?**
> „Durch die Nase ein und durch den Mund wieder aus", diese Vorgabe findet sich in vielen Entspannungsübungen. Prinzipiell macht diese Atemweise Sinn, da die Luft, die durch die Nase einströmt, erwärmt und gereinigt wird und aufgrund des erhöhten Platzangebots durch den Mund erleichtert austreten kann. Kann diese Atemweise ohne beständiges Monitoring durchgeführt werden, ist sie optimal. Führt sie jedoch zu einer starken Fokussierung der Aufmerksamkeit auf die Atmung, kann sie Entspannung verhindern, statt sie zu begünstigen. In einem solchen Fall sollte besser folgende Anweisung gegeben werden: *„Atmen Sie entspannt, ... in Ihrer eigenen Weise ... durch Mund oder Nase ein ... und wieder aus."*

Das Hauptprinzip der gezielten Atementspannung ist einfach: Während eine Zunahme der Einatmung mit Aktivierung einhergeht, ist eine Zunahme der Ausatmung mit Entspannung verbunden. Verlängert man die Ausatmung, orientiert sich der Körper entsprechend in Richtung Ruhe. Möchte ich aus einer Erschöpfung heraus den Körper in Richtung Aktivität bringen, verstärke ich dementsprechend die Einatmungsphase.

Um die Atmung in Richtung Ruhe zu lenken, bietet sich eine einfache Form der Ausatmungsverstärkung an: Hierzu wird der Übende gebeten, die Atmung für einige Atemzüge zu beobachten und dann die Ausatmung ein wenig zu verlängern.

> **Ausatmungsverstärkung**
> *Beobachten Sie Ihre Atmung nun bitte einige Atemzüge lang. Nehmen Sie wahr, wie die Atmung kommt und wieder geht. Achten Sie auch auf die kleine Atempause. Vielleicht bemerken Sie während dieser Beobachtungsphase bereits, dass sich die Atmung etwas verändert. ... Bei der nächsten Ausatmung verlängern Sie diese ein wenig, vielleicht um ein oder zwei Sekunden. Atmen Sie also einfach etwas länger aus, als Sie es eigentlich tun würden. Achten Sie darauf, wie sich das anfühlt. Wiederholen Sie diese Atemübung beim nächsten Atemzug. Sehen Sie Ihrer Atmung dabei zu, wie sie nun ruhiger wird. ...*

Alternativ können auch die Sekunden von Ein- und Ausatmung gezählt und in die entsprechende Richtung verändert werden. Soll die Atmung in Richtung Entspannung verändert werden, kann die Einatmung mit *3–4 Sekunden*, die Ausatmung mit *6–7 Sekunden* erfolgen. Soll die Atmung Richtung Aktivierung verändert werden, wird das Prinzip entsprechend umgekehrt. Auch die Aktivierung sollte gemeinsam, im Kurs oder im Einzelsetting, erprobt werden.

Gerade bei Patienten mit Angststörung ist hier die Gefahr gegeben, in eine Hyperventilationsatmung zu „rutschen". Als Hilfe können eine Uhr mit Sekundenzeiger oder ein Metronom verwendet werden. Mittlerweile finden sich ebenfalls eine Vielzahl digitaler Anwendungen auf dem Markt, die den Ein- und Ausatmungsverlauf grafisch (z. B. als Welle) darstellen und so eine Unterstützung bieten (Abschn. 1.3.3). Michaux und Hoffmann (2023) empfehlen, die Atmung zu harmonisieren, indem ein sanfter Übergang von Ein- zu Ausatmung (und vice versa) geschaffen wird. So wird aus dem 4:6-Sekunden- ein 3:1:1:5-Sekunden-Prinzip, bei dem die einzelnen Sekunden für eine Abflachung der Atmung hin zum Gegenzyklus stehen.

Sollten Übende äußern, dass durch die Sekundenvorgaben die Atmung als „falsch" empfunden wird und Unruhe oder Widerstand entsteht, liegt dies oft daran, dass die Grundatmung der Person nicht zum empfohlenen Sekundenrhythmus passt. Vor allem bei gestressten Personen finden sich oft 12 oder mehr Atemzüge in der Minute. Die Sekundenvorgaben sind jedoch für etwa 6 Atemzüge pro Minute optimal. Zumindest zu Beginn der Vermittlung ist die Vorgabe daher oft zu weit von der eigenen Atmung entfernt. In solchen Fällen lohnt es sich, die Grundatmung des Patienten zu bestimmen und die Vorgaben auf seine individuelle Atemfrequenz zu beziehen (sodass zunächst z. B. mit einem 2:3-Sekunden-Rhythmus begonnen wird, bevor dieser in den 4:6-Sekunden-Rhythmus übergeht).

Wenn die Atmung, z. B. bei Patienten mit Panikanfällen, mit Angst verbunden ist, können kurzfristige Interventionen helfen, den Angstkreislauf zu unterbrechen. Durch die Rückatmung des Kohlendioxids in eine Tüte oder in die eigenen (eng zusammengepressten) Hände während der Hyperventilation, wird diese wirkungsvoll unterbunden, sodass sich auch die Panik legen kann. Alternativ (und weniger auffällig) wäre auch hier eine Atemübung, die die Zeitdauer für Ein- und Ausatmung vorgibt und die Hyperventilationsatmung unterbricht. Bekannt geworden ist vor allem die *4-7-8-Atmung* (Weil, 2004), wobei sich die „7" zwischen Ein- und Ausatmung auf die Atempause bezieht, die das verstärkte Einatmen reduzieren soll. Wird die Übung genutzt, um die Hyperventilation zu unterbrechen, findet sich zudem oft der Hinweis, auch ein zu langes *Ausatmen* zu vermeiden, da dieses das Abatmen von Kohlendioxid begünstigt (und hierdurch die Hyperventilation eher aufrechterhalten wird). Konkret lohnt es sich, die verschiedenen Möglichkeiten gemeinsam mit dem Patienten durchzugehen und verschiedene Zeitvorgaben zu erproben.

Um die Konzentration auf die Ausatmung zu lenken, bietet sich ebenfalls eine einfache Form der „Lippenbremse" an, wie sie oft im somatischen Bereich genutzt wird, um die Atmung bei chronischen Lungenerkrankungen (z. B. chronisch obstruktiver Lungenerkrankung, COPD) und bei Asthma zu unterstützen. Hierzu wird gegen die nur leicht geöffneten Lippen ausgeatmet. Die Lippenbremse hilft, die Atmung zu verlangsamen, die Ausatmung zu verlängern und die Atemwege offen zu halten.

2.4 Vertiefung: Atementspannung

> **Lippenbremse**
>
> *Nehmen Sie eine entspannte und aufgerichtete Sitzhaltung ein. Versuchen Sie, Kopf, Nacken und Rücken eine möglichst gerade Linie bilden zu lassen. Atmen Sie nun durch die Nase ein. Versuchen Sie, ruhig und unangestrengt zu atmen. Atmen Sie dann langsam durch den leicht geschlossenen Mund aus. Die Lippen sind dabei locker aufeinandergelegt, als würden Sie sanft gegen eine Kerzenflamme pusten – ohne diese zu löschen. Achten Sie auf das Geräusch, das zu hören ist, während Sie ausatmen. Lassen Sie die Ausatmung so lange andauern, wie es sich für Sie angenehm anfühlt. Die Ausatmung darf länger dauern als die Einatmung. Wie lang genau, entscheiden Sie. Fahren Sie mit der Übung für ein bis zwei Minuten fort, beobachten Sie deren Auswirkung auf Ihren Spannungszustand. Atmen Sie normal weiter, sollten Sie sich unwohl oder schwindelig fühlen.*

Kindern macht die „Kerzenatmung" in natura meist viel Spaß: Eine Kerze wird im Abstand von etwa 30 cm vor dem übenden Kind aufgestellt. Die Kerze soll durch die Ausatmung zum Zittern gebracht, aber nicht ausgeblasen werden.

Die Atemtiefe kann sowohl bei An- als auch bei Entspannung zunehmen. Da wir durch eine tiefere Atmung mehr Luft in uns aufnehmen, tritt sie vor allem in der Vorbereitung und während Anstrengungsphasen auf. Sind wir gestresst, ist jedoch auch eine hektische, gepresste und flache Atemweise möglich. Hierbei dehnt sich hauptsächlich der Brustkorb aus, die Atmung kommt nicht im Bauchbereich an. Durch diese Form der Atmung kann sich Anspannung weiter verstärken. Leiden wir unter Dauerstress, wird diese Atmung zur Gewohnheit, sodass wir ihre Nachteile oft gar nicht mehr wahrnehmen. Sind wir entspannt, verflacht sich die Atmung zunächst oft, da weniger Sauerstoff benötigt wird. In einer tiefen Entspannung verlangsamt sich die Atmung und kann sich zusätzlich *vertiefen*. Diese Form der Atmung wird als „tiefe Bauchatmung" bezeichnet. Für sie wird vor allem das Zwerchfell genutzt, das zu einer Hebung des Oberbauchs während des Einatmens beiträgt und die Lungen nach unten erweitert, sodass ein freieres Atmen ermöglicht wird.

Die tiefe Bauchatmung kann erlernt werden. Meistens benötigt sie einige Trainingszeit, bis sie problemlos gelingt, da die Art der Atmung zunächst kontraintuitiv ist. Genutzt werden kann sie als eigenständige Entspannungsübung, auch Kombinationen mit anderen Verfahren (vor allem imaginativen Übungen) sind möglich. Bei den ersten Versuchen mit der tiefen Bauchatmung ist ein kurzfristiger Anstieg der Anspannung möglich, bevor sich die Entspannung einstellt (Toussaint et al., 2021). Vor allem bei Patienten mit Angststörung sollten die ersten Übungsläufe daher gemeinsam durchgeführt werden, um sie bei der Gewöhnung an die Übung zu unterstützen.

In der einfachen Version der Bauchatmung versucht der Übende, die Atembewegung im Bauchraum zu konzentrieren, während der Brustkorb und der Schulterbereich weitgehend unbewegt bleiben. Zur Unterstützung kann eine Hand auf den Bauch-, die andere auf den Brustbereich gelegt werden. Eine erweiterte Form (dreiteilige oder -stufige Atmung) findet sich unten stehend. Sie kombiniert Bauch-, Flanken- und Brustatmung.

> **Tiefe Bauchatmung**
> *Setzen Sie sich für die Übung aufrecht in einen Stuhl mit Rückenlehne oder an eine Wand gelehnt hin. Die Arme legen Sie auf den Armlehnen oder auf Ihren Beinen ab. Der untere Rückenbereich sollte gut durch die Lehne oder die Wand gestützt werden. Schließen Sie die Augen. Sollte Ihnen dies unangenehm sein, können Sie Ihren Blick auch entspannt auf einem Punkt ruhen lassen, bis sich die Augen irgendwann schließen möchten. Zunächst sollten Sie eine Übungsdauer von drei Minuten nicht überschreiten. Mit zunehmender Übung können Sie die Zeit natürlich ausdehnen. Atmen Sie während der Übung durch die Nase ein, wird die Luft erwärmt und gereinigt. Prüfen Sie zunächst, wie Sie derzeit atmen. Legen Sie eine Hand auf den Brustkorb und eine Hand auf Ihren Bauchbereich, oberhalb des Bauchnabels. Beobachten Sie Ihre Atmung, ohne sie zu verändern. Achten Sie darauf, wie sich Brustkorb und Bauch bewegen. Vielleicht merken Sie schon während der Beobachtungsphase, dass sich die Atmung zu verändern beginnt.*
>
> *Atmen Sie nun langsam und tief durch die Nase ein und beobachten Sie, wie sich als Erstes der obere Bauchbereich hebt, danach der untere Brustkorb und erst zum Schluss der obere Brustkorb – wie bei einer Welle. Die Reihenfolge ist zunächst ungewohnt, Sie werden jedoch merken, dass Sie mit der Zeit vertraut mit dieser Art der Atmung werden. Atmen Sie nun bewusst durch den Mund aus. Beobachten Sie, wie sich Ihre Bauchdecke senkt und finden Sie Ihren eigenen Rhythmus. Beobachten Sie die Atmung dabei, wie sie ruhiger und entspannter wird.*

Interesse an mehr Übungen? Weitere kurze Atemübungen wie die Schnaub- und die Seufzeratmung finden Sie in Abschn. 9.6.

Hintergrund: Atmung und Herz
Über die gezielte Beeinflussung der Atmung wird ebenfalls indirekt das Herz beeinflusst, das – im Gegensatz zur Atmung – nicht bewusst steuerbar ist. Während beim Einatmen die Herzfrequenz durch die Arbeit des Sympathikus ansteigt, sinkt sie durch den Parasympathikuseinfluss beim Ausatmen wieder ab. Ändert sich unsere Atmung, ändert sich also auch unser Herzschlag.

Ein Wert, dem in den letzten Jahren in Bezug auf das Stressverständnis viel Aufmerksamkeit zuteilwurde, ist die Herzratenvariabilität (HRV). Einfach ausgedrückt ist die HRV ein Maß für die Arbeitsweise des vegetativen Nervensystems, da sie eine Aussage darüber ermöglicht, wie aktiv Sympathikus und Parasympathikus sind. Beide Teile des vegetativen Nervensystems wirken auf die

Herzrate ein: Sind sie *beide* aktiv, erhöht sich die HRV und die Abstände zwischen den einzelnen Schlägen sind unterschiedlich lang. Besteht ein Übergewicht von Sympathikus oder Parasympathikus spiegelt sich dies in einer niedrigen Variabilität wider, da das Herz vorwiegend durch das eine oder andere System gesteuert wird. Eine niedrige HRV kann daher sowohl auf eine übermäßige Sympathikusaktivierung (bei zu starker Anspannung) als auch auf eine übermäßige Parasympathikusaktivierung (bei starker Erschöpfung) hindeuten. Beides ist auf längere Sicht nicht förderlich. Durch eine bewusste Atmung können wir also auf unser Herz und die Arbeit unseres vegetativen Nervensystems Einfluss nehmen.

Bei dem Versuch, Stress durch die Atmung zu beeinflussen, sollte das zuvor dargestellte Grundprinzip im Hinterkopf behalten werden, denn ein Herunterregulieren der Atmung (im Sinne einer verstärkten Ausatmungsphase) wäre dementsprechend nur bei einem *überaktiven* Sympathikus zu empfehlen. Insgesamt sollte das übergeordnete Ziel von Entspannungsverfahren also nicht in einer (andauernden) trophotropen Reaktionslage bestehen, sondern in einer harmonischen Zusammenarbeit der Äste des vegetativen Nervensystems (Abschn. 5.6.1). Ausgehend hiervon empfiehlt sich als Ziel der Atementspannung ebenfalls weniger eine beständige Förderung der *Entspannung*, sondern eine ausgewogene und möglichst natürliche *Spannungsregulation*. Vermutlich stellt sich diese langfristig nicht durch eine gezielte Beeinflussung der Atmung ein, sondern am ehesten durch ein ausgewogenes Leben.

Noch ein weiterer kritischer Aspekt von Atemübungen sollte Anbietern und Anwendern bewusst sein: Neben der „physiologischen" Wirkweise, die begünstigend auf eine Symptomatik (z. B. einen beginnenden Panikanfall) einwirken kann, ist ein weiterer Wirkmechanismus der Übungen in einem Vermeidungs- und Ablenkungsprozess zu sehen, der eine intendierte psychotherapeutische Veränderung auch *verhindern* kann. Die gezielte Einflussnahme auf die Atmung, mittlerweile oft mithilfe einer digitalen Anwendung, bestätigt potenziell die Idee, dass Angst „gefährlich" sei und deshalb verhindert werden müsse. Genau dieser Gedanken ist jedoch der Motor, der die Erwartungsangst in Gang setzt, die keine tatsächliche Entspannung des Patienten zulässt. Werden Übungen genutzt, die die Atmung gezielt beeinflussen, sollte daher immer der Aspekt des Vertrauens in den eigenen Körper gestärkt werden – und nicht das Misstrauen in ihn.

Statt eine Entscheidung für (nur) eine der beiden Vorgehensweisen zu treffen, plädiert die Autorin für ein Sowohl-als-auch: Das Ziel sollte in einer möglichst natürlichen Atmung liegen, die aufgrund einer ausgeglichenen Reaktionslage zustande kommt. Auf dem Weg dorthin können sich gezielte Atemübungen jedoch als hilfreich erweisen.

2.5 Vertiefung: Imaginative Verfahren

Imagination leitet sich von *imago* (lat. für „Bild") ab. Oft wird der Begriff synonym zu Vorstellungskraft und Fantasie verwendet. Dieses umfassendere Verständnis ergibt durchaus Sinn, da imaginative Übungen sich in der Regel nicht allein auf *Bilder* beschränken, sondern weitere Sinneskanäle einbeziehen. Während der Imagination ist dem Übenden bewusst, dass sein Erleben keinen Realitätscharakter hat, sondern lediglich in seiner Innenwelt stattfindet. Die Erfahrungen während einer (erfolgreichen) Imaginationsübung weisen dennoch eine hohe Ähnlichkeit zum tatsächlichen Erleben auf, sodass Imaginationen geeignet sind, schnell und unkompliziert psychophysiologische Effekte zu generieren. Dies liegt vor allem an der Äquivalenz offenen und imaginierten Erlebens, das den gleichen Bedingungen unterworfen ist und sich zudem wechselseitig beeinflusst. Eine ausführliche Darstellung der Prozesse, die dies ermöglichen, findet sich bei Kosslyn und Kollegen (2001) sowie bei Singer (2006).

Im Entspannungskurs haben Imaginationsübungen oft die Funktion, eine Erweiterungs- oder Vertiefungsmöglichkeit zum bisher Erlernten zur Verfügung zu stellen, sodass sie gerne mit anderen Entspannungstechniken kombiniert werden (Abschn. 2.6). Auch die Möglichkeit einer eigenständigen Kurzentspannung durch ein sicher verankertes „Ruhebild" erweist sich für viele Teilnehmer als ein nützliches Alltagstool.

2.5.1 Einführung

Innere Bilder stellen sich im Alltag, z. B. bei Tagträumen oder bei intensiven Erinnerungen, oft automatisch ein und treten bei Entspannungsverfahren wie dem AT oder der PR meist als angenehme Nebenwirkungen des Entspannungszustands begleitend auf. Imaginative Verfahren legen den Fokus auf die inneren Bilder selbst und nutzen diese, um einen definierten Zielzustand zu erreichen. Bei diesem Zielzustand kann es sich um eine Entspannungsreaktion handeln.

In der Psychotherapie, vor allem in der Verhaltenstherapie, werden Imaginationsübungen jedoch oft genutzt, um Situationen vorzubereiten („Probehandeln") oder alternative Erlebens- oder Verhaltensmöglichkeiten zu etablieren („verdeckte Verfahren"). Auch negative Erinnerungen (z. B. intrusiver Art beim Vorliegen von Traumastörungen) oder aversive körperliche Zustände (z. B. bei Schmerzen) können durch Imaginationen beeinflusst werden. Oft werden sie hierzu mit weiteren therapeutischen Vorgehensweisen kombiniert. Auch ein Verfahren wie die Konfrontation in sensu bedient sich eines imaginativen Vorgehens, obgleich das Ziel hier keine Entspannung, sondern im Gegenteil die Auslösung einer ausreichenden Spannung bzw. Angstreaktion ist, um dem Patienten eine Habituation und kognitive Neubewertung zu ermöglichen. Tiefenpsychologisch finden sich häufig Imaginationsübungen, die einen Bezug zur Problemstellung aufweisen und vom Patienten ausgestaltet oder weiterentwickelt werden. Im Anschluss kann eine gemeinsame Auswertung oder eine Deutung durch die Therapeutin stattfinden. Ebenfalls über das Ziel der „reinen" Entspannung hinausgehend sind Konzeptionen, die die Ressourcenförderung zum Ziel haben, um z. B. traumatische Erfahrungen zu bewältigen (Reddemann, 2016). Eine ausführliche Übersicht zu den verschiedenen Anwendungsmöglichkeiten in der Psychotherapie

2.5 Vertiefung: Imaginative Verfahren

findet sich bei Petermann (2020), speziell auf die Verhaltenstherapie bezogen bei Kirn und Kolleginnen (2015).

In der hier vorliegenden Darstellung soll es vor allem um die *entspannungsspezifischen* Anwendungen gehen, die andere Verfahren einleiten, ergänzen oder erweitern können. Der positive Effekt imaginativer Vorgehensweisen ist vielfach nachgewiesen worden. Auch wenn sich Studien oft auf psychotherapeutische Anwendungen beziehen, die über die Entspannung als Zielzustand hinausgehen, finden sich auch im Entspannungskontext, zur Linderung von Stress und zur Steigerung des Wohlbefindens positive Befunde (Singer, 2006; Toussaint et al., 2021).

2.5.2 Vorbedingungen und Kontraindikationen

Obwohl wir von inneren *Bildern* sprechen, beziehen sich imaginative Vorgehensweisen nicht nur auf die Modalität des Sehens. Gemeint ist vielmehr die Fähigkeit, auf allen möglichen Wahrnehmungsebenen (Hören, Schmecken, Riechen, Spüren …) subjektive Erlebnisse zu haben, ohne dass ein entsprechender objektiver Reiz vorhanden ist (Kirn & Hautzinger, 2022).

Nutzen wir Imaginationen, um eine Entspannungsreaktion auszulösen oder zu vertiefen, können wir von den gleichen Wirkprinzipien ausgehen wie bei den anderen Verfahren. Der Ausgangspunkt ist lediglich ein anderer, und zwar unsere *Vorstellungskraft,* die eine Vorbedingung für die Arbeit mit Imaginationen darstellt. Das Fehlen von Vorstellungskraft erweist sich oft entweder als eine Folge mangelnder Praxis in der Arbeit mit inneren Bildern oder als Widerstand gegenüber einer unvertrauten Technik, die Kontrollverlustängste induzieren kann. Die Wahrscheinlichkeit für das Auftreten von Widerständen ist vor allem deshalb hoch, weil imaginative Verfahren, werden sie fremdangeleitet, eine deutliche Ähnlichkeit mit der Hypnose aufweisen und daher als Fremdbeeinflussung erlebt werden. Viele Patienten fürchten zudem die Entfernung von der Realität, die mit inneren Bildern verbunden wird, und die mit Alpträumen oder Halluzinationen assoziiert sein kann. Auch wegen des möglichen Auftretens dieser Ängste ist auf eine ausführliche Aufklärung zu achten und auch hier die Wirkweise, z. B. in Vorübungen (s. Abschn. 2.5.3 und 5.7) zu verdeutlichen, sodass eine „Entmystifizierung" stattfinden kann.

Auch die Kontraindikationen entsprechen prinzipiell denen der anderen Verfahren. Eine relative Kontraindikation, die bei imaginativen Verfahren an Bedeutung gewinnt, ist ein ausgeprägtes Grübel- oder Sorgeverhalten, wie es sich etwa bei Depressionen oder der generalisierten Angststörung findet. Oft führt bei dieser Gruppe ein körperorientiertes Verfahren wie die PR zu besseren Ergebnissen, da ein Einlassen auf die Bewegung auch bei einer starken kognitiven Aktivität möglich ist. Mit zunehmender Übungspraxis kann dann der Versuch unternommen werden, die Imagination zu nutzen, um sich von Grübelgedanken zu distanzieren. Oft gelingt dies am besten, indem die Imagination an ein bereits etabliertes Verfahren angehängt wird, nachdem die Entspannungsreaktion bereits eingesetzt hat.

Auch bei einer psychotherapeutischen Arbeit mit Imaginationen ist eine entspannte Haltung zu Beginn der Übung oft nützlich. Durch sie verbessert sich die Hinwendung nach innen und damit die Abschottung von äußeren Reizen. Oft beginnen therapeutische Imaginationen daher mit einer vertrauten Entspannungsübung (z. B. mit einer Kurzform der PR). Wird diese Übung nun jedoch regelmäßig mit Herausforderung oder Angst verbunden, können sich negative Effekte ergeben, da die Entspannung als Hinweisreiz für die kommende Anspannung fungiert. Die Einleitung in die psychotherapeutische Imagination sollte daher von der häuslichen Übungsroutine unterscheidbar sein.

Akute Psychosen sind als Kontraindikation bei *allen* Formen von Entspannungsverfahren anzusehen. Dies gilt für das imaginative Vorgehen im Besonderen, da die Entfernung von der Realität durch den Aufbau innerer (irrealer) Bilder noch mehr geeignet erscheint, halluzinatorisches und wahnhaftes Erleben zu unterstützen als beispielsweise die PR oder eine Atementspannung.

2.5.3 Vorgehen

Zur Verdeutlichung der Wirkweise eignen sich vor allem die Zitronen- und die Salzübung (Abschn. 5.7.1). Durch das Erleben der Zunahme des Speichelflusses in Reaktion auf die Vorstellung, kann die Wirkweise optimal verdeutlicht werden: Unsere Vorstellung aktiviert prinzipiell die gleichen Hirnareale wie das objektive Erleben und ist daher geeignet, erwünschte Reaktionen zu erzeugen, die sich tatsächlich einstellen (vertiefend bei Kosslyn et al., 2001).

Vor der ersten Übung empfehlen sich zudem Vorübungen, die Schwellenängste abbauen und zugleich testen, ob Teilnehmer sich prinzipiell auf diese Form von Übungen einlassen können. Vorübungen (vgl. auch Abschn. 5.7.4) sollten kurz und einfach sein und Reize nutzen, die (hinreichend) sicher positive Assoziationen auslösen. Mögliche Vorübungen thematisieren beispielsweise Blumen, (harmlose) Tiere oder Landschaften. Diese können gemeinsam erarbeitet (z. B. besprochen und gezeichnet) oder auf Vorlagen oder in natura gezeigt werden. Nach der einführenden Beschäftigung erfolgt das gedankliche Imaginieren des Gezeigten. Fällt dieses schwer, ist nun immer wieder eine Bezugnahme auf das vorbereitende Material möglich. Durch die Erlaubnis, die Augen zu öffnen und das Material zu betrachten, sinkt oft auch die Kontrollverlustangst, da selbstbestimmt über Entspannungszeit und -intensität bestimmt werden kann.

Hilfreich können auch externe Stimuli sein, die die Imagination unterstützen. Dies könnte z. B. ein zur Imagination passendes Duftöl sein oder ein Geräusch (z. B. Meeresrauschen), das während der Imagination dargeboten wird. Der Einsatz externer Stimuli sollte *vor* der Übung bekanntgegeben werden – denn ein imaginierter Reiz unterscheidet sich von einer tatsächlichen objektiven Wahrnehmung. Das plötzliche Hören oder Riechen von mit der Imagination verbundenen Reizen kann daher zu einem Erschrecken und zur Prüfung des Ursprungs der Wahr-

2.5 Vertiefung: Imaginative Verfahren

nehmungssensation führen. Auch hier gilt wieder die Regel: Weniger ist mehr. Gewöhnen sich Teilnehmer an die externe Unterstützung, verbinden sie das Entspannungserleben möglicherweise mit ihr und fordern sie wieder ein, was die Motivation für ein eigenständiges Üben ohne externe Stimulation senkt und so die Anwendbarkeit der Imagination im Alltag reduziert.

Als Einstimmung in die eigentliche imaginative Übung eignen sich allgemeine Einleitungssätze (s. unten) oder auch die (Kurz-)Übung, die der Teilnehmer bereits beherrscht.

Einfache Einleitung

- Überprüfen der **Haltung** und der **Kleidung:** *Nehmen Sie zunächst Ihre Haltung (im Liegen/im Sitzen) wahr. Prüfen Sie die Lage Ihrer Arme und Ihrer Beine: Ist sie bequem? Möchten Sie sie gerne verändern? Wie ist die Lage, die Neigung des Kopfes? Wie fühlt sich der Rücken an? Und wie ist es mit der Kleidung? Sitzt sie bequem oder zwickt und drückt irgendwo etwas, das Sie ändern möchten? Wie ist es mit der Brille oder mit dem Schmuck?*
- **Kontakt** spüren: *Nehmen Sie nun den Kontakt Ihres Körpers mit dem Sessel (dem Stuhl/dem Boden/der Matte) wahr: Wo können Sie diesen Kontakt gut spüren? Wie fühlt er sich an?*
- **Schwere** wahrnehmen: *Nehmen Sie das Gewicht Ihres Körpers wahr. Spüren Sie, wie Ihr Körper von der Unterlage getragen wird. Sie müssen nichts dafür tun. Nehmen Sie die Schwere Ihres Körpers wahr. Vielleicht spüren Sie diese besonders in den Armen oder in den Beinen?*
- **Atmung** wahrnehmen: *Lenken Sie Ihre Aufmerksamkeit auf Ihre Atmung. Spüren Sie, wie die Atmung in ihrem eigenen Rhythmus kommt und geht. Beobachten Sie die Einatmung, ... die Ausatmung, ... das Heben und Senken Ihrer Brust, ... des Bauchs.*
- **Entspannung:** *Spüren Sie die Ruhe und Entspannung Ihres Körpers. Es gibt nichts zu tun. Alles hat Zeit für später.*

Die Übungshaltung sollte auch bei Imaginationsübungen bedacht werden. Während die Liegehaltung den Einstieg in die Imagination aufgrund der höheren muskulären Entspannung und der Nähe zur Schlafposition oft erleichtert, bietet die Sitzposition einen besseren Schutz vor dem Einschlafen und eine Alltagsnähe der Übungen. Auch hier gilt dementsprechend: Wer in allen Positionen entspannen kann, ist klar im Vorteil. Ein Wechseln der Positionen ist sinnvoll. Vor der Übung sollte – wie bei Entspannungsübungen generell – die Erlaubnis zum Abbruch gegeben werden. Sollte der Teilnehmer sich während der Übung unwohl fühlen, kann er diese jederzeit eigenständig beenden. Hierfür sollte er die bekannte Rücknahmeformel (s. Abschn. 6.8, speziell für imaginative Übungen: Abschn. 5.7.1) nutzen.

Bei der Übungsauswahl ist auf das richtige Maß hinsichtlich der Vorgabe von Bildinhalten zu achten. Sind die Bilder sehr offen und bestehen nur aus wenig Vorgaben, kann dies Teilnehmer überfordern und Anspannung induzieren. Sind die Bilder hingegen durch viele Vorgaben auf den verschiedenen Sinneskanälen definiert, kann auch dies zu einer Überforderung führen, da das, was wahrgenommen werden soll, nicht erreicht wird oder eigene innere Bilder immer wieder an neue Vorgaben „angepasst" werden müssen.

> **Beispiele für offene und enge Bildvorgaben**
>
> **Offene Vorgabe:** *Du bist am Meer. Stelle Dir alles um Dich herum möglichst genau vor. Achte auf Deine Atmung und entspanne Dich.*
> **Enge, detaillierte Vorgabe:** *Du bist an einem Meeresstrand. Das Wasser schimmert türkisgrün. Die Sonne scheint auf Dich herab und wärmt Deine freien Unterarme. Du siehst ein kleines Holzboot im Wasser liegen, das sich mit den Wellen bewegt. Du stehst im angenehm warmen Sand, der Deine nackten Füße wärmt.* ◄

In obigen Beispielen werden die Vor- und Nachteile beider Vorgehensweisen deutlich: Während bei der offenen Vorgabe eine Unsicherheit und Überforderung entstehen kann, führt die detaillierte Vorgabe von Informationen möglicherweise zu Interferenzen mit dem Bild, das spontan innerlich aufgetaucht ist (und das nun abgeändert werden muss, um den Vorgaben zu entsprechen). Ein mittleres Maß an Vorgaben – kombiniert mit der Möglichkeit, Details selbst zu ergänzen – erweist sich vor allem in der Gruppenanwendung in der Regel als ideal. Ebenfalls hilfreich ist es, das Thema der Imagination *vor* Beginn der Übung zu benennen. Sollten Teilnehmer negative Assoziationen mit diesem aufweisen, können sie sich bewusst entscheiden, ob sie an der Übung teilnehmen möchten.

▶ **Vorabprüfung der verwendeten Bilder** Das in Imaginationen häufig genutzte Bild des Meeres kann zu Problemen führen, wenn es (z. B. aufgrund traumatischer Fluchterfahrungen) mit Ängsten vor dem Ertrinken verbunden ist. Ebenfalls, weniger dramatisch, bereitet das Bild der Blumenwiese regelmäßig Probleme bei Teilnehmern mit Allergien und Insektenphobien.

In den einzelnen Kursstunden kann die Vorstellung verschiedener Imaginationsübungen erfolgen. Die Teilnehmer prüfen die individuelle Passung und wandeln die Übung bei Bedarf so ab, dass sie „stimmt". Dieser Prozess erfolgt in der Regel zu Hause. Die Teilnehmer erhalten hierfür die Übung in der Grundform und eine kurze Anleitung zum Modifizieren der Übung. Das Ziel ist es, eine möglichst hohe Individualität zu erreichen, die dazu führt, dass der Teilnehmer eigenständig übt und die Effekte auf sich selbst (und seine Übungsadaptation) zurückführt: *„Lesen Sie sich den Übungstext (des Ruhebildes, der Fantasiereise) zu Hause durch.*

2.5 Vertiefung: Imaginative Verfahren

Fügen Sie die Beschreibungen Ihrer eigenen Bilder mit ein und ergänzen Sie die Details, die während der Übung aufgetaucht sind. Wenn Sie die Übung erneut durchführen, können Sie so direkt in Ihr eigenes Entspannungsbild eintauchen."

Es finden sich unzählige Vorlagen für Ruhebilder und Fantasiereisen. Möchte man als Kursleiterin oder Therapeutin gerne selbst Übungen entwickeln, empfiehlt sich die Einhaltung einiger weniger Prinzipien.

Eigene Gestaltung von Übungen
- Einfache, kurze Sätze nutzen
- Formulierungen im Präsens („ist" statt „wird")
- Wiederholungen mit Synonymen nutzen (ruhig, still, beschaulich, friedlich, leise…)
- Äußere, gegebene Informationen mit inneren Zuständen in Verbindung bringen
- Einbezug möglichst vieler Sinnesmodalitäten
- Fragen stellen, die den Übenden in die Ausgestaltung miteinbeziehen
- Für ein intensiveres Erleben: Einbau von aktiven Handlungsbeschreibungen (s. Abschn. 2.5.4)

Vorschläge für Imaginationen finden sich untenstehend sowie in Abschn. 7.1.6 („Urlaubsort") und Abschn. 11.3.5 („Am See").

Imaginationsübung „Am Flussufer"
Du sitzt am Ufer eines Flusses, Dein Blick schweift über die Wasseroberfläche. Betrachte das Wasser. Wie würdest Du seine Farbe beschreiben? Blau? Grün? Türkis? Und nun betrachtest Du die Oberfläche genauer. Wie sieht sie aus? Ist sie ganz ruhig und glatt? Oder rau und bewegt?

Achte auf das Wetter. Es ist ein schöner Tag. Die Temperatur ist angenehm. Achte auf den Himmel. Beschreibe seine Farbe. Hellblau? Blau? Kannst Du Wolken erkennen? Falls ja, wie sehen sie aus? Achte darauf, ob Du die Sonne sehen kannst. Achte auf das Gefühl auf Deiner Haut, das durch die Sonne entsteht. Weht auch ein Wind, der eine leichte Kühle bringt?

Betrachte den sandigen Boden unter Dir, wie genau sieht er aus? Eher fein oder grob? Welche Farbe hat er? Finden sich große Steine oder Muscheln im Sand? Wie fühlt der Sand sich an, wenn Du ihn anfasst? Ist er leicht oder schwer? Welche Temperatur hat er? Angenehm warm? Oder kühlt er Deine Hand leicht?

Nun sieh Dir das Ufer an. Irgendwo stehen Bäume und wachsen hohe Gräser. Betrachte die Bäume. Wie genau kannst Du sie erkennen? Befindest Du Dich so nah, dass Du erkennen kannst, um welche Bäume es sich handelt? Kannst Du Äste und Zweige erkennen? Blätter? Beschreibe die Farbe von Holz und Blättern ganz für Dich. Dann die Gräser: Wie sehen sie aus? Dünn und fein, mit einem zarten Grün? Oder fest und stark in einem dunklen Grün- oder Braunton?

Achte auf die Geräusche, die Du an Deinem Flussufer hören kannst. Sind da Vögel in den Bäumen? Kannst Du das Rauschen der Blätter hören? Den Fluss selbst?

Liegt ein Geruch in der Luft? Nach was riecht es? Versuche, den Geruch genau zu bestimmen und ihm einen Namen zu geben. Wie riecht es an Deinem Fluss?

Nun achte auf das, was Du sehen kannst. Das Wasser, das Ufer, die Vegetation. Achte auf das, was Du wahrnehmen kannst: die Temperatur an Deinem Körper, den Sand an Deinen Händen und unter Deinem Körper. Nimm die Geräusche um Dich herum wahr, dann die Gerüche.

Prüfe, ob alles so ist, wie es sein soll. Ändere, was Dir nicht gefällt, ab. Es ist Dein Ufer an Deinem Fluss.

Und dann erlaube Dir, Dich zu entspannen. Achte auf Deine Atmung, während Du die verschiedenen Eindrücke durchgehst und auf Dich wirken lässt. Spüre die Ruhe dieses Bildes in Dir, in Deiner Atmung, der Entspannung in Deinem Körper.

Imaginationsübung „Der Wald"
Du stehst in einem hellen, lichten Wald. Um Dich herum siehst Du Bäume in verschiedenen Größen und einen Weg, der durch den Wald führt. Die Sonne scheint durch die Bäume und Du kannst die Sonnenstrahlen auf dem Boden und an den Bäumen erkennen. Du spürst die Sonne als angenehme Wärme auf Deiner Haut.

Sieh Dir die Bäume um Dich herum genauer an: Dort stehen Bäume mit breiten Stämmen und ausladenden Kronen, die Du erkennen kannst, wenn Du den Kopf leicht anhebst

Auf dem Boden siehst Du Moos, Zweige und Gräser. Kannst Du die Beerensträucher erkennen, die hier ebenfalls wachsen?

Achte nun auf den Weg, auf dem Du stehst: Er ist schmal, aber lässt sich bequem beschreiten. Kleine Wurzeln wachsen auf ihm, sodass Du auf Deine Schritte achten musst. Während Du den Weg entlangläufst, betrachtest Du weiterhin die Bäume mit ihren Ästen und Blättern. Und Du achtest auf die Geräusche, die Du hören kannst. In einigen Ästen sitzen Vögel, die Du zwitschern hörst. Unter den Bäumen, links und rechts des Weges, raschelt es leicht. Vielleicht sind auch das Vögel? Oder kleine Mäuse? Nun hörst Du auch den Wind in den Blättern rauschen und achtest auf dieses Geräusch.

Und dann merkst Du, dass der Wald auch nach etwas riecht: nach was genau? Ist es ein Geruch nach Holz? Nach Erde? Der Geruch gefällt Dir

2.5 Vertiefung: Imaginative Verfahren

und Du atmest ihn bewusst ein und wieder aus. Du merkst, dass Deine Atmung ruhig und gleichmäßig kommt und wieder geht. Ein und wieder aus.

Du genießt Deinen Spaziergang durch den Wald. Es ist warm, und der Wind hat eine angenehme kühlende Wirkung. Du findest einen Platz, an den Du Dich setzen möchtest, um die Entspannung noch etwas zu vertiefen. Vielleicht ist dies ein Baumstamm, der auf dem Boden liegt, oder eine Bank, die an einem schönen Punkt aufgestellt wurde?

Während Du sitzt, nimmst Du den Wald nun noch einmal mit all Deinen Sinnen wahr: Was kannst Du sehen, hören und riechen? Achte darauf, wie es sich anfühlt, dort zu sitzen. Nimm Deine gelöste Muskulatur wahr, die sich nun noch mehr entspannt.

Imaginationsübung „Bildschirmreise"
(Die Übung ist im Sitzen am eigenen Arbeitsplatz durchzuführen.)

Sehen Sie Ihren Bildschirm an. Betrachten Sie ihn genau. Dann schließen Sie Ihre Augen. Stellen Sie sich Ihren Bildschirm nun vor. Wenn Ihnen das schwerfällt, öffnen Sie kurz Ihre Augen, sehen Sie ihn sich kurz an und schließen Sie die Augen dann wieder.

Stellen Sie sich nun vor, dass auf Ihrem Bildschirm ein schöner Ort zu sehen ist. Vielleicht kennen Sie diesen Ort aus dem Urlaub? Vielleicht ist es aber auch der Wald in der Nähe, in dem Sie gerne spazieren gehen. Manchmal wechseln die Bilder auch und es tauchen mehrere Orte hintereinander auf. Dann warten Sie einfach ab, bis der Ort auftaucht, der Sie am stärksten anzieht. Halten Sie dann das Bild an. Betrachten Sie das Bild des Ortes ganz genau. Welche Farben können Sie erkennen? Was an dem Bild ist für Ihren Ort besonders typisch? Erlauben Sie sich selbst, sich dem Ort ganz nahe zu fühlen. … Dann stellen Sie sich vor, dass das Bild größer wird und Sie tatsächlich in diesen Ort eintreten können. Es ist nun kein Bild mehr, sondern Sie sind dort und nehmen den Ort nicht nur optisch, sondern auch akustisch und mit allen anderen Sinnen wahr. Was können Sie an Ihrem Ort hören? Welche Temperatur, welches Wetter weist der Ort auf? Gibt es spezielle Gerüche oder Empfindungen, die mit Ihrem Ort verbunden sind? Nehmen Sie all das wahr und erlauben Sie sich, die Erholung zu spüren, die mit diesem Erleben verbunden ist. Genießen Sie diesen kurzen Urlaub.

Und dann: Entfernen Sie sich langsam wieder von Ihrem Ort. Lassen Sie ihn kleiner werden und bringen Sie ihn auf das Format Ihres Monitors zurück. Betrachten Sie ihn wieder von Ihrem Stuhl aus als Foto auf dem Bildschirm. Machen Sie sich bewusst, dass Sie jederzeit dorthin zurückkehren können. Werfen Sie einen letzten inneren Blick auf das Bild und lassen Sie dann den Monitor in Ihren Gedanken wieder dunkel werden. Spüren Sie Ihren Körper. Nehmen Sie den Kontakt der Füße mit dem Boden wahr. Spü-

> *ren Sie die Stellen, an denen Ihr Körper den Stuhl berührt. Registrieren Sie die Entspannung Ihres Körpers. ... Und dann kommen Sie ganz zurück. Atmen Sie noch einmal tief ein, füllen Sie die Lungen mit Luft. Recken und Strecken Sie Ihre Arme und Beine. Öffnen Sie Ihre Augen und begrüßen Sie den Bildschirm.*

Die Übungen werden mit einer Rücknahme der Bilder (s. auch Abschn. 5.7.1) beendet, der sich die übliche Rücknahme (Abschn. 6.8) anschließt. Ziel ist auch hier die Rückkehr auf ein angemessenes Aktivitätsniveau.

Nach Abschluss der Übung sollte ein Gespräch (in der Gruppe im Sinne einer Rückmelderunde) über die Inhalte der Übung stattfinden. Der Fokus sollte hierbei auf der erlebten Entspannung und nicht auf der individuellen Ausgestaltung der inneren Bilder liegen. Möchten Teilnehmer ihre Erlebnisse mitteilen, ist in der entspannungszentrierten Imagination darauf zu achten, die Bilder nicht zu interpretieren oder zu bewerten, sondern lediglich auf ihren Entspannungsgehalt hin zu besprechen. Auch eine zusätzliche Verankerung der Übungen ist möglich, indem im Anschluss die eigenen Erlebnisse gemalt, modelliert oder collagiert werden. Die Ergebnisse dieser Arbeit können in der Folge genutzt werden, um einen leichteren Einstieg in erneute Übungsdurchgänge zu finden (s. Abschn. 6.10).

> **Rücknahme bei Imaginationsübungen**
> *Nimm nun noch einmal Deine Umgebung wahr* (hier ist ein Einfügen zentraler Punkte möglich). *Registriere alles, was Dir an diesem Ruhebild (dieser Fantasiereise, dieser Imagination) gefällt und guttut. Und dann: Lass die Bilder verblassen und sich zurückziehen. Mach Dir bewusst, dass Du jederzeit an diesen Ort zurückkehren kannst, wenn Du es möchtest. Und dann lenke die Aufmerksamkeit zurück auf Deinen Körper. Spüre Deinen Körper, nimm wahr, wie Du gerade sitzt oder liegst. Vielleicht tut es Dir gut, bereits ein wenig die Finger oder die Zehen zu bewegen. Nimm den Raum um Dich herum bewusst wahr: die Unterlage, die Temperatur, die Gerüche. Und dann komm ganz zurück ins Hier und Jetzt, indem Du Deine gewohnte Rücknahme durchführst.*

Im Gruppensetting verfolgt der Teilnehmer die Übung, ohne eine Rückmeldung zu seinem aktuellen Erleben zu geben. Er hat die Möglichkeit, auszusteigen und seinen eigenen Bildern nachzuhängen, falls ihm die vorgegebenen Inhalte nicht gefallen oder sein Verarbeitungstempo nicht treffen sollten. Der Nachteil besteht darin, dass während der Übung unklar bleibt, ob die Imagination die gewünschte Wirkung zeigt, das Tempo angemessen ist und welche Eindrücke verstärkt werden könnten, um die Entspannung zu steigern. Auf eine ausführliche Rückmeldung nach Abschluss ist zu achten. Gelingt es Teilnehmern nur schwer, sich auf

Imaginationsübungen einzulassen, kann die Dialogform im Einzelsetting hilfreich sein. Hierbei befragt die Therapeutin den Patienten *während* der Übung zu seinen Erfahrungen, und der Patient gibt (optimalerweise mit weiterhin geschlossenen Augen) Auskunft zu seinem Erleben.

Vor allem im Einzelsetting ist eine zunehmende Individualisierung der Übungen möglich. Hierzu bietet es sich an, während (oder auch nach) den ersten Übungen gezielt nach den angenehmsten, entspannungsintensivsten Eindrücken zu fragen und hierbei auf die Stimulationsmodalität zu achten. Benennt der Patient vorwiegend optische oder akustische Eindrücke? Schildert er eher das körperliche Interagieren mit der imaginierten Umgebung? Das Wissen hierüber erlaubt eine individuellere Gestaltung nachfolgender Übungen und bietet die Möglichkeit, den Patienten zu befähigen, sich leichter in imaginative Übungen zu begeben. So würde sich beispielsweise eine Patientin mit einer Vorliebe für akustische Informationen zum Einstieg in eine Übung in die Geräusche vertiefen, bevor sie die anderen Wahrnehmungskanäle miteinbezieht.

2.5.4 Auswahl der passenden Imagination

Imaginationsübungen unterscheiden sich hinsichtlich der genutzten Stimulation und in der Ansprache des Übenden.

- **Statische versus bewegte Bilder versus Fantasiereisen:** Während statische Bilder (der ruhende See, der Baum, der Strand…) eher dazu geeignet sind, Passivität zu begünstigen (sich zu beruhigen, bei sich zu sein), können sich bewegte Bilder auf natürliche Rhythmen fokussieren und hierdurch die Entspannung fördern (Wellen, die kommen und gehen, Baumwipfel, die im Wind hin und her bewegt werden). In Fantasiereisen bewegt sich der Übende durch eine Geschichte mit verschiedenen Stationen (z. B. Spaziergang an den See, Blick auf das Wasser, Fahrt mit dem Boot). Der Vorteil der Reisen besteht vor allem in einer stärkeren Bindung der Aufmerksamkeit und einem aktiveren Eingebundensein – denn zumeist ist es der Teilnehmende selbst, der sich durch die Geschichte bewegt. Von Nachteil können ein mangelndes Ruheerleben und eine fehlende Passivität sein.
- **Erinnerungs- versus Fantasiebilder:** Oft fällt es Teilnehmern leichter, den Einstieg in die Übung über persönliche Erinnerungsbilder zu finden. Gerade Teilnehmer, die imaginativen Verfahren eher skeptisch gegenüberstehen, profitieren oft von einer stärkeren Realitätsorientierung in Form eigener Erlebnisse. Die Arbeit mit Erinnerungsbildern kann ein „Türöffner" für Imaginationsübungen sein. Der Haken an der Realität ist ihre Ambivalenz: Kaum eine Erinnerung ist nicht auch mit negativen Assoziationen verknüpft, und je nach Stimmungslage und psychischer Verfasstheit (vgl. „mood-congruent-memory"; Abschn. 6.12) drängt sich diese mehr oder weniger in den Vordergrund und verhindert so potenziell den Entspannungseffekt. Doch auch die Fantasie hat ihre

Tücken, vor allem wenn Aspekte von außen vorgegeben werden, die zu Ablehnung, Angst oder Ärger führen. Entspannungsszenarien sind sehr individuell und so können vorgegebene Reize dazu führen, dass Entspannung nicht begünstigt, sondern sogar verhindert wird (wenn etwa das Zirpen der Grillen als unangenehm oder sogar bedrohlich wahrgenommen wird).
- „Sie" versus „Du": Während das „Sie" für eine erhöhte Distanz zwischen Anleiter und Übendem führt, verringert das „Du" diese und führt zum Erleben einer regressionsbegünstigenden Intimität in der Übungssituation. Soll in den Übungen die Du-Form genutzt werden, obwohl außerhalb der Übungen gesiezt wird, sollte vor Beginn hierauf hingewiesen werden, sodass es nicht zu Irritationen kommt.

2.5.5 Verhaltensänderung und Ressourcenorientierung

Die geleitete Imagination („guided imagery") findet vor allem in der Verhaltenstherapie Anwendung. Hierunter werden zum einen Bilder und Fantasiereisen verstanden, die Entspannung und Wohlbefinden hervorrufen und vertiefen sollen, wie im vorhergehenden Abschnitt beschrieben. Unter den Begriff fallen jedoch ebenfalls Übungen, die therapeutische Ziele vorwegnehmen und so deren Umsetzung unterstützen sollen.

Häufige Anwendungsfelder sind hierbei

- Gesundheitsverhaltensweisen (der Patient imaginiert sich als Nichtraucher oder nach einer sportlichen Betätigung),
- Schmerz- oder Krankheitsbewältigung (der Patient imaginiert einen veränderten Umgang mit Beschwerden) und
- Herausforderungen (der Patient imaginiert eine Bewältigungssituation, z. B. das Wohlbefinden in einem sozialen Kontakt oder die entspannte Durchführung einer Prüfung).

Für alle Felder finden sich positive Effekte in Studien, besonders gut untersucht sind die Anwendungen im Bereich der Gesundheitsverhaltensweisen (Conroy & Hagger, 2018). Es findet sich ein fließender Übergang zu den verdeckten Verfahren und der systematischen Desensibilisierung. Werden therapeutische Ziele in die Übungen eingebaut, empfiehlt sich eine Kombination mit formelhaften Vorsätzen oder Affirmationen (Abschn. 11.3.4). Die Vorsätze werden in die Imaginationsübung eingebaut und im Entspannungszustand mehrere Male wiederholt. Anschließend finden sie auch im Alltag, unabhängig vom Übungsgeschehen Anwendung und unterstützen die intendierte Verhaltensänderung.

Ressourcenorientierte Übungen finden sich im psychotherapeutischen Setting, in der Selbsterfahrung und zuweilen auch in Präventionskursen. In den Übungen soll eine Hinwendung zu den eigenen Ressourcen stattfinden, die über die

Übung hinausgehend die Selbstwirksamkeit und Aufmerksamkeitslenkung unterstützt. Reddemann (2016, 2018) bietet eine Vielzahl imaginativer ressourcenfokussierender Übungen an, die auch außerhalb des anvisierten Traumkontextes Anwendung finden können.

2.6 Kombinations-, Erweiterungs- und Vertiefungsmöglichkeiten

In AT-Kursen schildern Teilnehmer oft, dass es ihnen schwerfällt, mittels des Verfahrens zur Ruhe zu kommen. Oft führt der geforderte schnelle Wechsel in die (bewegungslose) Entspannung zu paradoxen Reaktionen: Die Anspannung verstärkt sich, und es kommt ein Widerstand gegen die Übungsausführung auf. Hier kann die PR helfen: Den Teilnehmern wird eine Kurzform der PR vermittelt, die unmittelbar *vor* der AT-Übung durchgeführt wird und damit den Einstieg in die Entspannung erleichtert. Treten starke paradoxe Reaktionen während einer AT-Einzelbehandlung auf, stellt sich jedoch die Frage, ob nicht generell auf die Vermittlung der PR umgestiegen werden sollte.

Wenn im Anschluss an die Verfahrensvermittlung mit imaginativen Techniken oder formelhaften Vorsätzen weitergearbeitet werden soll, ergeben sich wiederum Vorteile beim AT: Teilnehmer können die passive Konzentration längere Zeit aufrechterhalten und die Arbeit mit Formeln ist ihnen bereits vertraut. Auch wird der durch das AT erreichte Entspannungszustand meist als „intensiver" erlebt. Erfahrungsgemäß kann das AT leicht vermittelt werden, wenn Teilnehmer die PR bereits sicher beherrschen. Hierzu kann im Anschluss an eine PR-Übung eine Kurzform des AT angehängt werden. Gelingt die Entspannung zuverlässig, kann dann die Anwendung der individuellen Formeln bzw. der Imaginationsarbeit erfolgen.

Imaginationsübungen können gut mit anderen Entspannungsverfahren kombiniert werden. Meistens wird hierzu die Imaginationsübung an das Ende der AToder PR-Übung angehängt, sodass der Zeitraum bis zur Ausführung der Rücknahme durch sie verlängert wird. Hierdurch verlängert sich ebenfalls der Entspannungszustand des Übenden. Die Ruhephase am Ende der Übungen wird oft durch das Wiederauftreten von übungsunabhängigen Gedanken gestört. Imaginationen bieten eine Möglichkeit, die Konzentration weiterhin auf Stimuli zu richten, die entspannungsvertiefend wirken.

Auch die *Vermischung* der Verfahren ist möglich und wird vor allem in der Entspannung mit Kindern praktiziert: Hierzu werden die Formeln des AT oder die Übungen der PR in Imaginationsübungen (meist sind dies Fantasiereisen) eingebaut. Das bekannteste Beispiel hierfür sind die Kapitän-Nemo-Geschichten, in denen das AT in kindgerechter Form vermittelt wird (Petermann, 2023). Kombinationen mit Imaginationen für das AT und die PR bei Kindern und Jugendlichen finden sich in Abschn. 9.5.1 und 9.5.2. Auch in Übungen für Erwachsene kann die

Kombination zu verbesserten Ergebnissen und einem erleichterten Einlassen auf die Formeln führen. Es folgen zwei Beispiele für „Blended-Übungen".

> **Imaginationsübung mit den Formeln des AT: „Am Meer"**
> *Du bist auf einem Weg, der Dich ans Meer führt. Du gehst an kleinen Bäumen vorbei, die vereinzelt links und rechts des Weges stehen. In einigen Metern Entfernung siehst Du die Dünen, hinter denen das Meer beginnt. Du freust Dich darauf, es zu sehen, und gehst entspannt auf sie zu.* **Deine Atmung ist ruhig und gleichmäßig.**
>
> *Du spürst Deine Schritte auf dem angenehm warmen Untergrund, er fühlt sich sandig an. Du merkst, dass Du keine Schuhe trägst. Der warme Sand fühlt sich angenehm an Deinen Fußsohlen an. Wenn Du stehen bleibst, spürst Du ihn auch zwischen Deinen Zehen, und wenn Du Deinen Fuß etwas in den Boden drückst auch an der Außen- und Oberseite Deines Fußes. Die Sonne scheint angenehm auf Dich herab und wärmt Deine Haut.* **Dein Körper ist angenehm warm.**
>
> *Du spürst einen erfrischenden Wind an Deiner Stirn. Es gefällt Dir gut, Deinen warmen Körper und gleichzeitig Deinen frischen Kopf zu spüren.* **Deine Stirn ist angenehm kühl.**
>
> *Du bist an den Dünen angekommen, ein schmaler Weg führt hindurch. Du gehst weiter und spürst weiterhin Deine Atmung in ihrem eigenen Rhythmus kommen und gehen.* **Deine Atmung ist ruhig und gleichmäßig.**
>
> *Nun siehst Du das Meer. Du riechst die salzige Luft ganz deutlich und bemerkst, dass sie einen beruhigenden Einfluss auf Dich ausübt. Auch die Wellen, die kommen und gehen, scheinen zu Deinem Atemrhythmus zu passen und Dich zu beruhigen.* **Deine Atmung ist ruhig und gleichmäßig.**
>
> *Du spürst die Entspannung in Deinem Körper und bekommst Lust, Dich hinzusetzen und auszuruhen. Während Du Dich in den Sand niederlässt, spürst Du, dass Dein Körper angenehm schwer ist und bequem im Sand ruht.* **Dein Körper ist angenehm schwer.**
>
> *Du genießt Deinen Moment am Strand ganz für Dich. Du spürst die Schwere und die Wärme Deines Körpers, die ruhige und gleichmäßige Atmung. Du fühlst Dich wohl.*

> **Kurzimagination zur Formelvertiefung im AT: „In der Badewanne"**
> *Du liegst in einer bequemen großen Badewanne. Das Wasser ist angenehm warm. Du spürst die Wärme des Wassers an Deinem Körper und sagst zu Dir selbst:* **„Mein Körper ist angenehm warm."**
>
> *Du erlaubst Dir, Dich zu entspannen und die Wärme bewusst wahrzunehmen: an den Armen, die angenehm schwer neben Deinem Körper ruhen,*

> *an den Beinen, die entspannt ausgestreckt liegen. Du wiederholst: „Mein Körper ist angenehm warm."*
>
> *Und dann stellst Du fest, dass Deine Stirn angenehm kühl ist. Den Kontrast empfindest Du als sehr angenehm und sagst zu Dir selbst: „Meine Stirn ist angenehm kühl."*
>
> *Dein Körper ist warm, Dein Kopf frisch und klar. Du genießt es, in der Wanne zu liegen.*

Auch Atemübungen lassen sich mit den anderen Verfahren kombinieren. Oft helfen Sie, einen Einstieg zu finden, indem sie schnell Spannung reduzieren und damit ein Einlassen auf andere Übungen (z. B. des AT oder eines imaginativen Vorgehens) erleichtern. Auch die Kombination von Atemübungen und PR hat sich in mehreren Studien als hilfreich erwiesen, Stress und Schmerzen zu reduzieren (vgl. z. B. Nagaraj & Balachandar, 2016), und war oft wirksamer als die PR allein (Muhammad Khir et al., 2024).

2.7 Differenzielle Indikation

Welches Verfahren kommt nun zur Anwendung? Eine fundierte Einschätzung der differenziellen Indikation verschiedener Verfahren sicher treffen zu können, ist von großem Nutzen und ein Zeichen von Kompetenz (vgl. Petermann, 2020). Das passende Verfahren wählen und bei auftauchenden Schwierigkeiten auf ein anderes wechseln zu können, ist zudem – vor allem in der Einzeltherapie – ein großer Vorteil. Steht jedoch nur ein Verfahren zur Verfügung oder wurde ein Auftrag für die Vermittlung eines bestimmten Verfahrens erteilt, muss eine Abstimmung von Zielgruppe und Verfahren erfolgen.

> **Beispiel**
>
> Eine Therapeutin soll eine PR-Gruppe in einer psychiatrischen Klinik anbieten. Parallel findet dort ebenfalls eine AT-Gruppe statt. Die Therapeutin schließt alle Teilnehmer von der Gruppe aus, die absolute Kontraindikationen für das Erlernen eines Entspannungsverfahrens aufweisen, beispielsweise Patienten mit akuten psychotischen Symptomen. Teilnehmer, die spezielle Kontraindikationen für die PR aufweisen, beispielsweise Lähmungen, überweist sie an die AT-Gruppe. Genauso verfährt sie bei Teilnehmern, deren Erfolgswahrscheinlichkeit in der anderen Methode höher ist. Das trifft etwa auf Teilnehmer zu, die bereits gute Vorerfahrungen mit einem autosuggestiven Verfahren gesammelt haben oder eine positivere Erwartungshaltung gegenüber der anderen Methode aufweisen. ◄

Ist zunächst hingegen die Zielgruppe bekannt, kann entsprechend das für diese passende Verfahren ausgewählt werden.

Beispiele

- Eine Therapeutin möchte eine Entspannung für Patienten mit Fibromyalgie anbieten. Sie entscheidet sich aufgrund der höheren Erfolgswahrscheinlichkeit bei dieser Zielgruppe für das AT.
- Ein Patient ist Entspannungsverfahren gegenüber sehr skeptisch und hat eine schlechte Körperwahrnehmung. Dass während eines Verfahrens „wirklich was passiert", glaubt er nicht. Die Therapeutin entscheidet sich für ein Vorgehen mittels Biofeedbacks, das eine unmittelbare Rückmeldung der körperlichen Signale erlaubt.
- Eine Patientin leidet unter Stresssymptomen, die vor allem bei ihrer Tätigkeit in einem Großraumbüro auftreten. Die Therapeutin entscheidet sich für das AT, da es früher eine verdeckte Anwendung ermöglicht als ein bewegungsorientiertes Verfahren. ◄

Sind sowohl Verfahren als auch Zielgruppe bekannt, wählt die Kursleiterin entweder ein Standardvorgehen oder entscheidet sich für eine Modifikation. Diese kann sich sowohl auf die *Inhalte* als auch auf die *Rahmenbedingungen* der Vermittlung beziehen (vgl. Kap. 9).

Beispiele

- Eine Therapeutin vermittelt PR für Erwachsene mit Aufmerksamkeits-/Hyperaktivitätssyndrom. Sie begrenzt die Teilnehmeranzahl auf sechs Personen und verkürzt die Übungsdauer gegenüber dem Standardvorgehen. Sie integriert Bewegungseinheiten und achtet auf eine klare Strukturierung der Sitzungen.
- In einer Klinik für Geriatrie wird AT für Demenzpatienten angeboten. Die Therapeutin beschränkt sich auf die Vermittlung der Schwere- und Wärmeübung, hängt die Formeln ausgeschrieben an die Wand, sodass immer wieder eine Orientierung auf diese möglich ist, und führt die Übungen nur im Sitzen durch, um so die Einschlafneigung zu reduzieren. ◄

Generell stellen sich Übungserfolge bei der PR zu Beginn schneller ein als beim AT (Krampen, 2004). Das AT erleichtert jedoch die Anwendung unter „echten" Bedingungen, da die Übungen von Beginn an kurz und weitgehend verdeckt durchführbar sind. Übungen der PR hingegen sind, zumindest zu Beginn, länger und gehen mit auffälligen Bewegungen einher, sodass die Durchführung in Anwesenheit anderer erschwert ist.

Steht eine Beeinflussung des *muskulären* Systems im Vordergrund, da sich z. B. Stresssymptome in Verspannungen äußern, sollte ein Versuch mit der PR unternommen werden. Steht die Beeinflussung des *autonomen* Nervensystems im Fokus, beispielsweise aufgrund vorliegender gastrointestinaler oder respiratorischer Beschwerden, ist das AT primär indiziert. Als Orientierung kann dienen, dass muskulär orientierte Methoden den größten Effekt auf das muskuläre System, vegetativ orientierte Methoden auf das autonome Nervensystem ausüben (Lehrer, 1996).

Krampen (2007) schlägt einen vierstufigen Prozess vor, um die Entscheidung zwischen AT und PR zu erleichtern:

1. Die erste Stufe betrifft die klassifikatorische Diagnostik und den Ausschluss von Kontraindikationen: Schmerzen, die sich durch Anwendung der PR verschlimmern, bilden eine Kontraindikation für dieses Verfahren. Bei vorliegenden Beschwerden, vor allem im Bereich der Wirbelsäule, sollte immer eine fachärztliche Abklärung vor Beginn des Kurses vorgenommen werden. Liegen Muskelerkrankungen wie Spastiken, Morbus Parkinson oder Dystonien vor, ist die PR ebenfalls oft ungeeignet (Derra & Linden, 2022).
2. Die zweite Stufe bezieht die Vorerfahrungen des Teilnehmers ein: Hat dieser bereits Erfahrungen mit einem der beiden Verfahren gemacht, sollte das Verfahren mit der positiven (bzw. weniger negativen) Vorgeschichte gewählt werden. Dieses Prinzip lässt sich über AT und PR hinaus auf Vorerfahrungen mit (auto-)suggestiven gegenüber körperorientierten Verfahren ausdehnen.
3. Auf der dritten Stufe wird die Teilnahmemotivation erhoben: Während die PR besser in Akutsituationen sowie bei dem Wunsch nach körperbezogener Entspannung geeignet ist, sollte das AT eingesetzt werden, wenn der Wunsch nach einer mentalen Entspannung im Vordergrund steht sowie möglichst schnell verdeckt geübt werden soll.
4. Die vierte Stufe schließlich bezieht sich auf die Symptombelastung: Bei innerer Anspannung und Nervosität gilt die PR als besser geeignet, bei körperlicher und psychischer Erschöpfung das AT. Auch starke Schmerzen oder eine notwendige körperliche Schonung sprechen für einen Erstversuch mit dem AT. Kommen Schmerzen aufgrund von Muskelverspannungen zustande, kann hingegen ein Erstversuch mit der PR sinnvoll sein. Das trifft vor allem auf Spannungskopfschmerzen und Rückenbeschwerden zu.

Über die vier Stufen hinaus sollten ebenfalls die Wünsche der Teilnehmer berücksichtigt werden: Schumacher (1997) wies eine geringere Zufriedenheit bei den Teilnehmern nach, die äußerten, dass sie lieber das jeweils andere Verfahren erlernt hätten.

2.8 Entspannung und Achtsamkeit

Achtsamkeit bezeichnet eine besondere Form der Aufmerksamkeitslenkung: Die aktuellen Bewusstseinsinhalte werden absichtsvoll und nicht wertend, von einem Moment zum nächsten, wahrgenommen. Hierzu muss der Übende aus dem sog. Autopilotenmodus (Kabat-Zinn, 2019) aussteigen und sich ganz dem „Hier und Jetzt" zuwenden. Ursprünglich aus der buddhistischen Meditationspraxis stammend, werden achtsamkeitsbasierte Übungen und Verfahren zunehmend im entspannungs- und psychotherapeutischen Kontext eingesetzt. Unter dem Begriff der dritten Welle sind Achtsamkeits- und Akzeptanzorientierung zu zentralen Gesichtspunkten in der Verhaltenstherapie geworden (vgl. z. B. Heidenreich et al., 2007).

Neben Verfahren, die zur Anwendung eine religiös-spirituelle Bekenntnis voraussetzen, gibt es auch westlich adaptierte, säkularisierte Verfahren, die zwar auf die Herkunftstraditionen verweisen, jedoch anschauungsfrei vermittelt werden. Bekanntestes Beispiel ist hierfür die „Mindfulness-Based Stress Reduction" (MBSR; Kabat-Zinn, 2019).

2.8.1 Gemeinsamkeiten und Unterschiede

Während Entspannungsverfahren als Ziel Entspannung verfolgen, legen achtsamkeitsorientierte Verfahren den Fokus stärker auf die nicht wertende Haltung gegenüber sowohl körperinternen als auch -externen Vorgängen. Die einsetzende Entspannungsreaktion ist weniger Ziel als „Nebenprodukt" der speziellen Aufmerksamkeitslenkung. Sowohl entspannungs- als auch achtsamkeitsbasierte Verfahren nutzen ritualisierte Ein- und Ausstiege in die Übung und fördern die Konzentration auf sich selbst. In Entspannungsverfahren wird in erster Linie der Körper wahrgenommen, in der Achtsamkeit gleichbedeutend kognitive und emotionale Inhalte. Während übungsfremde Gedanken, die im Laufe der Entspannungsübung auftreten, soweit möglich mit Gleichgültigkeit zu behandeln sind (vgl. Indifferenzformeln des AT), werden sie in der Achtsamkeit bewusst wahrgenommen und akzeptiert. Husmann (2011, S. 108) sieht einen wesentlichen Unterschied von AT und Achtsamkeit in der „Verschiebung von der Indifferenz zur Gleichwertigkeit im Umgang mit Irritationen".

Meist wird die achtsame Haltung mit dem Ideal einer hohen Wachheit verbunden. Die Konzentration ist dementsprechend „aktiver", um die bewusste Wahrnehmung der eigenen Erlebnisinhalte zu ermöglichen. Obwohl also auch bei achtsamkeitsbasierten Verfahren in der Regel eine Entspannungsreaktion stattfindet, geht ihr Ziel über das der klassischen Entspannungsverfahren, vor allem in Grundlagenkursen, hinaus. Sowohl Entspannung als auch Achtsamkeit benötigen eine passiv-gelassene Grundhaltung, um gelingen zu können. Jede Form von Leistungsorientierung ist hinderlich, wenn es um Loslassen geht. Deutlich wird das in der Konzeption des Doing- und Being-Modus (Segal und Teasdale 2018): Achtsamkeit bedeutet, im Being-Modus zu sein – nicht, irgendwo hinzuwollen. Ähnliche Konzepte finden sich auch bei den Entspannungsverfahren, wenn die Aufmerksamkeit immer wieder auf das gelenkt wird, was da ist, und nicht auf das, was da sein sollte.

2.8.2 Kombinationsmöglichkeiten

Eine Einführung der achtsamkeits- und akzeptanzorientierten Perspektive kann eine große Bereicherung in der Entspannungstherapie sein. Da sich entspannungs- und achtsamkeitsbasierte Verfahren vor allem hinsichtlich der Zielsetzung gravierend unterscheiden, ist die Information der Teilnehmer über die Hintergründe des geänderten Vorgehens eine notwendige Vorbedingung für den Einsatz und Erfolg der Übungen. Entscheidet der Teilnehmer sich aufgeklärt für einen Versuch, eignen sich folgende Übungen für einen ersten Kontakt:

- Der **Body-Scan** ist vor allem für Teilnehmer aus PR-Kursen geeignet, da diese die Fokussierung auf die einzelnen Körperteile aus den Langformen und den Vorübungen bereits kennen (vgl. Abschn. 5.7.4). In der Liegeposition werden nacheinander alle Körperteile durchgegangen, bevor am Schluss der Körper als Ganzes wahrgenommen wird. Immer wieder wird der Übende hierbei darauf aufmerksam gemacht, die Empfindungen (egal ob angenehm oder unangenehm) wahrzunehmen und zu akzeptieren. Vor allem die lange Zeitdauer des Body-Scans (oft 30–45 Minuten) führt in der Regel zu ansteigenden Konzentrationsproblemen, anhand derer der achtsame Umgang mit Störungen vermittelt werden kann.
- In der **Atemmeditation** wird in der Sitzposition (zum Teil in speziellen Meditationshaltungen) die eigene Atmung achtsam wahrgenommen. Schweift die Aufmerksamkeit zu übungsfremden Gedanken, Gefühlen oder anderen (internen oder externen) Reizen ab, wird das registriert und die Aufmerksamkeit wieder zur Atmung zurückgeführt. Die Atemmeditation ist vor allem für Teilnehmer von AT-Kursen geeignet, da diese bereits mit der Fokussierung auf die eigene Atmung und deren Nichtbeeinflussung vertraut sind.
- Die **Essmeditation** verdeutlicht sehr anschaulich die achtsame Haltung auch alltäglichen Handlungen gegenüber. Ein Nahrungsmittel wird zunächst betrachtet, gerochen und gespürt, bevor es in den Mund genommen, geschmeckt, mit der Zunge betastet, gekaut und geschluckt wird. In klassischen Anleitungen werden hierzu Rosinen genutzt, erfahrungsgemäß sind ablehnende Reaktionen bei Gummibärchen oder Apfelstückchen jedoch seltener.

Auch **informelle Übungen** bieten sich für eine Kombination mit Entspannung an: Sind die Teilnehmer fortgeschritten in der Anwendung von Entspannungsverfahren, ist Ihnen die bewusste Wahrnehmung des eigenen Körpers aus differenzieller und mentaler Entspannung bekannt. Diese wird auf Gedanken und Emotionen ausgedehnt, denen nun ebenfalls achtsam und akzeptierend begegnet wird. Hierzu werden alltägliche Tätigkeiten, etwa Duschen oder Kaffeekochen, achtsam ausgeführt. Viele Kursteilnehmer berichten von einem interessanten Zusatznutzen informeller Übungen: Die Fokussierung auf das Hier und Jetzt bewirkt eine Ruhigstellung, die als „Vorübung" den Einstieg in die Entspannungsübung erleichtert.

Literatur

Bernstein, D. A., & Borkovec, T. D. (1973). *Progressive relaxation training: a manual for the helping professions.* Champaign, IL: Research Press.
Bernstein, D. A., & Borkovec, T. D. (2018). *Entspannungstraining. Handbuch der Progressiven Muskelentspannung nach Jacobson* (14. Aufl.). Stuttgart: Klett-Cotta.

Conroy, D., & Hagger, M. S. (2018). Imagery interventions in health behavior: a meta-analysis. *Health Psychology, 37*(7), 668.

Derra, C. (2017). *Progressive Relaxation: Neurobiologische Grundlagen und Praxiswissen für Ärzte und Psychologen.* Berlin, Heidelberg: Springer.

Derra, C., & Linden M. (2022). Entspannungsverfahren. In: M. Linden & M. Hautzinger (Hrsg.), *Verhaltenstherapiemanual – Erwachsene* (9. Aufl.). Berlin, Heidelberg: Springer.

Deutsche Gesellschaft für Entspannungsverfahren (DG-E). (2024). Leitlinien der DG-E e. V. zur Durchführung von Kursen in Progressiver Relaxation (PR). https://dg-e.de/wp-content/uploads/2024/08/Leitlinien-der-DGE-zur-Anwendung-Progressive-Relaxation.pdf. Zugegriffen: 22. Juni 2025.

Doubrawa, R. (2006). Progressive Relaxation – neuere Forschungsergebnisse zur klinischen Wirksamkeit. *Entspannungsverfahren, 23,* 6–18.

Fincham, G. W., Strauss, C., Montero-Marin, J., & Cavanagh, K. (2023). Effect of breathwork on stress and mental health: a meta-analysis of randomised-controlled trials. *Scientific Reports, 13*(1), 432.

Grawe, K., Donati, R., & Bernauer, F. (1994). *Psychotherapie im Wandel: Von der Konfession zur Profession.* Göttingen: Hogrefe.

Hamm (2020). Progressive Muskelentspannung. In: F. Petermann (Hrsg.), *Entspannungsverfahren: Das Praxishandbuch* (6. Aufl., S. 150–168). Weinheim, Basel: Beltz

Heidenreich, T., Michalak, J., & Eifert, G. (2007). Balance von Veränderung und achtsamer Akzeptanz: Die dritte Welle der Verhaltenstherapie. *PPmP – Psychotherapie, Psychosomatik, Medizinische Psychologie, 57*(12), 475–486.

Hoffmann, B. (2017). *Handbuch Autogenes Training.* München: dtv.

Husmann, B. (2011). Autogenes Achtsamkeitstraining: „Alles, was kommt, ist gleichwertig – Ruhe und Gleichmut jederzeit möglich". *Entspannungsverfahren, 30,* 74–119.

Kabat-Zinn, J. (2019). *Gesund durch Meditation.* München: Knaur.

Kabat-Zinn, J. (2013). *Full catastrophe living: using the wisdom of your body and mind to face stress, pain, and illness.* New York: Bantam Books.

Kirn, T., Echelmeyer, L., & Engberding, M. (2015). *Imagination in der Verhaltenstherapie.* Berlin, Heidelberg: Springer.

Kirn, T., & Hautzinger, M. (2022). Imaginative Verfahren. In: M. Linden & M. Hautzinger (Hrsg.), *Verhaltenstherapiemanual – Erwachsene* (9. Aufl., S. 145–151). Berlin, Heidelberg: Springer.

Kosslyn, S. M., Ganis, G., & Thompson, W. L. (2001). Neural foundations of imagery. *Nature Reviews Neuroscience, 2*(9), 635–642. https://doi.org/10.1038/35090055

Krampen, G. (2004). Differentielle Indikation von Autogenem Training und Progressiver Relaxation. *Entspannungsverfahren, 21,* 6–27.

Krampen, G. (2007). Differentielle und gemeinsame Effekte von Autogenem Training und Progressiver Relaxation in kurz- und längerfristiger Perspektive. *Entspannungsverfahren, 24,* 6–15.

Krampen, G. (2012a). *Übungsheft Progressive Relaxation.* Göttingen: Hogrefe.

Krampen, G. (2012b). Anwendungserfolge und Transferquoten bei Einführungen in die Progressive Relaxation mit unterschiedlich differenziertem Vorgehen. *Entspannungsverfahren, 29,* 9–22.

Krampen, G. (2013). *Entspannungsverfahren in Therapie und Prävention.* Göttingen: Hogrefe.

Lehrer, P. M. (1996). Varieties of relaxation methods and their unique effects. *International Journal of Stress Management, 3*(1), 1–15.

Mahendru, K., Pandit, A., Singh, V., Choudhary, N., Mohan, A., & Bhatnagar, S. (2021). Effect of meditation and breathing exercises on the well-being of patients with SARS-CoV-2 infection under institutional isolation: a randomized control trial. *Indian Journal of Palliative Care, 27*(4), 490.

Michaux, G., & Hoffmann, M. (2023). *Kein Stress mit der Entspannung: Praxisbezogene Vermittlung psychologischer Erholungstechniken.* Köln: Psychiatrie Verlag.

Muhammad Khir, S., Wan Mohd Yunus, W. M. A., Mahmud, N., Wang, R., Panatik, S. A., Mohd Sukor, M. S., & Nordin, N. A. (2024). Efficacy of progressive muscle relaxation in adults for stress, anxiety, and depression: a systematic review. *Psychology Research and Behavior Management, 17,* 345–365.

Nagaraj, M., & Balachandar, B. (2016). *The effectiveness of breathing meditation and progressive relaxation training in reducing pain and stress among young nursing professionals. Journal of Medical Science and Clinical Research, 4*(12), 14430–14435. https://doi.org/10.18535/jmscr/v4i12.24

Ohm, D. (2004). Bisherige Ergebnisse der Konsensuskonferenzen zu Progressiven Relaxation. *Entspannungsverfahren, 21,* 83–89.

Ohm, D. (2013). Progressive Relaxation. In: W. Senf, M. Broda & B. Wilms (Hrsg.), *Techniken der Psychotherapie: Ein methodenübergreifendes Kompendium.* Stuttgart: Thieme.

Peter, B. (2017). Geleitwort. In: C. Derra (Hrsg.), *Progressive Relaxation: Neurobiologische Grundlage und Praxiswissen für Ärzte und Psychologen.* Berlin, Heidelberg: Springer.

Petermann, F. (Hrsg.). (2020). *Entspannungsverfahren: Das Praxishandbuch* (6. Aufl.). Weinheim, Basel: Beltz.

Petermann, U. (2023). *Die Kapitän-Nemo-Geschichten: Geschichten gegen Angst und Stress* (22. Aufl.). Göttingen: Hogrefe.

Reddemann, L. (2018). *Eine Reise von 1000 Meilen beginnt mit dem ersten Schritt: Seelische Kräfte entwickeln und fördern.* Freiburg: Herder-Verlag.

Reddemann, L. (2016). *Imagination als heilsame Kraft: Ressourcen und Mitgefühl in der Behandlung von Traumafolgen.* Stuttgart: Klett-Cotta.

Schultz, J. H. (1932). *Das autogene Training. Konzentrative Selbstentspannung.* Stuttgart: Thieme.

Schultz, J. H. (1966). *Das autogene Training. Konzentrative Selbstentspannung* (12. Aufl.). Stuttgart: Thieme.

Schumacher, H. L. (1997). Autogenes Training oder Progressive Relaxation in der psychologischen Schmerzbewältigung. *Autogenes Training und Progressive Relaxation, 14,* 11–19.

Segal, Z. V., & Teasdale, J. (2018). *Mindfulness-based cognitive therapy for depression* (2. Aufl.). New York: Guilford Publications.

Singer, J. L. (2006). *Imagery in psychotherapy.* Washington, DC: American Psychological Association.

Thomas, K. (2006). *Praxis des Autogenen Trainings: Selbsthypnose nach I. H. Schultz.* Stuttgart: Thieme.

Toussaint, L., Nguyen, Q. A., Roettger, C., Dixon, K., Offenbächer, M., Kohls, N., & Sirois, F. (2021). Effectiveness of progressive muscle relaxation, deep breathing, and guided imagery in promoting psychological and physiological states of relaxation. *Evidence-Based Complementary and Alternative Medicine, 2021*(1), 5924040.

Vaitl, D. (2020). Autogenes Training. In: F. Petermann (Hrsg.), *Entspannungsverfahren: Das Praxishandbuch* (6. Aufl., S. 65–82). Weinheim, Basel: Beltz.

Weil, A. (2004). *Health and healing: The philosophy of integrative medicine.* Houghton Mifflin Harcourt.

Wolpe, J. (1958). *Psychotherapy by reciprocal inhibition.* Stanford: Stanford University Press.

Yumkhaibam, A. H., Farooque, S., & Bhowmik, S. K. (2023). Effectiveness of autogenic training on reducing anxiety disorders: a comprehensive review and meta-analysis. *European Journal of Physical Education and Sport Science, 10*(3), 124–141.

Theoretische Vorbereitungen

3

▶ In diesem Kapitel erfahren Sie zunächst etwas über die Situation der Teilnehmer zu Kursbeginn (Abschn. 3.1). Was motiviert sie zur Teilnahme, was erhoffen sie sich, und warum gehen manche von ihnen am ersten Tag enttäuscht nach Hause? Abschn. 3.2 wendet sich der Kursleiterin zu: Welchen Einfluss haben ihre eigenen Erfahrungen darauf, wie sie die Entspannungsmethode vermittelt, und auf welche Probleme im Kursverlauf sollte sie vorbereitet sein? Sie lernen die unterschiedlichen Vorgehensweisen in Prävention und Psychotherapie kennen, hinterfragen die Nützlichkeit und Angemessenheit von Helfermotivationen und sehen sich abschließend die Beziehung zum Teilnehmer genauer an (Abschn. 3.3): Wie sollte sie gestaltet sein, um das Lernen optimal zu unterstützen?

3.1 Die Situation des Kursteilnehmers

Viele Kursleiter reagieren enttäuscht nach ihrer ersten Kursstunde: Trotz guter Vorbereitung und gelungener Umsetzung des geplanten Ablaufs, zeigen sich einige Teilnehmer nur wenig zufrieden. Sie kritisieren die Kursleitung, das Verfahren und die Rahmenbedingungen und scheinen nur auf einen Grund zu warten, der den Abbruch legitimiert. Um dieses Verhalten zu verstehen, hilft es, sich in die Rolle des Teilnehmers zu versetzen und dessen Motivation für den Kursbesuch nachzuvollziehen.

3.1.1 Ambivalenz

Menschen besuchen Entspannungskurse meistens nicht, weil es ihnen gut geht und sie – im Sinne einer Primärprävention – „einfach einmal" etwas für ihre Gesundheit tun möchten. Sie melden sich an, weil sie Beschwerden haben, für die sie Hilfe suchen. Vergleichen lässt sich das mit einem Zahnarztbesuch: Wir wissen, dass der Zahnarzt kein schlechter Mensch ist und das, was er tut, notwendig ist – es bedeutet jedoch nicht, dass wir ihn gerne aufsuchen. Eine hohe Ambivalenz ist also beim Aufsuchen eines Entspannungskurses üblich: Die Teilnehmer möchten etwas gegen ihre Schwierigkeiten unternehmen, scheuen jedoch zugleich die Konfrontation mit ihnen. Kursleiter sollten also keine freudestrahlenden Teilnehmer erwarten, sondern eher davon ausgehen, dass der Kursbesuch, zumindest zu Beginn, zu einer Aktualisierung von Beschwerden führt.

3.1.2 Motivation und Reaktanz

Unzufriedenheit entsteht auch, wenn Teilnehmer nicht eigenmotiviert den Kurs aufsuchen, sondern durch Dritte „geschickt" werden. Das können Ärzte, Psychotherapeuten und andere professionelle Helfer oder auch Familienangehörige und Freunde sein. Die zunächst bestehende Fremdmotivation muss jedoch kein Hinderungsgrund für einen erfolgreichen Kursbesuch sein, wenn es gelingt, sie im Verlauf zu einer Eigenmotivation zu ändern (ausführlich in Abschn. 5.4.2). Eine Chance zur Entwicklung einer intrinsischen Motivation bieten vor allem Anfangserfolge bei den Übungen (Krampen, 1992, 2013).

Eine paradoxe Situation kann entstehen, wenn der Kursbesuch unter „Zwang" erfolgt. Der Zwang kann ein angeordneter Therapieversuch sein, der vor der Maßnahme steht, die der Teilnehmer eigentlich haben möchte. Er kann aber auch privater Natur sein: „Du musst es wenigstens einmal mit so einem Kurs versuchen". Die Paradoxie entsteht, weil der Kurs scheitern *muss,* um das eigentliche Ziel zu erreichen bzw. den eigenen Wunsch durchzusetzen. Eltern kennen den Erfolg der beschriebenen Strategie aus eigener, oft leidvoller, Erfahrung: „Du musst den Brokkoli nur ein einziges Mal probieren. Wenn er Dir dann nicht schmeckt, kannst Du ihn liegen lassen." Empfindet ein Teilnehmer den Kursbesuch also als Einschränkung seiner Freiheit, wird er wahrscheinlich mit Widerstand reagieren und versuchen, diese wieder zu erlangen, indem er den Kurs ablehnt (zum Umgang mit Abwertungen und Skepsis s. auch Abschn. 8.7 und 8.8).

Hintergrund: Reaktanz
Erleben Menschen die eigene Freiheit als bedroht, weil andere Personen versuchen, Kontrolle über ihre Einstellungen oder Verhaltensweisen auszuüben, kann das Widerstand auslösen. Die Motivation, die eigene Freiheit wiederherzustellen, wird als „Reaktanz" (Brehm, 1966) bezeichnet. Möchte man Menschen zu einer Verhaltensänderung bewegen, beispielsweise zum Anwenden eines Entspannungs-

verfahrens, sollte versucht werden, die Auslösung von Reaktanz möglichst gering zu halten. Denn übersteigt die Intensität der Empfehlung einen gewissen Punkt, sinkt die Wahrscheinlichkeit für ihre Übernahme. Wird die Intensität nun noch weiter gesteigert, kommt es zum „Bumerangeffekt" (Raab et al., 2022) und die Empfänger beginnen, das Gegenteil der Empfehlung anzustreben.

Besteht die Vermutung, dass Teilnehmer durch den Kursbesuch bereits ein hohes Maß an Freiheitsverlust wahrnehmen, beispielsweise, weil sie nicht eigenmotiviert, sondern auf den Rat von anderen oder unter Zwang teilnehmen, sollte die Kursleiterin versuchen, die Reaktanz zu reduzieren, indem sie möglichst viele Freiheiten gewährt.

Reaktanzreduzierende Strategien
- Die Empfehlung sollte eher als „Vorschlag", denn als „Vorschrift" oder „Anweisung" gegeben werden. **Beispiel:** „Ich empfehle Ihnen zwei Mal täglich zu üben – so gelingt die Umsetzung am einfachsten dauerhaft." (Statt:„Sie müssen zwei Mal täglich üben, sonst funktioniert es nicht.")
- Die Wahlfreiheit des Teilnehmers sollte betont werden: Es ist immer seine Entscheidung, ob er etwas umsetzt, oder nicht. **Beispiel:** „Das Führen eines Protokolls weist folgende Vorteile auf: … Natürlich können Sie den Kurs auch besuchen, wenn Sie kein Protokoll führen, der Nachteil ist lediglich, dass …"
- Die Anzahl der Wahlmöglichkeiten sollte erhöht werden, sodass der Teilnehmer selbst eine Entscheidung trifft und sich dieser stärker verpflichtet fühlt als bei einer „Fremdwahl". **Beispiel:** „Ich möchte Ihnen mehrere Entspannungsverfahren vorstellen, die für Sie infrage kommen. Bitte wählen Sie das Verfahren aus, das Ihnen am ehesten zusagt. …"
- Auch die Beziehung spielt eine Rolle: Ist diese gut und kann sich der Teilnehmer mit dem Kursleiter identifizieren, sinkt die Reaktanzwahrscheinlichkeit (Shen, 2011). Erreichbar ist das etwa durch eine selektive Selbstoffenbarung. **Beispiel:** „Als ich das Autogene Training gelernt habe, fiel mir der Umgang mit der abwartenden Haltung recht schwer – ich bin es auch eher gewohnt, die Dinge aktiv anzugehen. …"
- Besser als die Betonung des Verlusts, der durch ein dysfunktionales Verhalten entstehen kann, ist eine Betonung des Gewinns, den die Verhaltensänderung erbringt („gain-frame" statt „loss-frame"; Shen, 2015). **Beispiel:** „Viele Teilnehmer schildern bereits nach wenigen Wochen des Trainings, dass sich Stressbeschwerden bessern." (Statt: „Wenn Sie jetzt nichts tun, wird es immer schlimmer und irgendwann kommt dann eine ernsthafte Erkrankung.")
- Auch die Kosten sind von Bedeutung: Steigen diese, erhöht sich die Wahrscheinlichkeit für Reaktanz (Rains & Turner, 2007). Die Kosten sind hierbei nicht nur finanziell zu verstehen, sondern können sich auch auf andere Faktoren wie den Zeitaufwand oder das Engagement beziehen. **Beispiel:** „Es genügt, wenn Sie täglich ein bis zwei Mal 3–5 Minuten erübrigen können." (Statt: „Unter einer Stunde am Tag brauchen Sie gar nicht erst anfangen.")

Sollte es also zu Unzufriedenheiten und Vermeidungsversuchen kommen, müssen diese nichts mit der eigenen Performance zu tun haben, sondern können durch motivationale Charakteristika bedingt sein. Dieses Wissen entspannt und erlaubt eine bessere Kontaktaufnahme mit dem Teilnehmer, da dessen ablehnendes Verhalten nicht weiter den eigenen Selbstwert bedroht.

3.1.3 Erwartungshaltung und Kontrollüberzeugung

Erwartungen sind entscheidend für den Erfolg eines Entspannungsverfahrens (Grawe, 1994). Die Erwartungen der Teilnehmer zu kennen und, wenn nötig, in die richtige Richtung zu lenken, ist daher wesentlich für die erfolgreiche Vermittlung. Obwohl eine intrinsische Motivation ein wesentlicher Prädiktor des Transfererfolgs ist (Bernardy et al., 2008), sind die Erwartungen bei den Teilnehmern oft *zu* hoch. Als Ziel wird etwa angegeben, keine Schmerzen mehr zu haben, die Migräne zu heilen oder wieder durchschlafen zu können. Eine Enttäuschung und Demotivation sind bei zu hohen Zielen vorprogrammiert. Zu Beginn eines neuen Kurses sollte die Kursleiterin daher aufklären, was durch Entspannung realistisch erreichbar ist – und was nicht. Das sorgt für realistische Ziele und beugt ebenfalls einer zu hohen internalen Kontrollüberzeugung vor, die hinderlich für das Erlernen eines Entspannungsverfahrens ist (Krampen, 1985). Gelungene Entspannung benötigt eine abwartend-passive Haltung. Ein ausgeprägter Kontrollwunsch hingegen führt zu einer aktiven Haltung und Leistungsorientierung, die Entspannung verhindert.

Hintergrund: Kontrollüberzeugungen
Basierend auf Rotters (1966) sozialer Lerntheorie, beschreibt die *internale* Kontrollüberzeugung das Ausmaß der Idee, Ereignisse selbst kontrollieren zu können, sodass diese als Konsequenz der eigenen Entscheidungen bzw. des eigenen Verhaltens verstanden werden. Die *externale* Kontrollüberzeugung beschreibt hingegen das Ausmaß der Idee, mit der Schicksal, Zufall oder andere Personen für eigene Erlebnisse verantwortlich gemacht werden.
   Verfahren wie dem Autogenen Training (AT) haftet bis heute in der Vorstellung vieler Teilnehmer noch etwas Magisches an. „Irgendwas mit Hypnose", ist die Antwort, die man oft auf die Frage bekommt, welches Vorwissen zu autosuggestiven Verfahren besteht. Mit Hypnose wiederum verbindet sich oft die Hoffnung, etwas gehe „im Schlaf" weg. Diese Erwartung kann zu Passivität führen und begünstigt eine Überhöhung der Kursleiterin, die nun verantwortlich für die Besserung der eigenen Beschwerden ist. Eine solch externale Kontrollüberzeugung wirkt sich nachteilig auf das eigenständige Üben nach Abschluss eines Kurses aus (Hahnewald, 1989).
   Manchmal entdeckt man Teilnehmer mit solch einer passiven Änderungshaltung erst spät im Kursverlauf, da sie zunächst eher positiv als „dankbare Kundschaft" in Erscheinung treten. Die Forderung von Eigenengagement (z. B. in Form regelmäßigen häuslichen Übens) lässt das Problem schließlich zutage treten: Nun

tauchen Übungserschwernisse auf, und die Erfolge mit der Methode gehen zurück. Oft wird dann um weitere Anleitungen gebeten oder der Wunsch geäußert, eine Sprachaufnahme mit der Stimme der Kursleiterin zu bekommen. Dieser sollte bewusst sein, dass sie *gegen* das Wohl des Teilnehmers handelt, wenn sie seinen Wünschen nachkommt: Führt er seinen Übungserfolg weiterhin external auf die Kursleiterin zurück, verhindert das im weiteren Verlauf wahrscheinlich die Nutzung des Verfahrens als Selbsthilfemethode.

3.2 Die Situation der Kursleiterin

3.2.1 Selbsterfahrung und Qualifikation

Entspannung ist ein derart basales Thema, dass kaum glaubhaft vermittelbar ist, hier *keinen* eigenen Bedarf zu haben. Besteht ein Bedarf, ist ebenso schwer zu erklären, warum man selbst keine Entspannungsverfahren nutzt. Ist es also in vielen Bereichen der therapeutischen Arbeit möglich oder sogar geboten, keine eigenen (akuten) Erfahrungen mit dem Gruppeninhalt zu haben, man denke hierbei an Gruppen für Personen mit Psychosen oder Substanzabhängigkeit, ist es im Entspannungsbereich unerlässlich.

Anweisungen zur Entspannung von einer Kursleiterin zu bekommen, die gestresst und überfordert wirkt, löst mit Sicherheit Irritationen bei den Teilnehmern aus. Eine entspannte Kursleiterin wirkt über die Vermittlung hinaus als Modell und fördert die Übernahme von entspannungsbezogenen Haltungen. Von Bedeutung ist das Modelllernen insbesondere dann, wenn Instruktionen allein nicht genügen, um Verhalten oder dessen Vorteile zu vermitteln (Perry, 2015). Gerade bezüglich der langfristigen Auswirkungen von Entspannung kommt der Modellfunktion der Kursleiterin daher eine wesentliche Bedeutung zu. Eine entspannte Kursleiterin, die nicht erklärt, sondern *zeigt,* welche Auswirkungen Entspannungsverfahren haben, wirkt als Modell effektiv auf den Anwendungs- und Transfererfolg der Teilnehmer.

▶ Abweichend von anderen psychotherapeutischen Gruppen und Themen muss im Entspannungskurs eine hohe Identifikation von Kursinhalt und Kursleitung vorhanden sein.

Das jeweils unterrichtete Verfahren muss die Kursleiterin jedoch nicht selbst anwenden: Nicht für jeden ist jedes Verfahren geeignet, und es wäre eine unsinnige Einschränkung, nur das eine selbst genutzte Verfahren zu vermitteln. Ebenso unsinnig wäre es, fünf verschiedene Verfahren über den Tag zu verteilen, um jedes mit gutem Gewissen unterrichten zu können. Wenn die Kursleiterin selbst jedoch *kein* Entspannungsverfahren für sich anwendet, kann sie auch kein authentisches Modell sein und wird die Vorteile der Verfahren nicht glaubhaft vermitteln, geschweige denn, bei motivationalen Problemen Abhilfe schaffen können. Es sollte also *(irgend)ein* Verfahren geben, dass die Kursleiterin selbst erfolgreich anwendet und in ihr Leben integriert hat.

Nicht empfehlenswert ist auch das Gegenteil der gestressten Kursleiterin. Gemeint ist die überzogene Selbstpräsentation als „dauerentspannt" oder (noch schlimmer) als allwissende Entspannungsmeisterin. Auch dies würde dem Wesen der Entspannungsverfahren völlig zuwiderlaufen, handelt es sich doch um alltagsnahe und natürliche Prozesse, die systematisch gefördert werden. Entspannung, richtig vermittelt, ist daher immer unprätentiös, bescheiden und leise.

Hintergrund: Qualifikation
- **Inhaltlich** ist zu fordern, dass Kursleiter die vermittelten Verfahren in Theorie und Praxis beherrschen, die physiologischen und psychologischen Hintergründe von Entspannung verstehen, mit Indikationen und Kontraindikationen vertraut und ausreichend therapeutisch qualifiziert sind, um eine angemessene, der Form der Vermittlung adäquate, Arbeitsbeziehung zum Teilnehmer aufbauen zu können.
- **Formal** können die Qualifikationen für den Präventions- und den Psychotherapiebereich unterschieden werden. Um im Rahmen der Prävention nach § 20 Sozialgesetzbuch (SGB) Fünftes Buch (V) einen Kurs anbieten zu können, der durch die Krankenkasse des Teilnehmers (teil-)erstattet werden kann, muss eine Qualifikation nach den aktuell gültigen Richtlinien der Zentralen Prüfstelle Prävention (www.zentrale-pruefstelle-praevention.de) vorliegen. Für die Durchführung und Abrechnung von übenden Verfahren (Progressive Muskelrelaxation nach Jacobson, AT und Hypnose) in der kassenärztlichen Behandlung werden in der Psychotherapie-Vereinbarung (Fassung vom 28.11.2024, abrufbar unter: www.kbv.de) als Minimum zwei durch Ärzte- oder Psychotherapeutenkammern zertifizierte Fortbildungsveranstaltungen im jeweiligen Verfahren im Abstand von mindestens drei Monaten und im Umfang von jeweils mindestens 16 Stunden (oder der nachgewiesene Erwerb eingehender Kenntnisse, Erfahrungen und Fertigkeiten durch Aus- und Weiterbildungszeugnisse) vorausgesetzt. Die Vorgaben der großen Verbände sehen nachvollziehbarerweise deutlich höhere Qualifikationsnachweise als gerechtfertigt an (vgl. hierzu etwa die Regularien der Deutschen Gesellschaft für Entspannungsverfahren, zu finden unter: www.dg-e.de).

3.2.2 Prävention und Psychotherapie

Die Beziehung zum Gegenüber und dessen individuelle Psychopathologie stehen naturgemäß in einem Entspannungskurs weniger im Fokus als in einer Psychotherapie. Im Kurs bildet die Vermittlung des Verfahrens den Anlass für das Zusammentreffen. Zu Recht wird es Kursleitern vorgeworfen, wenn sie die Entspannung aus den Augen verlieren und sich stattdessen schwerpunktmäßig mit psychotherapeutischen Themen beschäftigen. Ein solches Vorgehen kann eine Grenzverletzung darstellen, da sich die Teilnehmer eines Entspannungskurses in der Regel nicht explizit bereit erklärt haben, an persönlichen Fragestellungen zu arbeiten. Bewegt sich das Gespräch also in diese Richtung, ist eine hohe Sensibilität vonnöten, die es dem Teilnehmer ohne Gesichtsverlust gestattet, das beschrittene Themenfeld zu verlassen.

Ein individuelles Eingehen auf den Teilnehmer ist natürlich auch im Präventionskurs wichtig. Fehlt dieses, können wesentliche Aufgaben wie die Anpassung der Übungsvorgaben auf die Bedürfnisse des Teilnehmers nicht mehr geleistet werden. Empfindet die Kursleiterin die Entspannungsgruppe als „langweilig", kann das zu einem monotonen „Abspulen" des Kursprogramms und zu einem völligen Beziehungsabbruch führen. Das passiert beispielsweise, wenn die Therapeutin die Gruppe kurz begrüßt, die richtige Audiodatei auswählt und dann den Raum wieder verlässt. Mit Entspannungstherapie hat dies dann außer dem Namen nichts mehr gemein. Krampen (2013) macht auf eine weitere Problematik aufmerksam, die durch erlebte Langeweile entstehen kann: Kursleiter versuchen ihr zu entgehen, indem sie beginnen, mit den Übungen zu experimentieren und diese nach eigenen Ideen und Erfahrungen umzugestalten. Hierbei ist es jedoch möglich, dass eine ungeprüfte subjektive Idee der nachgewiesen effektiven Vorgehensweise vorgezogen wird und sich so die Wirksamkeit reduziert.

Natürlich kann eine Vermischung von entspannungszentriertem Vorgehen und Psychotherapie auch sinn- und wirkungsvoll sein, z. B. bei der Nutzung von Entspannungsmethoden in der Einzel- oder Gruppentherapie. Entscheidend ist jedoch das „Etikett", das die Gruppe trägt. Und bei einer Entspannungsgruppe sollte Entspannung im Mittelpunkt der Bemühungen der Kursleitung stehen! Ausführliche Beschreibungen und Empfehlungen zur Herstellung der nötigen Balance von Thema, individuellen und Gruppenbedürfnissen in themenzentrierten Gruppen finden sich bei Cohn (2009).

3.2.3 (Über-)Fürsorge und Helfermotivation

Die eigene Motivation, anderen Menschen zu helfen – hier in Form des Anbietens von Entspannungskursen –, sollte im Rahmen der Selbsterfahrung ausgiebig betrachtet worden sein. Ist dies bislang ausgeblieben, z. B. aufgrund eines Grundberufs, der keine Selbsterfahrung vorsieht, lohnt sich ein kritisches Hinterfragen der eigenen Motive.

Schaden entsteht bei ungenügender Selbstreflexion oft dadurch, dass die Kursleiterin (meist aus einer eigenen, unverstandenen Hilfsbedürftigkeit heraus) *zu hilfreich* agiert. In diesem Fall nimmt sie dem Teilnehmer alles ab und verschafft ihm jede denkbare Bequemlichkeit. Vermittelt sie ihm jedoch, dass *sie* für sein gutes Gefühl zuständig ist, verstärkt sie eine passive Erwartungshaltung und senkt seine eigene, aktive Motivation. Auch unterstützt sie möglicherweise die Idee, dass der Teilnehmer die Aufgabe nicht selbst übernehmen *kann* und sie deshalb einspringen *muss*. Dies wertet die Ressourcen des Teilnehmers ab und bestärkt ihn potenziell in seiner eigenen Wahrnehmung, schwach und hilfebedürftig zu sein. Seine Bedürftigkeit wird durch dieses Verhalten dementsprechend größer und nicht kleiner.

Zwar gibt es keine Standardlösung für alle Problemlagen und es kann natürlich geboten sein, Ausnahmen zu machen, wenn die Alternative sonst ein Kursausschluss oder -abbruch wäre. Wichtig ist jedoch stets eine kritische Prüfung, ob das gewählte Verhalten wirklich eine Hilfe darstellt, die langfristig nützt, oder ob lediglich kurzfristig eine Entlastung, also vermeintliche Hilfe, angeboten wird, die das therapeutische Selbstwertgefühl aufgrund der folgenden Dankbarkeit hebt (vertiefend zum Thema „Helfersyndrom": Schmidbauer, 2002).

Beispiel

In Entspannungsgruppen melden sich oft bereits zu Beginn der ersten Stunde Teilnehmer bei der Kursleiterin, die um eine Sonderbehandlung aufgrund bestimmter Symptome oder Störungen bitten. Hierbei werden etwa soziale Ängste benannt, die eine Teilnahme an den Gesprächsrunden verhinderten. Da die Rückmeldung der Kursleiterin wichtig ist, schlägt sie nun ihrerseits vor, diese am Ende der Stunde durchzuführen, wenn die anderen Teilnehmer den Raum bereits verlassen haben. Statt ihre sozialen Ängste zu reduzieren, erhält die Teilnehmerin so eine Bestätigung für die Schwere ihrer Symptomatik und eine Verstärkung ihrer Vermeidungsstrategie in Form von exklusiver Zeit mit der Kursleiterin. Eine adäquatere Vorgehensweise wäre es, die Teilnehmerin langsam an die Rückmeldungen in der Gruppe heranzuführen (z. B. durch das Vereinbaren von Gesten, die sukzessive in Richtung ausführlicher verbaler Rückmeldungen weiterentwickelt werden) und sie kontinuierlich bei ihrer Anstrengung in diese Richtung hin zu verstärken. ◄

Nur kurzfristig hilfreich ist zudem oft der Versuch, traurigen Kursteilnehmern zu helfen. Obwohl im Kurs meistens Selbstwahrnehmung und -akzeptanz als Ziele entspannungstherapeutischer Verfahren kommuniziert werden, geschieht oft das Gegenteil, wenn ein Teilnehmer Traurigkeit äußert oder während der Gruppensituation zu weinen beginnt. Sofort werden Taschentücher gezückt und die Tränen getrocknet. Interventionen sind darauf ausgerichtet, zu ergründen, was getan werden kann, damit „es wieder gut ist". Diese Form der „Hilfe" invalidiert jedoch das Erleben des Teilnehmers und beinhaltet die implizite Aufforderung, er solle sich wieder „richtig" fühlen. Besser wäre es, die Traurigkeit wie jede andere Emotion zu behandeln und sie explorierend zu begleiten, sofern der Teilnehmer dies wünscht. Die Erfahrung, Traurigkeit zu erleben, im Rahmen eines Gruppengeschehens ausdrücken zu dürfen und *selbst* angemessen für sich zu sorgen, kann eine bedeutsame korrigierende Erfahrung sein (vgl. Stevens, 2006).

3.3 Beziehung von Kursleitung und Teilnehmern

Die Beziehung von Kursleitung und Teilnehmern ist für den Erfolg der Vermittlung nicht zu unterschätzen, ist doch die therapeutische Beziehung eine der stärksten Prädiktoren des Therapieergebnisses (Martin et al., 2000). Wie für die

Psychotherapie, gilt das auch für die Vermittlung von Entspannung (vgl. z. B. Bernstein & Berkovec, 2018).

Verschiedene Faktoren können die Beziehung zum Teilnehmer schädigen. Sie zu kennen, ermöglicht oft bereits ihre Vermeidung oder, sollte das nicht möglich sein, den unaufgeregten Umgang mit ihnen.

Eine Gefahr für die Beziehung ist das Aufkommen einer unangemessenen Intimität, die dem Ziel der Vermittlung eines Entspannungsverfahrens entgegensteht und unabhängig hiervon eine professionelle Arbeitsbeziehung verhindert. Die Gefahr ist naturgemäß in der Einzelbehandlung größer, als in der Kurssituation (vgl. Abschn. 1.3.2). Völlig umgehen lässt sich das Feld der unangemessenen Beziehungswünsche nicht. Es kann jedoch im Vorfeld einiges unternommen werden, um das Risiko von Fehldeutungen zu reduzieren.

> **Die Arbeitsbeziehung unterstützende Settingvariablen**
> - Klare Abgrenzung der Übungs- von der Gesprächssituation
> - Erklärung aller Elemente, die bei der Entspannung genutzt werden (und die abweichend von der sonst üblichen Situation sind)
> - Konsequenter Verzicht auf alle „Wohlfühlelemente", die mit intimen Situationen assoziiert werden (Duftlampen, Kerzen, Musik…)
> - Bewusster Einsatz und Training der eigenen Stimme, Vermeidung aller „erotischen" Nuancen, die gerade bei der Übungsanleitung auftauchen können
> - Dem Arbeitskontext angepasste Kleidung
> - Zurückhaltende und bewusst-selektive Selbsteinbringung
> - Angemessene Distanz dem einzelnen Teilnehmer und der Gesamtgruppe gegenüber

Äußert ein Teilnehmer Empfindungen, die die professionelle Beziehung verlassen, muss dem Setting entsprechend verfahren werden: In einer Kurssituation lässt sich ein intimes Thema in der Regel nicht klären. Hierfür ist ein Einzelgespräch notwendig. Befinden sich Patient und Therapeutin in einem (einzel-)psychotherapeutischen Kontext, kann die Klärung der Wünsche, die an die Therapeutin herangetragen werden, essenziell für das Fortschreiten der Therapie und die Entwicklung des Patienten sein. Die *therapeutische* Bearbeitung der Wünsche setzt jedoch eine Beziehung voraus, die über die Teilnahme an einem Entspannungskurs hinausreicht. Eine solche Klärung (z. B. kurz nach der Kursstunde) anzustreben, ist potenziell grenzverletzend, da der Teilnehmer sich nicht aus einer Therapeut-Patienten-Beziehung heraus offenbart. In einem reinen Kurssetting fehlen darüber hinaus die wesentlichen Bestimmungsstücke der Einzeltherapie (Anamnese, Diagnose, Zielvereinbarung, Aufklärung, Vertrag, Schweigepflicht …). Werden also in einem Kurs unangemessene Wünsche an die Therapeutin herangetragen, besteht die angemessene Reaktion zumeist darin, die Arbeitsbeziehung verbal zu markieren und den Teilnehmer aufzufordern, sich dieser entsprechend zu verhalten. Gelingt ihm dies nicht, führt in der Regel kein Weg an einem Kursausschluss vorbei.

Problematische Empfindungen seitens der Patienten, die zu Komplikationen und Krisen in Therapieverläufen führen, können gelegentlich vorkommen. Oft sind diese, wie bereits erwähnt, heilsam für die weitere Entwicklung. Manchmal führen sie jedoch auch zur Notwendigkeit eines Therapeutenwechsels. Sollte es jedoch häufig vorkommen, dass Teilnehmer sich mit privaten Beziehungswünschen an die Kursleitung wenden, so muss diese kritisch hinterfragen, welche Signale sie aussendet. Auch das sollte in der Supervision thematisiert werden und bedarf möglicherweise zusätzlicher Selbsterfahrung.

Supervisorische Hilfe sollte man sich als Kursleiter ebenfalls holen, wenn *eigene* Wünsche an die Beziehung zum Teilnehmer aufkommen, die der professionellen Arbeitsbeziehung nicht angemessen sind. Diese müssen einer Klärung zugeführt werden, da sonst die Gefahr eines Missbrauchs des Patienten für die eigenen (möglicherweise ungeklärten) Bedürfnisse gegeben ist.

Der Hinweis auf die Gefahren, die aus einer Entspannungssituation entstehen können, sollte nun jedoch nicht zu einer drastischen Erhöhung der Distanz zum Teilnehmer führen. Denn auch das hätte negative Effekte auf die Entspannung. Derra und Linden (2022) machen auf die besondere Bedeutung der Therapiebeziehung in der Entspannung aufmerksam: Durch die Form der Übungen (geschlossene Augen, liegende Haltung) kann ein angstinduzierendes Erleben von Ausgeliefertsein entstehen. Eine vertrauensvolle, tragende Beziehung wirkt dem entgegen und ist daher gerade in der Entspannungstherapie vonnöten!

Literatur

Bernardy, K., Krampen, G., & Köllner, V. (2008). Prädiktoren des Alltagstransfers eines stationär erlernten Entspannungstrainings. *Die Rehabilitation, 47*(06), 359–365.
Bernstein, D. A., & Borkovec, T. D. (2018). *Entspannungstraining: Handbuch der Progressiven Muskelentspannung nach Jacobson* (14. Aufl.). Stuttgart: Klett-Cotta.
Brehm, J. W. (1966). *A theory of psychological reactance.* New York: Academic Press.
Cohn, R. C. (2009). *Von der Psychoanalyse zur themenzentrierten Interaktion: von der Behandlung einzelner zu einer Pädagogik für alle.* Stuttgart: Klett-Cotta.
Derra, C., & Linden M. (2022). Entspannungsverfahren. In: M. Linden & M. Hautzinger (Hrsg.), *Verhaltenstherapiemanual – Erwachsene* (9. Aufl.). Berlin, Heidelberg: Springer.
Grawe, K. (1994). *Psychotherapie im Wandel: Von der Konfession zur Profession* (2. Aufl.). Göttingen: Hogrefe.
Hahnewald, M. (1989). Patienteneinstellungen als Erfolgsprädiktoren beim Autogenen Training. *Zeitschrift für die gesamte Hygiene und ihre Grenzgebiete, 35,* 44–45.
Krampen, G. (1985). Zur Bedeutung von Kontrollüberzeugungen in der klinischen Psychologie. *Zeitschrift für Klinische Psychologie, XIV*(2), 101–112.
Krampen, G. (1992). *Einführungskurse zum Autogenen Training: Ein Lehr- und Übungsbuch für die psychosoziale Praxis.* Göttingen: Verlag für angewandte Psychologie.
Krampen, G. (2013). *Entspannungsverfahren in Therapie und Prävention.* Göttingen: Hogrefe.
Martin, D. J., Garske, J. P., & Davis, M. K. (2000). Relation of the therapeutic alliance with outcome and other variables: a meta-analytic review. *Journal of Consulting and Clinical Psychology, 68*(3), 438.

Perry, M. (2015). Modelldarbietung. In: M. Linden & M. Hautzinger (Hrsg.), *Verhaltenstherapiemanual*. Berlin, Heidelberg: Springer.
Raab, G., Unger, A., & Unger, F. (2022). *Marktpsychologie. Grundlagen und Anwendungen* (5. Aufl.). Wiesbaden: Springer Gabler.
Rains, S. A., & Turner, M. M. (2007). Psychological reactance and persuasive health communication: a test and extension of the intertwined model. *Human Communication Research, 33*, 241–269.
Rotter, J. B. (1966). Generalized expectancies for internal versus external control of reinforcement. *Psychological Monographs: General and Applied, 80*(1), 1.
Schmidbauer, W. (2002). *Helfersyndrom und Burnout-Gefahr*. München: Elsevier.
Shen, L. (2011). The effectiveness of empathy – versus fear-arousing antismoking PSAs. *Health Communication, 26*, 404–415.
Shen, L. (2015). Antecendents to psychological reactance: the impact of threat, message frame and choice. *Health Communication, 30*, 975–985.
Stevens, J. (2006). *Die Kunst der Wahrnehmung. Übungen der Gestalttherapie*. Gütersloh, München: Gütersloher Verlagshaus.

Praktische Vorbereitungen

4

▶ Die Kursvorbereitung ist für eine gelungene Kursleitung unerlässlich, damit die Teilnehmer zufrieden sind und motiviert bleiben sowie Fehlzeiten und Kursabbrüchen vorgebeugt wird. Abschn. 4.1 zeigt, wie Sie sich richtig vorbereiten und warum Sie es damit auch nicht übertreiben sollten. Die Abschn. 4.2 und 4.3 behandeln weitere Faktoren, die für das Gelingen eines Kurses wesentlich sind, z. B. die Raumtemperatur, Sitzgelegenheiten und optimale Zeiten für die Kursstunden. Welche Informationen Sie Teilnehmern schon vor Kursbeginn geben und was Sie vorab erfragen sollten, ist Thema in Abschn. 4.4. Über Kontraindikationen und wie im Vorfeld eines Kurses professionell mit ihnen umgegangen werden kann, klärt Abschn. 4.5 auf. Zum Schluss fasst eine Checkliste in Abschn. 4.6 zusammen, wie Sie gut ausgerüstet in die erste Stunde starten.

4.1 Das richtige Maß

Viele Kurse scheitern, bevor sie begonnen haben. Meist liegt das an einer ungenügenden Vorbereitung. Erscheint die Kursleiterin unvorbereitet zur Stunde, hat sie z. B. benötigtes Material nicht dabei oder sich nicht auf die Bedienung der technischen Geräte vorbereitet, interpretieren die Teilnehmer dies als Inkompetenz und haben weniger Vertrauen in sie. Das wiederum erschwert den Erfolg des Verfahrens. Eine minutiöse Planung ist ebenfalls von Nachteil, da kein Raum für

---

Ergänzende Information Die elektronische Version dieses Kapitels enthält Zusatzmaterial, auf das über folgenden Link zugegriffen werden kann: https://doi.org/10.1007/978-3-662-71404-1_4.

© Der/die Autor(en), exklusiv lizenziert an Springer-Verlag GmbH, DE, ein Teil von Springer Nature 2025
S. Strauß, *Entspannungstherapie,* Psychotherapie: Praxis,
https://doi.org/10.1007/978-3-662-71404-1_4

Änderungen bleibt, die aufgrund von individuellen Verfahrensanpassungen oder gruppendynamischen Prozessen notwendig werden können.

Auch eine fehlerhafte Planung, oft im Sinne eines „zu viel des Guten", kann einen erfolgreichen Kursverlauf erschweren. Gemeint ist hiermit eine aufwandsintensive Vorbereitung, die Raum und Atmosphäre (z. B. durch Blumen, Duftkerzen oder Hintergrundmusik) angenehmer gestalten und so das Wohlbefinden der Teilnehmer verbessern soll. „Wie kann es denn falsch sein, sich um den Teilnehmer zu kümmern und den Raum hierfür angenehm und entspannend zu gestalten?", ist eine Frage, die oft aufkommt, wenn dieser Punkt in Ausbildungsgruppen besprochen wird.

Eine Antwort liegt in der Lernpsychologie und der klassischen Reiz-Reaktions-Kopplung: Der Teilnehmer verbindet alles, was ihm regelmäßig angeboten wird, mit seinem Entspannungserleben. Wenn während einer Entspannungsübung immer eine bestimmte Musik gehört wird, kann (nach einigen Übungszyklen) die Musik allein bereits zu einer gewissen Entspannung führen. Umgekehrt kann es schwierig werden, in die Entspannung zu finden, wenn die Musik fehlt. Hinweisreize, die außerhalb der übenden Person liegen, setzen die Hürde für das Erlernen von Entspannung dementsprechend nach oben und führen potenziell in eine Abhängigkeit von Geräuschen, Gerüchen oder anderen Reizbedingungen. Dies ist das Gegenteil des erwünschten Effekts und sorgt mit einer hohen Wahrscheinlichkeit für Transferschwierigkeiten.

▶ Bei der Vermittlung von Entspannungsverfahren sollte auf den regelmäßigen Einsatz externer Stimuli wie Musik oder Duftkerzen aufgrund möglicher negativer Auswirkungen auf die Konditionierung der Entspannungsreaktion verzichtet werden.

Die „Zu-viel-des-Guten"-Problematik betrifft ebenfalls die Assoziationen des Kursteilnehmers, die entstehen, wenn die Entspannung in einer stark vom Alltag abweichenden Wahrnehmungs- und Erlebensumgebung stattfindet. Entspannung wird so zu etwas, das besonderer Vorbereitung und Anstrengung bedarf. Dem Teilnehmer erschwert auch diese Idee, sich zukünftig möglichst zu jeder Zeit und an jedem Ort entspannen zu können. Doch genau das ist das „Geschenk" der Entspannungsverfahren.

Derra (2017) macht zudem darauf aufmerksam, dass es sich bei Verfahren wie der Progressiven Relaxation (PR) um aktive Entspannungsmethoden handelt, die wache Teilnehmer erfordert. Eine vom Verfahren ablenkende Atmosphäre, die eher durch eine „regressive Wohlfühlstimmung" (ebd.) gekennzeichnet ist, fördere Passivität und führe dann schnell zu Enttäuschungen. Abschließend sei noch die Motivation erwähnt, da auch diese durch eine zu sehr auf Wohlbefinden ausgerichtete Kursgestaltung negativ beeinflusst werden kann: Muss der Teilnehmer nicht selbst aktiv werden, um sich zu entspannen, übergibt er die Verantwortung hierfür an die Kursleiterin (s. auch Abschn. 3.1.3).

▶ Entspannung sollte alltagstauglich sein und weder besondere Vorbereitungen noch Rahmenbedingungen benötigen.

Kursleiter sollten es den Teilnehmern nun jedoch nicht „extra" unbequem machen. Ein Entspannungsverfahren erlernt sich leichter unter störungsarmen und entspannten Bedingungen. Sind Teilnehmer external motiviert, können frühe Übungserfolge den Grundstein für den Wechsel hin zu einer internalen Motivation legen (Krampen, 2013): Löst die Entspannungsübung als Konsequenz ein Wohlbefinden aus, verstärkt das operant die Ausführung der Übung und erhöht so deren Ausführungswahrscheinlichkeit in der Zukunft („law of effect"; Thorndike, 1927). „Verhindere alle von außen kommenden Störungen" (Bernstein & Borkovec, 2018), kann daher weiterhin als Leitlinie, gerade für die ersten Sitzungen, gelten.

Für die praktischen Vorbereitungen bedeutet das, ein wesentliches Augenmerk auf Raum-, Zeit- und weitere Variablen der Kursgestaltung zu legen (Abschn. 4.2 und 4.3). Je geringer die Vorerfahrung des Teilnehmers ist, desto optimaler sollte die Kurssituation in Richtung Entspannung gestaltet sein. Im Kursverlauf ist es jedoch ebenso wichtig, die zunächst optimalen Bedingungen dem Alltag anzunähern und, vor allem gegen Ende des Kurses, bewusst zunehmend Störungen miteinzubauen. Erlebt der Teilnehmer Entspannung dauerhaft nur, wenn alle Rahmenbedingungen maximal gut sind, erschwert das die Anwendung unter Alltagsbedingungen und neurotische Haltungen werden gefördert („Nur wenn *alles* stimmt, kann ich zur Ruhe kommen").

▶ Zunächst werden entspannungs*begünstigende* Umstände im Kurs gefördert. Im weiteren Verlauf nähert sich die Übungspraxis sukzessive den Alltagsbedingungen an, um den Transfer zu erleichtern.

4.2 Raumfaktoren

4.2.1 Temperatur

Da die Wohlfühltemperatur intra- und interindividuell stark schwankt und von einer Vielzahl von Faktoren abhängt, empfiehlt es sich als Grundregel, den Raum eher zu kühl als zu warm zu temperieren. Gegen Kühle können die Teilnehmer selbst etwas unternehmen und so, auch in einem selbstwirksamen Sinne, für sich sorgen. Zudem führt ein zu warmer Raum eher zu Konzentrationsproblemen, Müdigkeit und Kopfschmerzen und erhöht die Wahrscheinlichkeit, dass Teilnehmer während der Übungen einschlafen (zum Problem des schlafenden Teilnehmers s. Abschn. 8.2).

Hintergrund: Übungstemperatur
Um die in vielen Verfahren zentralen Wärmesensationen besser wahrnehmen zu können, wird oft eine Erhöhung der Ausgangstemperatur empfohlen (vgl.

z. B. Vaitl, 2020). Erklärt wird das vor allem physiologisch mit der verbesserten Empfindlichkeit der Alpha- und Beta-Rezeptoren bei hohen Umgebungstemperaturen. Obwohl aus den genannten Gründen von einer überdauernd hohen Temperatur im Kursraum eher abgesehen werden sollte, empfiehlt sich der Hinweis auf eine höhere Umgebungswärme, wenn bei den Übenden Schwierigkeiten auftauchen, initial Wärmesensationen wahrzunehmen.

4.2.2 Geräusche und Akustik

Die Raumgeräusche sollten, vor allem zu Beginn einer neuen Gruppe, möglichst leise sein und in den Hintergrund treten. Fenster und Türen werden daher während der Übungen geschlossen und störende Geräuschquellen (wie z. B. der für die Theorievermittlung genutzte Beamer) ausgeschaltet. Ein Schild an der Tür, das auf den stattfindenden Entspannungskurs aufmerksam macht, kann zusätzlich nützen. Es schadet jedoch nicht, den Teilnehmern von Beginn an die Haltung zu vermitteln, dass Geräusche zum Leben – und so auch zum Entspannungskurs – dazu gehören. Ausführliche Hinweise zum konkreten Umgang mit störenden Geräuschen finden sich in Abschn. 8.1.

Im weiteren Übungsverlauf sollten Geräuschquellen bewusst integriert und auch dann nicht eliminiert werden, wenn es möglich wäre. Die Fähigkeit, auch unter suboptimalen Bedingungen zu entspannen, fördert die Anwendbarkeit der Übungen im alltäglichen Leben und sollte explizit besprochen werden: „Was nützt Ihnen ein Verfahren, das Sie nur bei absoluter Stille anwenden können, in Ihrem Leben wirklich?"

Für einen Test der Raumakustik ist es sinnvoll, einen Helfer dabeizuhaben, der rückmeldet, wie er die Stimme der Kursleiterin an verschiedenen Punkten des Raumes wahrnimmt. Dies kann sich auf die Größe des Sitzkreises oder die möglichen Übungspositionen auswirken.

4.2.3 Technik

Findet der Kurs nicht in den eigenen Räumlichkeiten statt, empfiehlt es sich, den Gruppenraum *vor* Beginn des Kurses aufzusuchen und die Nutzungsmöglichkeiten und -erschwernisse vor Ort kennenzulernen. Zur Prüfung gehört es, zu klären, ob Heizungen vor Beginn des Kurses an- oder abgedreht werden müssen, Fenster geöffnet und Klimaanlagen reguliert oder ausgeschaltet werden können. Auch ein entspannter Umgang mit der genutzten Technik sollte möglich sein. Vor Beginn des Kurses muss also die Nutzung von Raumbeleuchtung, Leinwand und elektrischen Rollos geklärt sowie die Funktionsweise von Beamer und Musikanlage bekannt sein.

Ein Kursleiter, der während des Kurses (evtl. mithilfe der Teilnehmer) beginnt, sich mit Bedienungsfragen auseinanderzusetzen und hierüber Zeit verliert oder selbst zunehmend nervös agiert, vermittelt der Gruppe ein Bild der Unprofessionalität und löst potenziell Ärger bei den Teilnehmern aus: Eine mangelnde Vorbereitung wird häufig mit mangelnder Wertschätzung assoziiert.

4.2.4 Größe

Der Raum sollte eine Größe aufweisen, die es den Teilnehmern ermöglicht, entspannt nebeneinander zu sitzen und, falls dies für die Übungen geplant ist, zu liegen. Als Faustformel gilt hierbei, dass Abstände als angenehm empfunden werden, die es erlauben, die Arme auszustrecken, ohne hierbei den Nachbarn zu berühren. Das sollte bei der Bestuhlung oder beim Auslegen von Matten berücksichtigt werden. Stehen die Stühle erst einmal (zu) eng aneinander, trauen sich oftmals gerade die Teilnehmer, die sich hierdurch am stärksten beeinträchtigt fühlen, am wenigsten, für sich zu sorgen und den Abstand eigeninitiativ zu erhöhen.

Reicht der Platz für die Liegeposition nicht aus, sollte zumindest zu Beginn eines neuen Kurses ein Verzicht auf diese Übungen erwogen werden. Das Erleben einer als grenzüberschreitend empfundenen Nähe verhindert Entspannung und führt so zu reduzierten Lernerfolgen. In der Kurssituation sollten daher die Abstände ausreichend groß vorgegeben sein oder es den Teilnehmern überlassen werden, sich ihren Platz im Raum zu suchen und so den Abstand weitgehend selbst zu bestimmen.

4.2.5 Sitzgelegenheit, -position und -anordnung

Für den Beginn des Kurses empfiehlt es sich, die Teilnehmer auf Stühlen sitzen zu lassen, anstatt sie (z. B. auf Isomatten sitzend) auf den Boden zu platzieren. Auch wenn es für Therapeuten aus dem Ausbildungs- und Selbsterfahrungskontext vertraut ist: Seite an Seite mit geschlossenen Augen neben Fremden auf dem Boden zu liegen, ist für die meisten Menschen eine recht gewöhnungsbedürftige Vorstellung!

▶ Die ersten Übungen sollten, unabhängig von der vermittelten Methode, möglichst im Sitzen und nicht im Liegen durchgeführt werden.

Die Stühle sollten, sofern hierauf Einfluss genommen werden kann, so bequem sein, dass die Teilnehmer ohne besondere (Muskel-)Spannung auf ihnen Platz nehmen können. Die meisten Menschen bevorzugen hierfür Stühle mit Armlehnen. Bei einigen Übungshaltungen sind Armlehnen jedoch hinderlich (Abschn. 6.6.1). Auch die geplanten Übungen sollten daher bereits in die Überlegungen zur Bestuhlung miteinbezogen werden. Armlehnen können sich zudem für übergewichtige Personen als Problem erweisen. Daher sollten alternative Sitzgelegenheiten vorhanden sein und bei Bedarf angeboten werden können.

Personen mit einer geringeren Körpergröße haben auf Stühlen oft Schwierigkeiten, da die Füße nicht bis auf den Boden reichen, wenn die Haltung zugleich entspannt sein soll. Hierzu sind Hocker, Bänkchen oder auch mehrfach gefaltete Decken empfehlenswert, die den Abstand zum Boden verringern. Schildern Teilnehmer das „Einschlafen" von Gliedmaßen oder Taubheitsempfindungen, sind zumeist ungünstige Haltungen hierfür verantwortlich, die zu einer Minderdurchblutung in den betroffenen Körperteilen führen. Eine bewusste Lageveränderung schafft meist kurzfristig Abhilfe.

Hintergrund: Übungshaltungen
Ein weiterer Grund für die Bevorzugung der Sitzhaltung liegt darin, dass sie *weniger schnell* zu Entspannungseffekten führt als die Liegehaltung. Da die Sitzhaltung die „wichtigere" Haltung ist, da sie in deutlich mehr Situationen angewendet werden kann, sollte die Entspannung vor allem hier funktionieren! Ein späteres Übertragen der Übung auf die Liegehaltung fällt in der Regel sehr leicht und fördert so auch die zunehmende Eigenständigkeit der Teilnehmer im Kursverlauf. Umgekehrt wäre es deutlich schwerer!

Die Kursleiterin sollte die gleiche Sitzgelegenheit nutzen wie die Kursteilnehmer. Gerade dann, wenn es im Kursraum eher unbequeme Sitzgelegenheiten gibt, würde es einen merkwürdigen Eindruck hinterlassen, wenn der einzige bequeme Stuhl der Kursleitung zur Verfügung steht.

Schwierig sind zudem verschiedene Sitzhöhen. Immer wieder kommt es in Kursen vor, dass die Teilnehmer nach Abschluss der Übung auf dem Boden sitzen, während die Therapeutin erhöht auf einem Stuhl positioniert ist. Durch die Art der Entspannungsübung, gerade in der Liegeposition, sind regressive Effekte beim Teilnehmer nicht ungewöhnlich. Diese verstärken sich durch eine Sitzhaltung, bei der die Kursleiterin von unten nach oben angesehen werden muss, noch weiter. Das Ziel ist jedoch ein Teilnehmer auf „Augenhöhe", der selbst für sich Verantwortung übernehmen kann. Eine bewusste Einnahme der Sitzposition fördert dies. Während der Übung (wenn die Teilnehmer ihre Augen geschlossen haben) kann es für die Kursleiterin notwendig sein, erhöht zu sitzen, um die Teilnehmer beobachten zu können und für eine verbesserte Akustik zu sorgen. Da die Übungssituation ohnehin stark regressiv geprägt ist, stört die unterschiedliche Haltung hier nicht. Das bewusste Angleichen der Sitzhöhe unmittelbar nach der Übung zeigt die veränderte Beziehung auf, die sich dadurch in die Richtung eines reflektierenden Gesprächs auf Augenhöhe wandelt.

Als Sitzanordnung ist die Kreisform zu bevorzugen. Diese ermöglicht am besten das Gespräch untereinander und fördert eine wechselseitige Bezugnahme und Beziehungsaufnahme. Auch empfinden wir das Sitzen im Stuhlkreis als „normal", da es uns aus diversen Situationen bekannt ist. So wirkt es sich entspannend auf die neue und möglicherweise ungewohnte Kurssituation aus. Sollte keine Kreisform möglich sein, ist die Halbkreis- oder Hufeisenform besser geeignet als das Sitzen hintereinander in Reihen. Letzteres erschwert die Kommunikation und ist überdies stark mit schulischen Situationen assoziiert.

Der Platz der Kursleitung sollte so gewählt sein, dass sie die Tür im Blick hat und erreichen könnte, ohne die Teilnehmer hierbei massiv zu stören (indem sie z. B. über diese hinweg steigen müsste). Die Tür sollte während der Übung weder durch einen Teilnehmer blockiert noch abgeschlossen sein. Sich zu entspannen, während die Tür geöffnet werden und hierbei gegen Kopf oder Körper schlagen kann, erscheint kaum möglich. Abgeschlossene Türen verstärken, vor allem bei ängstlichen Teilnehmern, die Empfindung, „in der Falle" zu sitzen.

4.2.6 Lichtverhältnisse

Während der Übungsphasen das Licht auszuschalten und die Vorhänge zu schließen, ist eine häufig erteilte Empfehlung. Obwohl es prinzipiell sinnvoll ist, den Raum etwas abzudunkeln und hierfür z. B. grelles Deckenlicht auszuschalten, sollte der Raum jedoch auf keinen Fall völlig dunkel sein, während die Teilnehmer üben. Eine Änderung der Lichtverhältnisse für die Dauer der Übungen sollte geschehen, während die Teilnehmer die Augen noch geöffnet haben. Fühlt sich ein Teilnehmer während der Übung unwohl und beendet eigenständig die Entspannung, muss er sich direkt im Raum orientieren können.

Das Risiko, einzuschlafen, wird bei Dunkelheit erhöht, ebenso das Risiko, dass Teilnehmer Ängste entwickeln und sich daher nicht entspannen können. Auch während der Übungen sollte also immer eine Lichtquelle vorhanden sein. Diese muss ausreichend hell sein, um zudem der Kursleiterin die Möglichkeit zu geben, die Teilnehmer während der Übung blickdiagnostisch zu begleiten. Bei einem Raum mit grellem Licht empfiehlt sich das Mitbringen einer Standlampe, die für ein angenehmeres Licht während der Übung sorgt. Teilnehmern, die sehr lichtempfindlich sind, kann empfohlen werden, sich während der Übung ein Tuch auf die Augen zu legen.

Nach erfolgter Übung sollte die Kursleiterin das Licht direkt wieder einschalten, um die Aktivierung nach der Übung zu unterstützen. Rituale wie das Öffnen eines Fensters unmittelbar nach der Entspannung sorgen nicht nur für frische Luft im Raum, sondern unterstützen die Aktivierung noch zusätzlich, indem sie die Übungs- von der Besprechungssituation durch verschiedene Reize klar abgrenzen.

Genau wie für Geräusche gilt auch bezüglich optischer Reize, dass diese mit zunehmender Übungserfahrung variiert werden sollten, sodass sich die Übungssituation dem Alltag mehr und mehr angleicht. Im späteren Kursverlauf sollte also auch bei ungünstigen Lichtverhältnissen geübt werden können.

4.3 Zeitfaktoren

Ambulant angebotene Kurse finden, bedingt durch die Berufstätigkeit der Teilnehmer, meistens am späten Nachmittag oder Abend unter der Woche statt. Günstig wirkt sich hierbei oft aus, dass die meisten Teilnehmer zu Kursbeginn bereits „vorentspannt" sind, da nun die Freizeit beginnt. Nachteilig kann es sich auswirken, wenn die Teilnehmer sehr hungrig sind oder (um dies zu verhindern) kurz vor Beginn des Kurses gegessen haben. Ein starkes Hungergefühl verhindert Entspannung, ein schweres Essen unmittelbar zuvor wirkt sich bei vielen ermüdend aus und erschwert so ebenfalls die Durchführung der Übungen. Ein „kleiner Snack" vor Beginn der Stunde ist bei den meisten Teilnehmern optimal zur Unterstützung des Trainings.

Beginnt der Kurs nach 21 Uhr, kommt es erfahrungsgemäß zu Komplikationen, da Teilnehmer während der Übungen einschlafen oder zunehmend passiv agieren. Kann die Kursleiterin die Zeit frei bestimmen, z. B. im Rahmen eines Kurses der betrieblichen Gesundheitsfürsorge, sollte als Beginn eine Zeit festgelegt werden, zu der eine natürlich gegebene hohe Wachheit besteht und die Entspannung zugleich eine erwünschte Abwechslung darstellt. Hierzu eignet sich beispielsweise die spätere Vormittagszeit.

Im stationären Setting ist auf die Einbettung der Entspannung in den Tagesablauf zu achten. Sinnvoll ist es, die Entspannung, nach einer ausreichenden Pausenzeit, nachfolgend zu einer sportlichen Aktivität oder Bewegungstherapie anzubieten. Die Wahrnehmung des Körpers ist bereits durch die vorhergehende Aktvierung verbessert und der Wunsch nach Entspannung durch die Anstrengung gesteigert. Auch hier ist natürlich darauf zu achten, die Entspannung nicht unmittelbar nach den Mahlzeiten anzubieten. Nach dem Entspannungskurs sollte es zudem nicht direkt im Programm weitergehen, sondern Zeit zur Verfügung stehen, das Erlebte „nachwirken" zu lassen oder ergebnissichernde Aktivitäten durchzuführen (abhängig von der Entspannungsmethode kann das z. B. das kognitive oder kreative Nachbearbeiten der Erlebnisse sein; Abschn. 6.10).

4.4 Vorinformationen für die Teilnehmer

Die Erwartungshaltung des Teilnehmers der Methode gegenüber ist einer der wesentlichen Prädiktoren für deren tatsächlichen Erfolg (Grawe, 1994). Eine systematische Vorinformation ist daher sinnvoll. Idealerweise informiert die Kursleiterin über das Verfahren, beugt Missverständnissen vor, klärt Erwartungen und motiviert den Teilnehmer für die aktive Rolle, die auf ihn zukommt. Abb. 4.1 zeigt eine beispielhafte Vorinformation.

4.4 Vorinformationen für die Teilnehmer

Materialien aus Strauß, Entspannungstherapie

| Arbeitsblatt 4.1 | Vorinformationen | Seite 1 |

Informationen zu Ihrem Kurs

Ihr Kurs findet jeweils ab … Uhr zu folgenden Terminen statt….

Sie brauchen für Ihre Kursteilnahme weder eine besondere Kleidung noch eine besondere Vorbereitung!

Da wir sowohl im Sitzen als auch im Liegen üben, bringen Sie bitte eine **Unterlage** für sich mit. Dies kann eine Iso- oder Yogamatte sein, eine einfache Wolldecke tut es aber auch. Für die Übungen ist es zudem bequemer, keinen engen **Schmuck** zu tragen und die **Schuhe** auszuziehen – gerne können Sie sich daher **warme Socken** mitbringen und zum Üben beengende Kleidung lockern, Schmuck und Accessoires ablegen.

Mobiltelefone und Tablets dürfen Sie natürlich in den Kursraum mitnehmen – achten Sie aber bitte sorgfältig darauf, dass diese entweder ausgeschaltet oder lautlos gestellt sind. Auch die Vibrationsfunktion stört während der Übungen – schalten Sie daher auch diese ab. Ton- und Bildaufnahmen sind während des Kurses nicht erlaubt. Ausnahmen von dieser Regel müssen gemeinsam im Kurs abgestimmt werden (z. B. Fotografien von Flip-Chart-Aufschrieben oder gemeinsame Gruppenbilder).

Sie brauchen sich nichts zum **Mitschreiben** mitzubringen. Alle wesentlichen Informationen bekommen Sie am Ende der Kursstunde ausgeteilt, so dass Sie sie in Ruhe zu Hause noch einmal nachlesen können. Wenn Sie sich gerne während der Stunde Notizen machen möchten, können Sie dies aber natürlich gerne tun!

Gerne können Sie sich eigene **Getränke** mitnehmen und diese während des Kurses zu sich nehmen. Achten Sie aber bitte darauf, keine stark riechenden Getränke mitzubringen, da diese die anderen Teilnehmer stören könnten.

Am besten werden Ihnen die Übungen gelingen, wenn Sie **ausgeruht zum Kurs** kommen, keinen akuten **Hunger** leiden aber auch nicht bis vor einigen Minuten ein opulentes Mahl verzehrt haben.

Wenn Sie ein paar Minuten zu früh da sein sollten: Bereiten Sie sich auf den Kurs vor, indem Sie ein paar Mal tief durchatmen, Ihre Muskulatur lockern, sich bewusst auf die Entspannung einstellen und den bisherigen Tag hinter sich lassen.

Die Methode, die Sie lernen werden, hilft Ihnen, effektiv zu entspannen. Um sie für sich nutzen zu können, ist neben dem regelmäßigen Kursbesuch vor allem das **Üben** allein, zwischen den Kursstunden, wesentlich. Üben Sie nicht allein, werden Sie die Übungen im Kurs wahrscheinlich dennoch genießen – allerdings profitieren Sie nicht wirklich von der Methode, da Sie auf jemanden angewiesen bleiben werden, der die Übungen mit Ihnen durchführt. Das Ziel ist jedoch, Sie mit einer Methode auszustatten, für deren Anwendung Sie niemanden und nichts brauchen als sich selbst! Haben Sie noch Fragen? Zögern Sie nicht, sie im Kurs zu stellen.

© 2025, Springer-Verlag GmbH Deutschland. Aus: Strauß, Entspannungstherapie.

Abb. 4.1 Arbeitsblatt 4.1 – Vorinformationen

> **Inhalte der Vorinformation**
>
> - Organisation (Beginn und Ende der Stunden, Kurstermine im Überblick)
> - Kleidung (Besondere Kleidung benötigt?)
> - Ausstattung (Matten, Decken, Kissen…)
> - Umgang mit Mobiltelefonen
> - Kursmaterial (Mitschrift nötig?)
> - Kursregeln (z. B. Schweigevereinbarung, Verbot von Aufzeichnungen)
> - Datenschutzvereinbarungen (oder -vorgaben)
> - Pausenregelung
> - Weitere Rahmenbedingungen (z. B. Versorgung mit Getränken)
> - Hilfestellungen (Vorentspannung, Nahrungsaufnahme etc.)
> - Erste Hinweise bezüglich des häuslichen Übens

4.4.1 Kleidung

Alltagskleidung ist für einen Entspannungskurs ausreichend. Sollen die Teilnehmer in Sport- oder Funktionskleidung erscheinen, verstärkt das die Erwartungshaltung, auf Entspannung müsse man sich speziell vorbereiten. Auch wird Entspannung mit Aufwand verbunden und so die Abbruchwahrscheinlichkeit erhöht. Die meisten frei angebotenen Entspannungskurse finden abends statt, und viele der Teilnehmer kommen direkt von der Arbeit in den Kurs. Von diesen zu verlangen, sich vorher umzukleiden (und evtl. anschließend wieder, je nachdem, was es für ein Anschlussprogramm gibt), würde den Aufwand zur Teilnahme unnötig erhöhen.

Gerade zu Beginn von Kursen, wenn die Teilnehmer noch nicht sehr vertraut miteinander sind, kommt noch hinzu, dass die Alltagskleidung als Schutz empfunden wird. Die neue Kurssituation ist für viele Teilnehmer ein enormer Stressor (Abschn. 3.1). Alles, was die Kursleiterin tun kann, um ein Sicherheitserleben zu begünstigen, sollte getan werden. Im Informationsschreiben oder der Kursankündigung lohnt es sich, explizit auf „bequeme Alltagskleidung" hinzuweisen, um Teilnehmern, die noch nie bei einem Entspannungskurs waren, Unsicherheiten zu nehmen, die häufig durch Assoziationen mit Sportgruppen entstehen (vor allem bei der Muskelentspannung ist dies – nachvollziehbarerweise – oft der Fall).

Während der Übungen können die Teilnehmer natürlich beengende Kleidung lockern oder auch enge Schmuckstücke oder Brillen zur Seite legen. Auch dies sollte aus den genannten Gründen jedoch optional sein. Frauen empfinden es im Kurs potenziell als unangenehm, wenn Übungen Haltungen erfordern, die ein Heben oder Spreizen der Beine bedingen (z. B. bei der Anspannung bestimmter Muskelgruppen in der PR). Tragen sie Kleider oder Röcke, führt das oft zu vermehrter Anspannung, da sie während der Übung beständig die Lage der Kleidung kontrollieren oder die Übung selbst abwandeln müssen, um ein Verrutschen der Kleidung zu verhindern. In den meisten Fällen genügt es, den Teilnehmerinnen eine Decke anzubieten, die sie während der Übung über sich ausbreiten können. Auch ein Hinweis in der ersten Stunde, der auf die kommenden Übungen und die Liegeposition aufmerksam macht, führt in der Regel zu einer an diese Vorgaben angepassten Kleidungswahl.

4.4.2 Ausstattung

Mitbringen sollten die Teilnehmer, falls ein Üben im Liegen vorgesehen ist, eine Unterlage für den Boden. Eine Decke und warme Socken, die bei Bedarf für die nötige Wärme sorgen, können nützlich sein.

Das Trinken während der Kursstunde sollte erlaubt sein. Natürlich ist Einhalt geboten, wenn stark riechende Gebräue andere Teilnehmer irritieren. Das stille Wasser oder der Tee aus der Thermoskanne stören jedoch in der Regel nicht. Entspannungsübungen können einen tiefen Eingriff in das vegetative Nervensystem darstellen und hier starke Wirkungen auslösen. Gerade paradoxe (Stress-)Reaktionen, die vor allem zu Beginn des Trainings auftreten, bremsen den Speichelfluss und führen zu Mundtrockenheit. Trinken wirkt dem entgegen. Ein weiterer Grund für Mundtrockenheit ist allen psychotherapeutisch Tätigen bekannt: Patienten, die Antidepressiva oder Sedativa einnehmen, leiden oft unter Mundtrockenheit. Natürlich dürfen diese trinken, um sich wohler zu fühlen und so der Kursstunde besser folgen zu können.

4.4.3 Methode

Die Teilnehmer sollten bereits vor Beginn des Kurses eine kurze Zusammenstellung mit Informationen zur Methode erhalten. Diese kann über falsche Erwartungen aufklären und wesentliche Vorbedingungen für die Entspannung benennen (z. B. die Bedeutung des eigenen Übens unabhängig von der Kurssituation) und an die allgemeinen Vorinformationen angehängt werden. Angemessene Informationen korrigieren zu hohe Erwartungen und beugen so Enttäuschungen vor.

Vorinformation zur Progressiven Relaxation

Im Kurs werden Sie die Methode der **Progressiven Relaxation** (PR) erlernen. Übersetzen lässt sich dies als „fortschreitende Entspannung". Die Entspannung wird erreicht, indem verschiedene Muskelgruppen gezielt angespannt und wieder gelöst werden. Hierbei handelt es sich jedoch nicht um Sport – es geht lediglich um leichte Bewegungen, die dazu führen, dass Sie Ihre eigene Anspannung immer besser wahrnehmen und beeinflussen können! Und natürlich werden nicht nur die Muskeln entspannt: Nach und nach werden Sie die Entspannung in allen Teilen Ihres Körpers wahrnehmen und sich zunehmend wohler fühlen.

Die PR gehört zu den am besten untersuchten Entspannungsverfahren und ist nachgewiesenermaßen wirkungsvoll, wenn *regelmäßig geübt* wird. Wie dies genau funktioniert, wird Ihnen im Kurs ausführlich erklärt. Das Verfahren ist prinzipiell von jedem erlernbar! Es gibt nur sehr wenige Ausnahmen, bei denen ein Erlernen (meist vorübergehend) nicht empfohlen wird. Regelmäßig geübt führt die PR zu einer Vielzahl körperlicher und psychischer Entspannungseffekte, etwa einem Erleben von Ausgeglichenheit, verbessertem Schlaf oder auch einer Abnahme von Stressbeschwerden wie einer überstarken Herz-Kreislauf-Aktivierung. ◄

Vorinformation zum Autogenen Training

Im Kurs werden Sie die Methode des **Autogenen Trainings** (AT) erlernen. „Autogen" bedeutet übersetzt so viel wie „aus sich selbst entstehend" und weist darauf hin, dass die Methode allein durchgeführt werden kann, ohne hierfür Hilfsmittel oder einen Trainer zu benötigen. *Erlernen* lässt sich die Methode jedoch deutlich leichter im Kurs – denn hier erhalten Sie alle Informationen, die Sie benötigen, um anschließend allein weitermachen zu können!

Während der Entspannungsübung werden Sätze, die sich auf bestimmte körperbezogene Erlebnisse beziehen, in Gedanken mehrfach wiederholt (z. B. „Mein rechter Arm ist schwer"), während eine spezielle Sitz- oder Liegehaltung eingenommen wird. Die eintretenden Effekte sind keine „Einbildungen", sondern echte, messbare Reaktionen des Körpers aufgrund der intensiven Vorstellung von Entspannung. Da die Übungen sehr kurz sind, brauchen Sie sich keine Sorgen zu machen, dass Sie keine Zeit zum Üben finden könnten. Tatsächlich brauchen Sie nur *einige Minuten täglich* zu investieren!

Die Methode ist prinzipiell von jedem erlernbar. Es gibt nur sehr wenige Ausnahmen, bei denen ein Erlernen (meist vorübergehend) nicht empfohlen wird. Regelmäßig geübt führt das AT zu einer Vielzahl körperlicher und psychischer Entspannungseffekte, etwa einem Erleben von Ausgeglichenheit, verbessertem Schlaf oder auch einer Abnahme von Stressbeschwerden wie einer überstarken Herz-Kreislauf-Aktivierung. Die Wirkung des Trainings ist durch eine Vielzahl wissenschaftlicher Studien eindeutig belegt. ◄

Eine Zusammenstellung wesentlicher Vorinformationen zum Entspannungskurs bietet Arbeitsblatt 4.1 – *Vorinformationen* (Abb. 4.1).

4.5 Vorabklärung von (Kontra-)Indikationen

Sind die Teilnehmer der Kursleiterin nicht bekannt (z. B. aufgrund einer offenen Anmeldesituation), sollten die wesentlichen Kontraindikationen *vor* Beginn des Kurses abgeklärt werden (Abschn. 1.2.3). Oft kann das umstandslos im Rahmen eines Telefonats geschehen. Ist dies nicht möglich, z. B. weil es sich um einen Präventionskurs in einer die Anmeldeorganisation übernehmenden Institution handelt, empfiehlt sich ein Fragebogen, der die wesentlichen Kontraindikationen abfragt und der vor Kursbeginn (evtl. zusammen mit anderen Unterlagen) zurückgesendet werden muss. Eine weitere Möglichkeit besteht darin, bereits bei der Ausschreibung die Zielgruppe klar zu benennen bzw. einzuschränken. Eine Sicherheit, dass sich nicht doch jemand mit einer Kontraindikation anmeldet, bietet dies jedoch nicht. Auch kann die Aufzählung von Personen, die nicht teilnehmen können, abschreckend wirken und die Idee befördern, bei der Entspannung handele es sich um etwas „Gefährliches".

Meistens erübrigt sich diese formale Abklärung, da die Teilnehmer, vor allem im stationären Setting, entweder vorab bekannt sind oder durch Arzt oder Bezugstherapeut dem Entspannungsangebot zugewiesen wurden und daher eine Sicherheit bezüglich der Indikation des Verfahrens gegeben sein sollte. Kursleiter können sich zudem, vor allem bei potenziell stärker von absoluten Kontraindikationen betroffenen Teilnehmern (z. B. bei Kursen im Umfeld sozialpsychiatrischer Dienste), durch Rücksprache mit dem behandelnden Arzt oder die Bitte um ein Attest, das die Unbedenklichkeit der Teilnahme bestätigt, absichern.

Natürlich kann es trotz Vorabklärung vorkommen, dass ein Teilnehmer nicht gruppenfähig erscheint und so eine (meist vorübergehende) Kontraindikation vorliegt, die zum Ausschluss führt. Gründe hierfür sind z. B. eine offenkundige Alkoholisierung oder anderweitige Intoxikation des Teilnehmers, eine Notfallsituation, die eine unmittelbare Versorgung erfordert, oder auch ein grenzüberschreitendes Fehlverhalten gegenüber der Kursleiterin oder anderen Teilnehmern, das nicht ausreichend im Rahmen der Gruppensituation bearbeitet werden kann.

4.6 Ausstattung der Kursleiterin

Zur guten Vorbereitung gehört es ebenfalls, alles dabeizuhaben, was in Standard- aber auch in Notfallsituationen gebraucht wird. Neben den Materialien, die für die Organisation und die Kursstunde selbst benötigt werden (Teilnehmerliste, Handouts, Übungsvorlagen etc.) sollten zusätzliche Isomatten und Decken vorhanden sein, um vergesslichen Teilnehmern eine Übungsteilnahme zu ermöglichen. Sinnvoll ist es zudem, Kissen in verschiedenen Größen und Härten zur Verfügung zu haben, um den Teilnehmern zu helfen, eine bequeme Lage zu finden. Für die Notfallsituation sollte das Mobiltelefon bereit und auch der Standort des Erste-Hilfe-Kastens sowie des Feuerlöschers bekannt sein. Eine Checkliste zu Raum, Ausstattung und Stundenvorbereitung bietet das Arbeitsblatt 4.2 – *Checkliste* (Abb. 4.2).

Materialien aus Strauß, Entspannungstherapie		
Arbeitsblatt 4.2	Checkliste	Seite 1

CHECKLISTE FÜR DIE KURSLEITUNG

RAUM
- ☐ Akustik geprüft
- ☐ Temperatur (Heizung, Klimaanlage vertraut und richtig eingestellt?)
- ☐ Fenster (können sie geöffnet werden? Verhindert Lautstärke gemeinsames Arbeiten?)
- ☐ Technik (bedienbar?)
- ☐ Lichtverhältnisse geprüft (und Modifikationen getestet?)
- ☐ Sitzgelegenheiten in ausreichender Anzahl vorhanden
- ☐ Standort Feuerlöscher und Erste-Hilfe-Kasten bekannt?

AUSSTATTUNG
- ☐ Anwesenheitsliste
- ☐ Klemmbrett, Papier und Stifte (alternativ: Tablet und Ladegerät)
- ☐ Kursmaterial (Übungsabläufe, Texte, Teilnehmermaterial, Material zu Übungen, z. B. Pendel)
- ☐ Isomatten, leichte Decken und Kissen (als Ersatz für Teilnehmer)
- ☐ Flip-Chart oder Tafel, passende Stifte
- ☐ Beamer und Notebook (falls Präsentation geplant)
- ☐ Auszugebendes Material an die Teilnehmer, alternativ: Informationen zu Downloadmöglichkeiten
- ☐ Licht (alternative Beleuchtung für die Übungssituation, z.B. Stand- oder Tischlampe)
- ☐ Schild für die Tür („Übung, bitte warten!"), Tesafilm zum Befestigen
- ☐ Eigenbedarf: Wasser/ Tee
- ☐ Mobiltelefon (für Notfälle und Absagen, falls keine andere telefonische Erreichbarkeit gegeben)
- ☐ Uhr (mit Sekundenzeiger), evtl. mit Beleuchtung

STUNDENVORBEREITUNG
- ☐ Sitz-/ Liegeanordnung hergestellt
- ☐ Raum okay (Temperatur, Licht, Belüftung)
- ☐ Material geordnet

© 2025, Springer-Verlag GmbH Deutschland. Aus: Strauß, Entspannungstherapie.

Abb. 4.2 Arbeitsblatt 4.2 – Checkliste

Literatur

Bernstein, D. A., & Borkovec, T. D. (2018). *Entspannungstraining: Handbuch der Progressiven Muskelentspannung nach Jacobson* (14. Aufl.). Stuttgart: Klett-Cotta.

Derra, C. (2017). *Progressive Relaxation: Neurobiologische Grundlagen und Praxiswissen für Ärzte und Psychologen*. Berlin, Heidelberg: Springer.

Grawe, K. (1994). *Psychotherapie im Wandel: Von der Konfession zur Profession* (2. Aufl.). Göttingen: Hogrefe.

Krampen, G. (2013). Entspannungsverfahren in Therapie und Prävention. Göttingen: Hogrefe.

Thorndike, E. L. (1927). The law of effect. *The American Journal of Psychology, 39*(1/4), 212–222.

Vaitl, D. (2020). Neurobiologische Grundlagen der Entspannungsverfahren. In: F. Petermann (Hrsg.), *Entspannungsverfahren: Das Praxishandbuch* (6. Aufl., S. 47–64). Weinheim, Basel: Beltz.

Teil II
Während des Kurses

Die erste Kursstunde

5

▶ In diesem Kapitel erfahren Sie, welche Rahmenbedingungen in der ersten Stunde für den weiteren Verlauf und Erfolg des Kurses besonders wichtig sind (Abschn. 5.1) und wie und warum sich die erste Stunde von den Folgestunden unterscheidet. Ein idealtypischer Ablauf wird in Abschn. 5.2 vorgestellt. Dazu gibt es konkrete Hinweise für einen guten Start. Abschn. 5.3 und 5.10 stellen ausführlich die einzelnen Bestandteile des Kursbeginns vor: von möglichen Vorübungen und Demonstrationen der Wirkweise über die Entspannungsübung und deren Auswertung im Kurs bis hin zur Theorie der Entspannungs- und Verfahrensgrundlagen. Ein Exkurs beschäftigt sich mit der Bedeutung der Eigenmotivation der Teilnehmer und zeigt Möglichkeiten auf, sie zu verbessern (Abschn. 5.4.2).

5.1 Besonderheiten

Die erste Kursstunde unterscheidet sich durch die für Organisation, Vorstellung und Rahmenbedingungen benötigte Zeit zumeist deutlich von den Folgestunden. Da Teilnehmer (und Kursleitung) oft unter „Anfangsnervosität" leiden, weil Regeln und Erwartungen noch nicht geklärt sind, beginnen Gruppen meist mit einem erhöhten Stresslevel aller Beteiligten. Kursleiter bereiten daher die erste Stunde oft mit einer besonderen Sorgfalt vor und bauen „Extras" ein, um das Wohlbefinden der Teilnehmer zu erhöhen. Unabhängig von der Güte der Motivation gibt es jedoch kaum einen schlechteren Dienst, den man sich selbst und auch den Teilnehmern damit erweisen kann.

▶ Die erste Kursstunde setzt den Standard für die Folgestunden und bestimmt die Erwartungshaltung der Teilnehmer.

Alles, was die Kursleitung in der ersten Stunde anbietet, wird in den Folgestunden vorausgesetzt. Bietet sie beispielsweise Tee zur Begrüßung an, erwarten die Teilnehmer dies auch in den nächsten Stunden. Geschieht das jedoch nicht, reagieren sie enttäuscht, da die Kursleiterin den nun als angemessen bewerteten Standard nicht erfüllt. Psychologisch sinnvoller ist es daher, auf „Extras" zu verzichten und „Luft nach oben" zu lassen.

Die erste Kursstunde beginnt erfahrungsgemäß nicht pünktlich. Das gilt insbesondere für Kurse, die nicht im stationären Setting (mit dem Patienten „vor Ort") stattfinden. Teilnehmer unterschätzen z. B. Verkehr und Anfahrtszeit, haben Schwierigkeiten, den richtigen Raum zu finden, etc. Für die Kursleitung hat das vor allem praktische Konsequenzen, denn die Zeit reicht meistens nicht für das vorgesehene Programm aus. Da die erste Stunde ohnehin vom üblichen Stundenschema (vgl. Abschn. 6.1) abweicht, stört es in der Regel nicht, dass später begonnen wird und z. B. statt des üblichen zweimaligen Übens hier nur ein einmaliges Üben erfolgt.

Die erste Stunde sollte möglichst gemeinsam (mit allen angemeldeten Teilnehmern) beginnen. Zu einer bereits laufenden Gruppe hinzuzukommen, löst beim verspäteten Teilnehmer oft eine starke Anspannung aus. Besonders unangenehm ist es, wenn bereits eine Entspannungsübung stattfindet und man in diese „hineinplatzt". Sollte geübt werden, *bevor* alle Teilnehmer anwesend sind, ist ein Schild an der Tür sinnvoll, das auf die laufende Übung aufmerksam macht und den Teilnehmer bittet, zu warten, bis er zum Eintreten aufgefordert wird.

Trotz des verspäteten Beginns ist es auch möglich, dass die benötigte Zeit zu großzügig eingeschätzt wurde. Das liegt in der ersten Stunde meist an der Unsicherheit der Teilnehmer, die sich nur zögerlich der Kursleiterin und den anderen Gruppenmitgliedern öffnen. Erfahrungsgemäß ist daher die Rückmelderunde in der ersten Sitzung kürzer als in der zweiten Sitzung und die Kursleitung erhält ein eher wenig aussagekräftiges positives Feedback („hat sich ganz gut angefühlt"). Ab der zweiten Stunde werden die Rückmeldungen länger und die sich ergebenden Fragen konkreter.

▶ Als Faustformel bietet es sich an, in der ersten Stunde pro Teilnehmer von einer Rückmeldezeit von jeweils 30 Sekunden auszugehen, in der zweiten Stunde von 3 Minuten und ab der dritten Stunde von 2 Minuten.

Natürlich können diese Werte variieren, wenn die Teilnehmer sich bereits kennen, mit dem Gruppensetting (z. B. im klinischen Kontext) vertraut sind oder eine hohe Nähe aufgrund einer stark spezifizierten Zielgruppe besteht (z. B. Entspannung für Schwangere).

▶ **Muss-, Soll- und Kann-Plan** Für die erste Stunde empfiehlt sich die Aufstellung eines sog. Muss-, Soll- und Kann-Plans. Das **„Muss"** bezieht sich auf die vorrangigen, zentralen Inhalte (z. B. die erste Übungseinheit). Das **„Soll"** bezieht sich auf die Elemente, die wünschenswert, aber nicht zentral sind (z. B. die Einführung alternativer Sitzhaltungen). Das **„Kann"** soll für den Fall unterstützen, dass nach Durchführung des vorgesehenen Ablaufs noch Zeit übrig ist (z. B. Zusatzübungen zum Abschluss).

5.2 Stundenbestandteile und idealtypischer Ablauf

Die Gestaltungsmöglichkeiten für die erste Kursstunde sind abhängig von dem vermittelten Verfahren, den Rahmenbedingungen und der Zielgruppe naturgemäß zahlreich. Während die meisten Elemente variiert (und z. B. auch auf die Folgesitzungen verschoben) werden können, gibt es einige Stundenbestandteile, deren Durchführung in der ersten Sitzung obligatorisch ist: Die Teilnehmer sollten einen **Überblick über den Kursverlauf** erhalten. Die hierdurch entstehende Transparenz senkt die Anspannung. Auch sollte in der ersten Sitzung, egal wie viele wichtige Themen es zu besprechen gibt, tatsächlich eine **Entspannungsübung** stattfinden. Wird geübt, brauchen die Teilnehmer wesentliche **Vorinformationen,** um aufgeklärt an der Übung teilzunehmen (Abschn. 5.8). Nur so können sie selbstbestimmt über die Teilnahme entscheiden und ihre Einwilligung („informed consent") geben.

Die erste Kursstunde
- Begrüßung der Teilnehmer
- Vorstellung der Kursleitung (Abschn. 5.3)
- Überblick über den Ablauf des Kurses (und die aktuelle Stunde)
- Benennung der Rahmenbedingungen (Organisation, Kursregeln; Abschn. 5.5)
- Vorstellung der Teilnehmer (mit Erhebung der Vorinformationen; Abschn. 5.3 und 5.4) (alternativ ist der Anschluss unmittelbar an die Vorstellung der Kursleitung möglich)
- (Theoretische) Einführung in Entspannung und gewählte Methode (Abschn. 5.6)
- Vorübung oder Demonstration der Wirkweise (Abschn. 5.7)
- Erfahrungsaustausch mit theoretischer Einbettung der Erfahrungen
- Hinweise vor Beginn der ersten Übung (Abschn. 5.8)
- Entspannungsübung mit anschließender Rückmelderunde (Abschn. 5.9 und 5.10)
- Tipps für das Üben zu Hause (nebst Hinweisen zu Protokollführung)

5.3 Vorstellung von Kursleitung und Teilnehmern

Nach der Begrüßung der Teilnehmer erfolgt die Vorstellung, möglicherweise unterbrochen von einem kurzen Überblick über den Ablauf des Kurses und die Benennung von wesentlichen Rahmenbedingungen. Neben dem Namen und dem beruflichen Hintergrund interessiert die Teilnehmer zumeist, welche eigenen Erfahrungen die Kursleitung mit der vermittelten Methode und Entspannungsverfahren im Allgemeinen hat (vgl. Abschn. 3.2.1).

Du oder Sie?

Das Siezen in der Gruppe ist heute nicht mehr alternativlos. Neben dem Duzen ist auch das Siezen mit Nennung des Vornamens („Hamburger Sie") eine Möglichkeit, die Beziehungen in der Gruppe zu gestalten. Neben den wesentlichen Entscheidungsgrundlagen – dem eigenen Wohlgefühl mit der Art der Ansprache sowie möglichen Vorgaben durch die Institution – hat das Siezen jedoch einige Vorteile: Nicht selten kommt es im Rahmen eines Entspannungskurses zu einer Regression der Teilnehmer, die zu Störungen in der Beziehung zur Kursleitung führen kann. Das Siezen wirkt dem entgegen, indem es Distanz schafft und die Gefahr von Übertragungen früherer Beziehungserfahrungen senkt. Auch gewährt das Siezen einen gewissen Schutz vor Nähe, den besonders Teilnehmer schätzen, die ein funktionaleres Verständnis von Entspannung haben und nicht mit „Psychokram" in Kontakt kommen möchten. Ein weiterer Vorteil des Siezens entsteht, wenn die Teilnehmer sich untereinander duzen, die Kursleitung jedoch gesiezt wird. Dies führt zu einer erhöhten Kohäsion der Teilnehmer, regt zu Vergleichs- und Identifikationsprozessen an und fördert die Annahme von Hilfestellungen durch Mitbetroffene. Die Distanz zur Gruppe reduziert zudem das Aufkommen unangemessener Beziehungswünsche an die Kursleiterin (vgl. Abschn. 3.3). ◄

Die Vorstellung der Teilnehmer sollte der Zielgruppe und den Kursspezifikationen angemessen sein. In einem kurzen Abendkurs genügen meist wenige Informationen. Im stationären Setting, in dem möglicherweise auch ein großer selbsterfahrungs- oder störungsbezogener Anteil eingeplant ist, muss zu Beginn meist mehr erfragt und geklärt werden.

Gut überlegt sollte die Frage nach dem Grund des Kursbesuchs sein. Eine Frage wie *„Was führt Sie her?"* lädt zu ausführlichen Antworten und Problembeschreibungen ein und erscheint eher im klinischen Setting und bei kleinen, intensiven Gruppen angemessen. Im Präventionsbereich und bei größeren, eher funktional gestalteten Gruppen kann die Frage *„Welches Ziel möchten Sie mit der Entspannung erreichen?"* passender sein.

Meist löst sich bereits in der ersten Vorstellungsrunde viel von der Spannung, mit der die Teilnehmer zum Kurs kommen. Zu hören, dass andere ähnliche oder sogar schlimmere Beschwerden haben als man selbst, führt zur Relativierung eigener Beschwerden und einer Fokussierung auf die eigenen „gesunden Anteile".

5.4 Erhebung wesentlicher Vorinformationen

5.4.1 Indikation und Kontraindikationen

Die Indikation für die Kursteilnahme sollte, sofern möglich, bereits *vor* Kursbeginn geklärt worden sein (Abschn. 4.5). Einen Teilnehmer in der ersten Kursstunde nach Hause zu schicken, weil das Verfahren kontraindiziert ist, führt zu nachvollziehbarem Ärger und potenziell auch zu Unsicherheit bei den weiteren Teilnehmern, die das Verfahren nun mit „Gefahr" assoziieren und vorsichtiger angehen. Zudem führen insbesondere die Kontraindikationen aus dem psychischen Bereich (z. B. schwere Persönlichkeitsstörungen) zu Problemen mit der Gruppendynamik, da keine ausreichende Zeit besteht, die Bedürfnisse des Teilnehmers und potenziell entstehende Konflikte zu bearbeiten, ohne die restliche Gruppe oder das Thema selbst zu vernachlässigen.

War kein vorhergehendes Screening nach Kontraindikationen möglich, kann das Gespräch mit dem Teilnehmer gesucht werden, um mögliche Alternativen zur Gruppenteilnahme zu eruieren und eine praktikable Lösung für den Kursabbruch, die auch die finanziellen Aspekte umfasst, zu finden. Das Gespräch über den Gruppenausschluss sollte unter vier Augen stattfinden, um die Beschämungswahrscheinlichkeit zu reduzieren. Das Ende der Stunde bietet sich hierfür an: Man bittet den Teilnehmer, zu bleiben, während die anderen bereits den Raum verlassen.

Sollte eine Teilnahme bereits für die Dauer der ersten Stunde nicht möglich sein, kann die Gruppe kurz für eine Pause unterbrochen werden, in der die Klärung stattfindet. Da es sich bei den absoluten Kontraindikationen zumeist um schwerwiegende Störungsbilder handelt, gebietet es die Fürsorgepflicht, abzuklären, ob der Teilnehmer bereits an richtiger Stelle versorgt wird oder ob er weitergehende Informationen oder eine Vermittlung benötigt. Ist das Erlernen eines Entspannungsverfahrens trotz der vorliegenden Problematik sinnvoll, erfolgt in der Regel ein Versuch der Vermittlung in der Einzeltherapie, bevor der Teilnehmer erneut eine Gruppe besucht. Eine Übersicht der wesentlichen Kontraindikationen findet sich in Abschn. 1.2.3.

5.4.2 Vorerfahrungen und Erwartungen

Die Vorerfahrungen der Teilnehmer mit systematischer und unsystematischer Entspannung (s. Abschn. 1.1.1) sowie die Erwartungen, die sie mit dem Erlernen des Verfahrens verbinden, sind zu Kursbeginn von Interesse. Nennen Teilnehmer Vorerfahrungen mit einem Verfahren, ist zu klären, weshalb es *nicht* dauerhaft etabliert wurde.

▶ **Entspannungsweisen erfragen** Was tun die Teilnehmer *bislang*, um sich zu entspannen? Anhand der Nennungen kann der Unterschied von *aktiver* und *passiver* sowie zwischen *systematischer* und *unsystematischer* Entspannung vermittelt werden. Auch können die genannten Strategien nach der Anwendbarkeit in verschiedenen Situationen sowie nach Zuverlässigkeit der Wirkung, Entspannungseffekt und -tiefe bewertet werden. So können die Vorteile der systematischen Entspannung vor dem eigenen Hintergrund verdeutlicht werden.

Für die Klärung der Erwartungen sollte ausreichend Zeit vorhanden sein. Es lohnt sich, genau hinzuhören, ob der Teilnehmer eigen- oder fremdmotiviert zum Kurs kommt und welche Haltung sich – bei vorliegender Fremdmotivation – mit dieser verbindet. Auch überhöhte Erwartungen sollten registriert und möglichst frühzeitig korrigiert werden (vgl. Abschn. 3.1.3). Hierbei ist jedoch darauf zu achten, den Teilnehmer bei einer Korrektur seiner Erwartungen nicht abzuwerten oder zu beschämen. Nur wenn Teilnehmer ihre Erwartungen und Erlebnisse, offenbaren können, ohne hierfür „abgestraft" zu werden, öffnen sie sich zunehmend und das ist „wertvoller für eine Gruppenatmosphäre als jedes Duftlämpchen" (Derra, 2017, S. 73).

Exkurs: Verhaltensänderung und Motivation
Vor allem im stationären Kontext spielt eine mangelnde Teilnahmemotivation eine bedeutsame Rolle. In einer Studie, die an Rehabilitanden durchgeführt wurde, fand sich bei 71 % (!) der Teilnehmer lediglich eine geringe Motivation zur Durchführung von Entspannungsübungen (Reusch & Ströbl, 2004). Eine mangelnde Motivation wirkt sich jedoch negativ auf die Teilnahme im Kurs und auch auf den Transfererfolg der Übungen in den Alltag aus (Büssing et al., 1982; Vogler et al., 1982).

Wie kommt es dazu, dass Personen ihr Verhalten ändern und sie beispielsweise beginnen, regelmäßig einen Kurs zu besuchen und ein Entspannungsverfahren zu praktizieren, obwohl das mit Anstrengung und Aufwand verbunden ist? Ein Erklärungsmodell für die Veränderung von Verhaltensweisen, das verschiedene (gesundheits-)psychologische Modelle integriert, ist das transtheoretische Modell der Verhaltensänderung (Prochaska & DiClemente, 1982, 2001). In diesem Modell wird die Änderung des Verhaltens nicht als Resultat einer Entscheidung dargestellt, sondern als mehrstufiger Prozess:

1. **Absichtslosigkeit** („precontemplation"): Eine Verhaltensänderung wird nicht erwogen, es gibt keine Einsicht in ein bestehendes Problemverhalten.
2. **Absichtsbildung** („contemplation"): Eine Verhaltensänderung wird angedacht, die Einsicht in das Problemverhalten wächst.
3. **Vorbereitung** („preparation"): Die Vorbereitung auf eine Verhaltensänderung beginnt, die Absicht zur Änderung besteht.
4. **Handlung** („action"): Das neue Verhalten wird ausgeführt.
5. **Aufrechterhaltung** („maintenance"): Das neue Verhalten stabilisiert sich.
6. **Rückfall** („relapse") und **dauerhafte Verhaltensänderung** („termination") können zusätzlich als Phasen definiert werden.

Rückschritte auf frühere Stufen sind durchaus möglich, sodass in der Regel nicht von einem kontinuierlichen Durchlaufen der einzelnen Phasen ausgegangen werden kann. Von besonderer Bedeutung für das Fortschreiten ist die **Selbtwirksamkeitserwartung** (Bandura, 1997), die als Überzeugung definiert werden kann, aufgrund eigener Kompetenzen neue oder schwirige Anforderungen bewältigen zu können. Ebenfalls von Bedeutung sind die Vorteile, die von der Durchführung des geplanten Gesundheitsverhaltens erwartet werden.

Ströbl et al. (2004) erfassten die Eingangsmotivation in einer Rehabilitationsklinik auf Grundlage des transtheoretischen Modells und stellten fest, dass mehr als 80 % der Teilnehmer sich in den Stufen der Absichtslosigkeit, Absichtsbildung und Vorbereitung befanden.

Entsprechend des Modells liegt der Kardinalfehler darin, alle Teilnehmer eines Entspannungskurses so zu behandeln, als befänden sie sich in der Handlungsphase. Stattdessen sollte die Intervention auf die Phase abgestimmt sein, in der sich der Teilnehmer tatsächlich befindet.

In den ersten drei Phasen kommen hierbei vorwiegend *kognitive* Strategien zur Anwendung:

- Steigerung des Problembewusstseins
- Unterstützung bei der Planung und gedankliche Vorwegnahme
- Neubewertung des Selbst und der Umwelt
- Ambivalenzgenerierung

In den Phasen vier, fünf und sechs finden sich vermehrt verhaltensbezogene Strategien:

- Selbstverpflichtung
- Gegenkonditionierung
- Soziale Unterstützung

Im Rahmen einer Einzelbehandlung kann gezielt phasenspezifisch vorgegangen werden. So wird z. B. nicht mit den Übungen begonnen, bevor die Motivation hierfür nicht ausreichend gegeben ist. Auch im Kurs ist eine Anpassung an die Phasen möglich: In einer frühen Phase wählt der Kursleiter kognitive Strategien und ermutigt den Teilnehmer, zu hinterfragen, was überhaupt für eine Verhaltensänderung spricht und welche Ambivalenzen mit ihr verbunden sind. In der Vorbereitungsphase unterstützt er bei der Planung von Übungen. Erst in der Handlungsphase unterstützt er dann verhaltensbezogen, z. B. durch eine protokollbasierte Kontrolle der Übungen. Natürlich wäre es, vor allem im stationären Kontext, ebenfalls möglich, Teilnehmer aufgrund der Motivationslage bestimmten Gruppen zuzuweisen (oder auch eine Gruppenteilnahme generell zu verschieben, bis die Motivation hierfür ausreicht).

Mit den frühen Phasen des Modells befasst sich insbesondere das Vorgehen der motivierenden Gesprächsführung („motivational interviewing"; Miller & Rollnick, 2025), für das eine systematische Vorgehensweise entwickelt wurde. Neben einer humanistisch-personzentrierten Haltung („MI-Spirit") werden Basistechniken und schließlich phasenangepasste Vorgehensweisen vermittelt. Von besonderer Bedeutung ist die „Evokation" zur Erzeugung der Veränderungsmotivation. Hierzu wird die kognitive Dissonanz (Festinger, 1954) bewusst gemacht und der Patient dabei begleitet, *selbst* Argumente für den Verhaltenswechsel zu formulieren, statt ihm diese durch Überzeugungsversuche zu vermitteln. Eine Einführung in die motivierende Gesprächsführung bieten Tobias Weigl und Johannes Mikutta (2019), eine vertiefte Darstellung findet sich im Standardwerk von William R. Miller und Stephen Rollnik (2025).

5.5 Erläuterung der Kursregeln

Die explizite Vorgabe formalisierter Kursregeln ist abhängig von der Zielgruppe und weiteren Kurscharakteristika. In Erwachsenengruppen kann es merkwürdig wirken, basale Kursregeln explizit zu benennen: „Wir gehen hier höflich miteinander um und fallen uns nicht ins Wort". Tatsächlich kann ein zu pädagogisches Einführen bestimmter Regeln zu Reaktanz führen und der Versuch, die vermeintlich verlorene Freiheit wiederzugewinnen, ein Brechen eben jener Regeln nach sich ziehen, für deren Einhaltung gesorgt werden sollte (vgl. Abschn. 3.1.2). Vor allem in Gruppen mit Jugendlichen kann dieses Phänomen eindrucksvoll erlebt werden.

Regeln, so die funktionalere Alternative, werden angesprochen, wenn gegen sie verstoßen wird. Dieses Vorgehen ermöglicht eine situationsadäquate Ansprache von unangemessenem Verhalten.

> **Seitengespräch während der Rückmelderunde**
>
> Kursleiterin: „Ich bemerke gerade, dass ich Sie nicht darauf aufmerksam gemacht habe, Seitengespräche während der Kursstunde zu unterlassen. Mir ist Ihre Aufmerksamkeit wichtig und ich bitte Sie, es mir zu sagen, wenn es etwas Dringendes gibt, das unmittelbar geklärt werden muss". ◄

Als Orientierung für Kursregeln bietet sich die **themenzentrierte Interaktion (TZI)** nach Ruth Cohn (2009) an. Aufbauend auf drei Axiomen der Autonomie, Wertschätzung und Grenzerweiterung wurden Postulate entwickelt, die auf Eigenverantwortung abzielen und diese in eine dynamische Balance mit den Interessen der Gruppe und des Themas bringen. Bekannt geworden ist vor allem das zweite Postulat: „Störungen haben Vorrang". Aus den Postulaten wurden Regeln abgeleitet, die die Interaktion in Gruppen positiv beeinflussen sollen.

> **Auswahl von TZI-Regeln (Cohn, 2009)**
> 1. Vertritt Dich selbst in deinen Aussagen; sprich per „Ich" und nicht per „Wir" oder per „Man".

5.5 Erläuterung der Kursregeln

> 2. Wenn Du eine Frage stellst, sage, warum Du fragst und was Deine Frage für Dich bedeutet.
> 3. Sei authentisch und selektiv in Deinen Kommunikationen. Mache Dir bewusst, was Du denkst und fühlst, und wähle, was Du sagst und tust.
> 4. Halte Dich mit Interpretationen von anderen so lange wie möglich zurück. Sprich stattdessen Deine persönlichen Reaktionen aus.
> 5. Sei zurückhaltend mit Verallgemeinerungen.
> 6. Wenn Du etwas über das Benehmen oder die Charakteristik eines anderen Teilnehmers aussagst, sage auch, was es Dir bedeutet, dass er so ist, wie er ist (d. h. wie Du ihn siehst).
> 7. Seitengespräche haben Vorrang. Sie stören und sind meist wichtig.
> 8. Nur einer zur gleichen Zeit bitte.

Eine abweichende Vorgehensweise empfiehlt sich für den Regelbereich, der nicht die Beziehungen untereinander und zur Kursleitung definiert, sondern explizit das Verhalten in bestimmten Situationen vorgibt. Dieser sollte bereits in der ersten Kursstunde angesprochen werden:

- Wie soll sich ein Teilnehmer verhalten, wenn er einen Kurstermin nicht wahrnehmen kann? (Absage erwünscht? An wen? Form?)
- Wie verhält sich der Teilnehmer, wenn er zu spät zum Kurs kommt? (Klingeln? Warten? Ab einer gewissen Verspätung nicht mehr kommen?)
- Ist es möglich, den Kurs nach mehreren verpassten Sitzungen fortzuführen? (Wie viele dürfen es maximal sein?)
- Wie werden Informationen bei versäumten Sitzungen erhalten? (Kursleiter? Andere Teilnehmer?)
- Gibt es Ersatztermine oder Nachholmöglichkeiten?

Auch der Umgang mit privaten Informationen („Schweigeregelung") muss abgesprochen werden. Empfehlenswert ist hier die Vorgabe: „Alles Gehörte und Gesagte bleibt in diesem Raum." Für die Teilnehmer bedeutet diese Verpflichtung zur Verschwiegenheit in der Regel eine Entlastung und verbessert das Einlassen auf die Gruppe.

▶ Kommen neue Kursteilnehmer im Kursverlauf hinzu, muss die Verschwiegenheitsverpflichtung *jedes Mal* vor den anderen Kursteilnehmern wiederholt und das Einverständnis zu dieser von den neu Hinzugekommenen bestätigt werden.

5.6 Theoretische Einführung

Teilnehmer sollten wissen, *was* Entspannung ist und *wie* sie ihnen nutzen kann. Das erhöht die Motivation und bewirkt ein steigendes Vertrauen in die körperlichen Abläufe während der Entspannung. Auch sollten sie die Grundlagen, Vorgehens- und Wirkweisen der zu erlernenden Methode kennenlernen. Nur wenn ein Teilnehmer überzeugt ist, eine Bewältigungshandlung (wie z. B. ein Entspannungsverfahren) selbst ausführen zu können, wird er auch motiviert sein, regelmäßig zu üben. Empirisch konnte wiederholt gezeigt werden, dass sich eine hohe Selbstwirksamkeitserwartung positiv auf den Aufbau von Gesundheitsverhaltensweisen auswirkt (vgl. z. B. Schwarzer, 1993).

5.6.1 Entspannung

Assoziationen zum Begriff „Entspannung" sind in der Regel positiv und weisen einen Zusammenhang zu einem subjektiven Wohlbefinden auf. Teilnehmer sollten jedoch wissen, dass das Ziel eines Entspannungskurses keinesfalls sein kann, nur noch entspannt zu sein. Für ein gesundes Leben sind sowohl Entspannungs- als auch Anspannungsphasen notwendig, und erst das harmonische Zusammenspiel beider führt zu einem Erleben von Ausgeglichenheit.

Zur Verdeutlichung kann das Erleben einer Depression beschrieben werden: Diese geht meist mit einem parasympathisch vermittelten Erleben von Stress einher, der sich in Niedergeschlagenheit und einem Mangel an Aktivität zeigt. Außerdem können auch Sympathikusaktivierungen mit Wohlbefinden und Entspannung einhergehen: Man denke hierzu beispielsweise an den letzten Kinobesuch oder sportliche Betätigungen.

Zur Demonstration der Entspannungswirkung kann eine Waage dienen (Abb. 5.1). Besteht die Möglichkeit, bietet es sich an, tatsächlich eine Balkenwaage mit in den Kurs zu bringen und diese als Anschauungsmaterial zu nutzen. Im Zustand der Anspannung ist eine Seite der Waage belastet und hängt nach unten. Im Zustand der Entspannung wechselt das Gewicht auf die andere Seite. Das ist der Effekt, der sich vor allem kurzfristig durch die Übung selbst einstellt. Um zu funktionieren, muss unsere „innere" Waage jedoch *ausgeglichen* und *reaktionsbereit* sein. Diesen Effekt erreichen wir unmittelbar, indem wir die Übung durch die Rücknahme beenden und uns so auf ein mittleres Aktivierungsniveau begeben. Langfristig bewirkt der Transfer der Entspannungseffekte in unseren Alltag eine allgemein ausgeglichenere Reaktionslage.

Das Bild der Waage lässt sich auch verwenden, um dem Übungsanfänger zu verdeutlichen, warum es von Vorteil ist, zunächst eher in entspannten Situationen oder solchen mit mittlerer Aktivierung zu üben: Von hier aus ist das Bewegen der Waagschale in die Entspannungsrichtung leicht möglich. Erst im fortgeschrittenen Stadium, bei gegebenen Konditionierungseffekten, kann auch in Akutsituationen von der Übung profitiert werden.

5.6 Theoretische Einführung

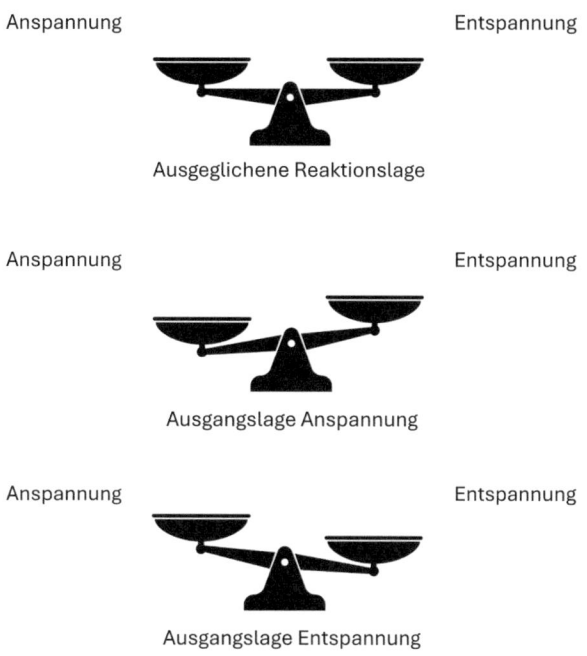

Abb. 5.1 Die Spannungswaage

Oft existiert bei Teilnehmern die Vorstellung, dass es zu einer Zeit nur einen Zustand völliger An- oder Entspannung geben könne. Diese Idee ist jedoch weder wissenschaftlich haltbar noch psychologisch sinnvoll für das Erlernen eines Entspannungsverfahrens. Obwohl das Konzept des in Sympathikus und Parasympathikus aufteilbaren vegetativen Nervensystems genutzt werden kann, um antagonistische Prozesse im Körper zu verdeutlichen und Entspannung zu beschreiben, bildet es die tatsächliche Komplexität nicht einmal annähernd ab. Beide Systeme sind vielfältig verschränkt und Prozesse der An- und Entspannung schließen sich nicht aus, sondern koexistieren. Die Kursleiterin sollte also bei der Vermittlung der physiologischen Grundlagen im „Hinterkopf" behalten, dass die Realität der Entspannungsreaktion komplexer ist und eine wesentliche Variable für die erlebte Entspannung die kognitive Verarbeitung und Bewertung des Übenden ist.

Psychologisch ungünstig ist das dichotome autonome Konzept aufgrund der Ableitungen bezüglich des eigenen Entspannungserlebens: Jede kleine Störung führt zu einer Idee der Nicht-Entspannung und verhindert so das weitere Einsetzen entspannungsbezogener Prozesse. Besser ist es, den Teilnehmern das Konzept eines möglichen Nebeneinanders von Ent- und Anspannungsprozessen zu vermitteln, verbunden mit der Idee, dass wie bei einem die Helligkeit regulierenden Dimmer ein beständiger Wandel von etwas mehr zu etwas weniger Entspannung stattfinden kann. Das ist weit funktionaler als das Konzept eines „Schalters", der die Entspannung „an-" oder „ausknipst".

> **Skalierungstechnik zur Vermittlung eines Mehr-oder-weniger-Konzepts**
>
> Teilnehmer: „Ich war dieses Mal völlig angespannt."
> Kursleiter: „Was bedeutet das auf einer Skala von 0 bis 100, wenn 100 die maximal mögliche Anspannung ist?"
> Teilnehmer: „Bei 80 war ich bestimmt."
> Kursleiter: „Die ganze Übung immer genau bei 80?"
> Teilnehmer: „Gegen Ende eher bei 50 bis 60."
>
> Mittels Skalierungsfragen werden Unterschiede deutlich und Neuinterpretationen von Erlebtem möglich. Ein dichotomes Konzept kann so zu einem Mehr-oder-weniger-Konzept hin verändert werden. Neben der positiveren Interpretation der erlebten Entspannung erhöht ein solches Konzept die Wahrnehmung des eigenen Einflusses auf das Entspannungserleben. Hierzu ist es von Vorteil, bei der Frage auf den Eigenanteil des Teilnehmers abzuzielen: „Wie haben *Sie* es geschafft, die Anspannung gegen Ende sinken zu lassen?". Weitere Hinweise zum Thema Skalierung finden sich u. a. bei De Shazer (2015) sowie bei Schlippe und Schweitzer (2019). ◄

Hintergrund: Entspannungsreaktion und „Umschaltung"
Systematische Entspannungsverfahren führen nach einer längeren Anwendungsdauer zur Auslösung einer vergleichbaren Entspannungsreaktion. Diese geht mit physiologischen und psychologischen Änderungen einher, die als angenehm erlebt werden.

> **Auswahl von Kennzeichen einer Entspannungsreaktion (nach Vaitl, 2014)**
> a Neuromuskuläre Veränderungen:
>   – Tonusminderung
>   – Abnahme der Reflextätigkeit
> b Kardiovaskuläre Veränderungen:
>   – Periphere Gefäßerweiterung (Vasodilatation, vor allem in den Hautarealen)
>   – Verlangsamung der Herzrate (geringfügig)
>   – Zunahme der Herzratenvariabilität (HRV)
>   – Senkung des arteriellen Blutdrucks
> c Respiratorische Veränderungen:
>   – Abnahme der Atemfrequenz
>   – Gleichmäßigkeit der einzelnen Atemzyklen
>   – Abnahme des Sauerstoffverbrauchs
> d Elektrodermale Veränderungen:
>   – Abnahme der Hautleitfähigkeit (durch Dämpfung der Sympathikusaktivität)
>   – Abnahme der Spontanfluktuationen
> e Zentralnervöse Veränderungen:
>   – Veränderung der hirnelektrischen Aktivität
>   – Veränderung der neurovaskulären Aktivität

An psychologischen Effekten lassen sich eine affektive Indifferenz, das Erleben von mentaler Frische sowie eine Erhöhung der Wahrnehmungsschwelle beschreiben (Vaitl, 2000). Auch das Denken ändert sich und wird während der Entspannung vermehrt assoziativ und bildhaft. Das Erleben kann sich, vor allem bei fortgeschrittenen Übenden, hin zum Erleben eines veränderten Bewusstseinszustands entwickeln. Dieser kommt, folgt man Ergebnissen der EEG-Forschung (EEG = Elektroenzephalografie), vor allem durch den verlängerten Aufenthalt im Grenzbereich zwischen Wachsein und Schlafbeginn zustande, in dem von der bewussten Wahrnehmung abweichende Erlebnisse bis hin zu Pseudohalluzinationen entstehen können (Vaitl, 2014).

Über die kurzfristigen Effekte hinaus finden sich bei einer längeren Anwendungsdauer eine Verminderung der sympathoadrenergen Erregungsbereitschaft sowie eine Modulation zentralnervöser Prozesse (Vaitl, 2014). Auch Verbesserungen bei der Stressabwehr und Immunkompetenz sowie die Stabilisierung von Biorhythmen wie der Schlaf-Wach-Abfolge werden beschrieben (Derra, 2017).

Vor allem der Wechsel hin zu einer trophotropen parasympathischen Aktivierung wird, neben weiteren, hormonellen und neurotransmitterbezogenen Veränderungen, traditionell für die Ausbildung der Entspannungsreaktion verantwortlich gemacht. Das Konzept der reinen „Umschaltung" von Sympathikus auf Parasympathikus, das zunächst von Schultz (1932) zur Erklärung der Entspannungsreaktion im Autogenen Training (AT) formuliert wurde, lässt sich mit den heutigen Erkenntnissen jedoch nicht mehr aufrechterhalten. Statt von einer Trophotropie auszugehen, ist vermutlich die Annahme *reduzierter* sympathischer Impulse an den Erfolgsorganen stimmiger. Ausgehend von diesem Entspannungsverständnis, passt das Bild eines *ausgeglichenen* vegetativen Zustands (vgl. auch das Bild der Spannungswaage; Abb. 5.1) besser als das einer reinen Parasympathikusdominanz.

Für ein vertieftes Verständnis ist zudem von Bedeutung, dass heute von vier statt von zwei Stressachsen ausgegangen wird: Zu der kurzfristigen Alarmreaktion, die durch Adrenalin eine Sympathikusaktivierung vermittelt, sowie der eher längerfristigen Stressreaktion, die durch Cortisol über die Hypothalamus-Hypophysen-Nebennierenrinden-Achse (HPA-Achse) vermittelt wird, wird heute auch der Parasympathikus selbst bei langfristiger (Über-)Aktivierung als eigenständiges Stresssystem betrachtet. Als vierte Achse gilt das immunologische System, das mit langfristigen Stressfolgen in Verbindung gebracht wird. Für einen vertieften Einblick in die Grundlagen von Entspannung empfehlen sich die Darstellung bei Derra (2017) sowie speziell zur Psychoneuroimmunologie bei Schubert (2015).

Zudem ist für die Frage nach der Entspannung vor allem die Interpretation des Geschehens von Bedeutung! Die Erkenntnis dieses Umstands macht verstehbar, warum frühere Erklärungen von Entspannungsmechanismen *physiologische* Wirkmechanismen favorisierten, während heute zunehmend *kognitive* Vorgänge Beachtung finden.

5.6.2 Entspannungsverfahren

Die Einführung sollte möglichst kurz sein, um die Aufmerksamkeit der Teilnehmer nicht zu überfordern. Eine interaktive Gestaltung, die Teilnehmer durch Fragen mit in die Theorievermittlung einbezieht, erhöht die aktive Mitarbeit. Zur Entlastung der Teilnehmer ist es sinnvoll, die wesentlichen Informationen in Schriftform auszuhändigen. Neben der Möglichkeit, Informationen nachlesen zu können, dient das Material als Erinnerung an den und Verbindung zum Kurs. Auf diese Art wird er nach Hause „mitgenommen" und wirkt auch außerhalb der Sitzungen weiter.

Die Vermittlung detaillierter Informationen über die zu erwartenden körperlichen Veränderungen während der Übung ist *nicht* empfehlenswert. Dies begünstigt eine Fokussierung auf vermeintlich „richtiges" Erleben, das sich bei einer hohen (Erwartungs-)Spannung naturgemäß nicht einstellt. Besser ist die Förderung einer gelassen-abwartenden Haltung, die mit einer gewissen „Neugier" die Entspannungsreaktion erwartet.

Es folgt eine Zusammenstellung der wesentlichen Informationen, die die Kursleiterin zu Entspannungsverfahren geben sollte.

Erstinformationen zu Entspannungsverfahren
- Der Kurs vermittelt die Grundlagen, die für das eigenständige Üben notwendig sind, sowie Informationen, die helfen, mit auftretenden Herausforderungen umzugehen.
- Die Übungen werden im Kurs Schritt für Schritt aufgebaut, sodass eine zunehmende Vertrautheit entsteht und die Effekte sich immer leichter einstellen.
- Die Entspannung ist prinzipiell von jedem erlernbar! Es gibt nur sehr wenige Ausnahmen, bei denen ein Erlernen (meist vorübergehend) nicht empfohlen wird.
- Regelmäßiges Üben führt zu einer Vielzahl körperlicher und psychischer Entspannungseffekte (z. B. einem Erleben von Ausgeglichenheit, verbessertem Schlaf oder auch einer Abnahme von stressbezogenen Reaktionen).
- Der große Vorteil eines erlernten Entspannungsverfahrens besteht darin, dass es nahezu überall anwendbar ist und innerhalb von kurzer Zeit zu den gewünschten Effekten führt. Damit sind die Verfahren der „unsystematischen" Entspannung überlegen, die oft besondere Vorbereitungen, viel Zeit oder die Anwesenheit von Umständen voraussetzt, die nicht kontrolliert werden können (z. B. Sonnenschein für den Freibadbesuch).
- Die eintretenden Entspannungseffekte sind keine „Einbildungen", sondern tatsächliche, messbare Reaktionen des Körpers aufgrund der intensiven Vorstellung von Entspannung: Denken wir an Geschehnisse, die uns ängstigen, spüren wir meist recht schnell die begleitenden körperlichen Reaktionen im Sinne einer Stressreaktion. Bei den Übungen passiert das Gleiche: Wir stellen uns auf Wohlbefinden ein, und unser Körper reagiert mit Entspannung.

- Die Wirkung ist durch eine Vielzahl wissenschaftlicher Studien eindeutig belegt.
- Es handelt sich um „übende Verfahren". Das bedeutet, dass es für das Gelingen von wesentlicher Bedeutung ist, zwischen den Kursstunden eigenständig zu üben. Tatsächlich ist das wichtiger für den Erfolg als das gemeinsame Üben im Kurs.

5.7 Vorübungen und Demonstrationen der Wirkweise

Ein ähnliches Ziel wie die Theorievermittlung – die Förderung von Verständnis für und Vertrauen in die zu erlernende Methode – haben Vorübungen und Demonstrationen der Wirkweise. Mit ihrer Hilfe können die psychophysiologischen Prinzipien verdeutlicht werden, die den Entspannungsverfahren zugrunde liegen. Da alle im Folgenden vorgestellten Übungen mit suggestiven und Entspannungselementen arbeiten, sollte immer auf eine ausführliche Rücknahme geachtet werden.

Hintergrund: Wirkmechanismen von Entspannungsverfahren
Entspannung ist ein angeborenes biologisches Reaktionsmuster, das automatisch ausgelöst wird, wenn die Bedingungen hierfür geeignet sind, etwa die Abwesenheit von herausfordernden Reizen. Die Entspannungsreaktion ist also keine neue Reaktionsweise, sondern vielmehr ein gewöhnliches Verhaltensmuster, dessen Auslösung durch bestimmte Faktoren provoziert werden kann. Bei der Vermittlung von Entspannungsverfahren werden dementsprechend (vor allem zu Beginn) Bedingungen geschaffen, die geeignet sind, Entspannung auszulösen.

Die Ausbildung der Entspannungsreaktion wird gefördert, indem die Wahrnehmung auf den Körper und definierte (Entspannungs-)Prozesse gerichtet wird. Die kognitive Einstellung ist hierbei zentral: Wird Entspannung erwartet, richtet der Körper sich auf diese ein, genauso wie er sich auf Kampf oder Flucht einrichtet, wenn ein Angriff erwartet wird. Die Erwartung der kommenden Entspannung setzt eine Vielzahl von Mechanismen in Gang, die einander wiederum verstärken. Erklärungsmechanismen zum Zusammenhang von Gedanken, Gefühlen und Körperreaktionen finden sich anschaulich in Stressmodellen (vgl. z. B. Lazarus & Folkman, 1987) dargestellt.

Um speziell die Wirkweise der Gedanken auf das muskuläre System zu verdeutlichen, kann das ideomotorische Grundgesetz bzw. der Carpenter-Effekt vermittelt werden (Abschn. 5.7.3). Das Gesetz der Ideoplasie, das den Carpenter-Effekt auf das Vegetativum ausweitet und vor allem im Rahmen des AT als Wirkmechanismus angeführt wird (vgl. Hoffmann, 2017), kann in diesem Zusammenhang ebenfalls genannt werden.

Die Bedeutung des Spiegelneuronennetzwerks für psychologische Prozesse ist seit mehreren Jahren Gegenstand der Forschung (z. B. Iacoboni, 1999). Neben der

Ermöglichung eines erweiterten Verständnisses der Wirkmechanismen von Entspannung, verdeutlichen Spiegelneurone auch die Bedeutung der therapeutischen Beziehung und bieten eine Erklärung dafür, warum Versuche mit Audioaufnahmen regelmäßig zu schlechteren Ergebnissen führen (vgl. Mende, 2014).

Während des Trainingsverlaufs wird das Erleben der Entspannung mit einer speziellen Abfolge von Schritten (Einnahme einer bestimmten Körperhaltung, Wiederholung bestimmter Formeln oder Ausführung definierter Muskelkontraktionen) verbunden. Nach einer ausreichenden Anzahl von Wiederholungen wird die Entspannungsreaktion konditioniert, sodass sie bereits durch die Hinweisreize (z. B. die Einnahme der Übungsposition) ausgelöst werden kann (Abb. 5.2). Durch das bewusste und schnelle Abrufen der Entspannungsreaktion wird die Möglichkeit geschaffen, auf sonst kaum zu steuernde autonome Prozesse effektiv Einfluss zu nehmen. Zudem kann von einem allgemein zugrunde liegenden Wirkprinzip der Entspannungsverfahren ausgegangen werden, das durch den Erwerb von Eigenkompetenz und Selbstkontrolle beschrieben werden kann (Petermann, 2020). Als Erklärung werden vor allem kognitiv-verhaltenstherapeutische Ansätze gewählt wie das der Selbstwirksamkeit (Bandura, 1997) und der Selbstkontrolle (Meichenbaum, 1976).

5.7.1 Übungen zur Auslösung vegetativer Reaktionen

Imaginationsübungen (ausführlich in Abschn. 2.5) verdeutlichen eindrucksvoll den Zusammenhang von Gedanken und körperlichen Reaktionen, indem sie konditionierte Reaktionen auslösen. Das Ziel der Übungen besteht darin, dem Teilnehmer zu vermitteln, dass seine Reaktionen keine „Einbildungen", sondern echte körperliche Erlebnisse sind, die aufgrund seiner Gedanken ausgelöst werden. Besonders bekannt geworden ist die „Zitronenübung", die auch im Kontext von Stressbewältigungstrainings (z. B. Kaluza, 2023) Anwendung findet, um den Zusammenhang von Gedanken und körperlichen Reaktionen zu verdeutlichen. Alternativ ist die Imagination „Salz auf meiner Zunge" eine gute Möglichkeit, unmittelbare Reaktionen auszulösen. Zur Intensivierung der Übungen kann eine Einleitung durchgeführt werden, die die Aufmerksamkeit auf den Körper und die Atmung lenkt (vgl. Abschn. 5.7.4).

▶ **Rücknahme bei imaginativen Übungen** *Lassen Sie nun alle inneren Bilder verblassen und schließlich ganz verschwinden. Spüren Sie Ihren Körper und seinen Kontakt zur Unterlage. Ziehen Sie die Arme einige Male kräftig an Ihren Körper heran, öffnen Sie Ihre Augen und atmen Sie tief ein und aus, bevor Sie wieder Ihre gewohnte Sitzhaltung einnehmen.*

5.7 · Vorübungen und Demonstrationen der Wirkweise

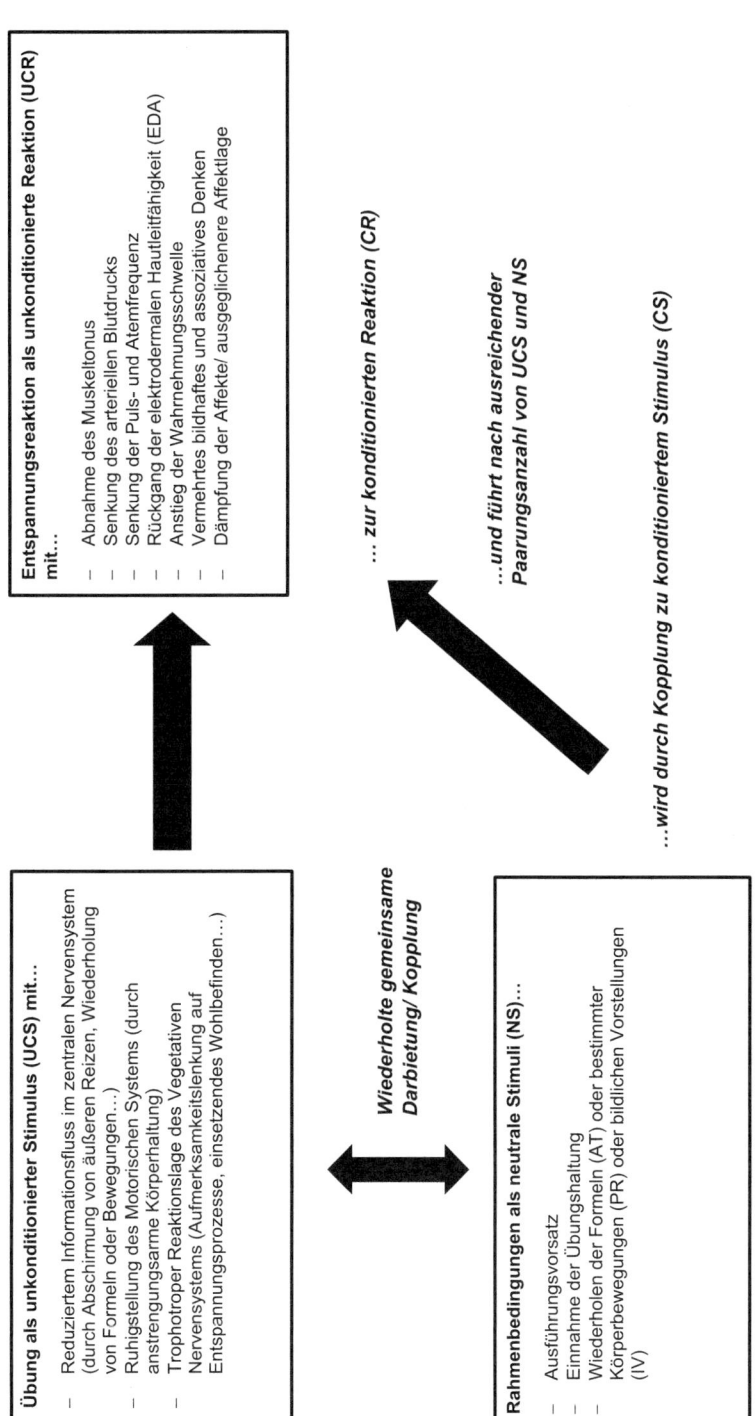

Abb. 5.2 Klassische Konditionierung der Entspannungsreaktion. *AT* Autogenes Training, *CS* konditionierter Stimulus, *IV* imaginative Verfahren, *NS* neutraler Stimulus, *PR* Progressive Relaxation, *UCR* unkonditionierte Reaktion, *UCS* unkonditionierter Stimulus

Imaginationsübung „Salz auf meiner Zunge"
Stellen Sie sich vor, eine Salzmühle aus Glas vor sich zu haben. Sie können sehen, dass sie prall mit körnigem Salz gefüllt ist. Betrachten Sie das Salz durch das Glas genau. Welche Farbe hat es? Weiß oder rosa? Ist die Farbe einheitlich oder sind es verschiedene Farben? Nehmen Sie die Mühle in die Hand und mahlen Sie etwas Salz. Lassen Sie es herausrieseln und betrachten Sie es nun noch genauer. Nehmen Sie es in die Hand und riechen Sie daran. Gibt es einen wahrnehmbaren Geruch? Und nun: Nehmen Sie etwas Salz in den Mund. Legen Sie das Salz auf Ihre Zunge. Spüren Sie den intensiven Geschmack, der sich nun in Ihrem Mund ausbreitet. Bewegen Sie das Salz nun in Ihrem Mundraum. Lassen Sie es zu den Wangen und wieder zurück auf die Zunge wandern. Achten Sie auf alle Reaktionen, die durch den Kontakt mit dem Salz ausgelöst werden. Wie fühlt sich Ihr Mundraum an? Spüren Sie Änderungen in der Muskulatur? Im Speichelfluss?

Imaginationsübung „Die Zitronenübung"
Stellen Sie sich vor, Sie sind in Ihrer Küche. Auf einer Arbeitsfläche liegt eine Zitrone. Sie sehen sich die Zitrone genau an. Beschreiben Sie in Gedanken ihre Größe, Form, Farbe und Oberfläche. Ist sie eher gelb oder grün? Rundlich oder oval? Sieht ihre Oberfläche eher rau oder glatt aus?

Nehmen Sie die Zitrone nun in eine Hand und sehen Sie sie aus der Nähe an: Was können Sie erkennen? Gibt es Flecken oder Erhebungen auf der Zitrone? Nun drücken Sie die Zitrone in Gedanken leicht zusammen und registrieren Sie, ob sie sich eher fest oder weich anfühlt, nachgiebig oder hart. Teilen Sie die Zitrone in zwei Hälften und nehmen Sie eine der Hälften in die Hand: Führen Sie die Hälfte näher an Ihr Gesicht heran und betrachten Sie das Innere der Zitrone. Was können Sie erkennen? Wie sieht das Fruchtfleisch aus? Kann man Kerne sehen?

Riechen Sie nun an der Zitrone. Wie würden Sie den Geruch beschreiben? Säuerlich? Bitter? Stellen Sie sich nun vor, dass Sie die Zitrone mit Ihrer Zunge leicht berühren. Achten Sie ganz bewusst darauf, was nun in Ihrem Mundbereich geschieht. Welche Impulse kommen auf? Was geschieht in Ihrem Körper, wenn Sie sich nun noch vorstellen, mit der gesamten Zungenfläche über die Zitrone zu lecken oder sogar in diese hineinzubeißen? Achten Sie auf alle Ihre körperlichen Reaktionen.

Auswertung der Zitronenimagination und Übertrag auf Entspannung

Kursleitung: „Was haben Sie während der Übung spüren können?"
Teilnehmer: „Ich musste schlucken, weil ich so viel Speichel im Mund hatte."

Kursleitung: „Wie kam es dazu, dass sich der Speichel gebildet hat? Oder haben Sie es sich vielleicht nur eingebildet?"
Teilnehmer: „Nein, eingebildet habe ich mir das nicht. Ich musste ja wirklich schlucken. Wahrscheinlich ist das passiert, weil ich weiß, dass Zitronen sauer sind."
Kursleitung: „Richtig. Sie wissen, was passiert, wenn man in eine Zitrone hineinbeißt. … Nur war ja jetzt gar keine Zitrone da. Warum hat der Körper dennoch reagiert?"
Teilnehmer: „Ich habe ja an eine Zitrone gedacht, und wahrscheinlich bedeutet das für meinen Körper, dass da auch irgendwo eine Zitrone ist."
Kursleitung: „Genau! Da macht er keinen Unterschied. Und da er nun eine Zitrone erwartet, versucht er, Ihnen das Hineinbeißen so leicht wie möglich zu machen und löst den Speichelfluss und die weiteren Reaktionen aus. Es genügt also tatsächlich, an etwas zu denken und der Körper reagiert hierauf mit spürbaren Auswirkungen. Vielleicht kennen Sie das auch aus anderen Situationen?"
Teilnehmer: „Wenn ich an meinen Chef nur denke, fange ich an, mich zu ärgern."
Kursleitung: „Was können Sie spüren, wenn Sie sich aufregen?"
Teilnehmer: „Wenn es richtig schlimm wird, merke ich, dass mein Blutdruck hoch geht."
Kursleitung: „Genau – hierfür muss der Chef also gar nicht da sein, der Gedanke an ihn genügt und der Körper reagiert mit Stress. Bei der Entspannung verhält es sich genauso: Sie nehmen Ihre Übungshaltung ein und stellen sich Entspannung vor, und Ihr Körper reagiert auf diese Vorstellung, indem er beginnt, sich tatsächlich zu entspannen." ◄

5.7.2 Übungen zur Auslösung emotionaler Reaktionen

Auch diese Übungen demonstrieren eindrucksvoll psychosomatische Zusammenhänge. Wegen der starken Gefühle, die durch sie ausgelöst werden können, sollten sie nur ausgeführt werden, wenn hinreichend Sicherheit bezüglich der emotionalen Stabilität sowie der Tragfähigkeit der Beziehung zu den Teilnehmern besteht. Genau wie bei der Salz- und Zitronenimagination können die Teilnehmer erkennen, wie sich Gedanken auf Körperreaktionen und Emotionen auswirken. Im Gegensatz zu den vorhergehenden Übungen, bei denen die Effekte bei allen Teilnehmern zumeist vergleichbar sind, kann mit diesen Übungen zudem die *individuelle* Reaktion besprochen und in Zusammenhang mit Entspannung gebracht werden. Neben der Beschäftigung mit einem peinlichen Erlebnis (s. unten) sind auch Übungen möglich, die andere Gefühlszustände auslösen, indem beispielsweise gezielt Erinnerungen (z. B. an freudige oder überraschende Erlebnisse) wachgerufen werden.

Ein peinliches Erlebnis

Bitte schließen Sie für die folgende Übung Ihre Augen. Es ist nicht nötig, dass Sie sich entspannen – bitte achten Sie einfach ganz bewusst auf alle Reaktionen, die Sie während der Übung bei sich feststellen können. Während Sie nun die Augen geschlossen haben und auf Ihren Körper und seine Reaktionen fokussiert sind, können Sie hören, wie ich durch den Raum gehe. (Kursleiterin geht laut durch den Raum.) *Sie können auch hören, wie ich von Zeit zu Zeit vor einem von Ihnen stehen bleibe und dann wieder weiter gehe.* (Kursleiterin bleibt vor einem Teilnehmer stehen und geht wieder weiter.) *Ich bitte Sie nun, an eine Situation in Ihrem Leben zu denken, in der Ihnen etwas* Peinliches *geschehen ist. Erinnern Sie sich möglichst genau an diese Situation und denken Sie auch an alle Reaktionen, die sie damals gespürt und gezeigt haben.* (Längere Pause)

Ich werde für die gleich folgende Übung einen von Ihnen bitten, zu mir nach vorne zu kommen und einige Fragen zu seinem peinlichen Erlebnis zu beantworten. Momentan denke ich darüber nach, wer von Ihnen sich am besten für eine solche Übung eignet. (Währenddessen geht die Kursleiterin weiter herum und bleibt von Zeit zu Zeit vor einem der Teilnehmer stehen.)

Öffnen Sie nun Ihre Augen bitte wieder. Natürlich habe ich nicht wirklich vor, jemanden von Ihnen solche Fragen zu stellen. Ich möchte nun von Ihnen allen gerne erfahren, was Sie während dieser Übung gespürt haben.

Auswertung und Übertrag auf Entspannung

Kursleitung: „Was haben Sie während der Übung spüren können?"
Teilnehmer 1: „Ich hatte Angst, dass ich ausgesucht werde und es dann peinlich werden könnte."
Kursleitung: „Haben Sie diese Angst auch körperlich spüren können?"
Teilnehmer 1: „Mein Herz hat schneller geschlagen, und ich war innerlich ganz unruhig."
Teilnehmer 2: „Ich habe mich geärgert und dachte ‚Was soll denn der Mist jetzt?'."
Kursleitung: „Und konnten Sie diesen Ärger spüren?"
Teilnehmer 2: „Etwas schon. Ich glaube, mein Gesicht ist rot geworden und mein Blutdruck ist auf jeden Fall etwas gestiegen."
Teilnehmer 3: „Ich kenne die Übung schon und mir war klar, dass Sie keinen von uns aussuchen. Ich habe dann an etwas anderes gedacht. Gespürt habe ich nichts."
Kursleitung: „Wie erklären Sie es sich, dass Sie alle während der Übung das Gleiche gehört haben und doch bei jedem von Ihnen eine andere emotionale und körperliche Reaktion aufgetreten ist?"

Teilnehmer 3: „Wenn ich mir denke, dass eh nichts passiert, muss ich mich auch nicht aufregen. Wenn ich aber denke, dass es gleich richtig peinlich wird, dann spanne ich mich halt auch an."
Kursleitung: „Exakt. Nicht die Situation entscheidet also darüber, welches Gefühl und welche körperlichen Reaktionen bei Ihnen auftreten – sondern Ihre Bewertung der Situation." ◄

5.7.3 Pendelversuch zur Auslösung muskulärer Reaktionen

Ein Pendel oder eine Kette mit einem Anhänger (15–20 cm Länge) wird zwischen Daumen und Zeigefinger gehalten. Bei einem nicht aufgestützten Ellenbogen funktioniert der Versuch leichter, erfahrungsgemäß führt jedoch auch der aufgestützte Ellenbogen zu Ergebnissen (die dann eindrucksvoller erlebt werden, da die Bewegungen des Arms eingeschränkter sind). Die Nutzung einer Vorlage in Form eines Kreises (Abb. 5.3) erleichtert die Übung, da die Konzentration auf die Pendelrichtung erleichtert wird.

Aus einer ruhigen Ausgangslage heraus denkt der Übende nun verschiedene Richtungen (vor und zurück, links und rechts, im Uhrzeigersinn etc.). Hierbei soll er sich bemühen, Finger und Arm *nicht* zu bewegen. Bereits nach kurzer Zeit schwingt das Pendel bei den meisten Teilnehmern in die erdachte Richtung.

Soll der Versuch in einer neu beginnenden Gruppe durchgeführt werden, ist es von Vorteil, eine ausreichende Anzahl von Pendeln für alle Teilnehmer mitzubringen. Setzen die Teilnehmer sich nun, nach einer Erläuterung des Versuchs durch die Kursleiterin, in Zweiergruppen zusammen, hört man bereits nach kurzer Zeit im gesamten Raum Ausrufe des Erstaunens, Lachen und beginnende Diskussionen über die vermuteten Hintergründe des Erlebten. Neben der anschaulichen Demonstration eines wesentlichen Wirkprinzips, erweist sich dieser Vorversuch damit als „Eisbrecher", der zu einer Aktivierung der Teilnehmer und wechselseitiger Kontaktaufnahme führt.

Abb. 5.3 Vorlage zum Pendelversuch

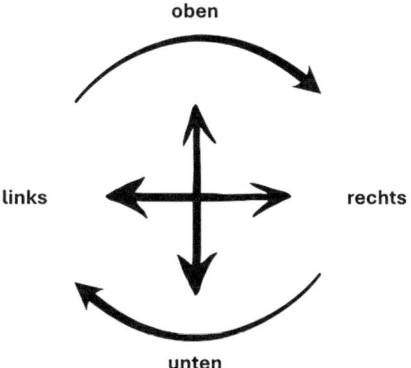

▶ **Pendelalternativen** Eine günstige Alternative bietet die Nutzung von Angelblei. An einem stabilen Faden befestigt, ergibt es ein kostengünstiges funktionierendes Pendel (das zudem keine esoterischen Assoziationen hervorruft). Von der Verwendung von Holzperlen, wie man sie im Bastelbedarf für die Herstellung von Ketten findet, ist hingegen abzuraten, da diese für ein Pendel meist zu leicht sind.

Auch bei dieser Vorübung bietet es sich an, eine gemeinsame Auswertung mit den Teilnehmern vorzunehmen und diese ihre Hypothesen äußern zu lassen, bevor die Kursleiterin über die Wirkweise des Pendelversuchs aufklärt. Wie der vegetative Effekt bei der Zitronenimagination kann hier der muskuläre Effekt erklärt und in Verbindung mit Entspannung gebracht werden: Gedanken bewirken winzige Muskelkontraktionen, die das Pendel in Bewegung bringen. Auf diese Weise wirkt sich die Hinwendung zur *Ent*spannung im Rahmen des erlernten Verfahrens ebenfalls auf das muskuläre System aus.

Dieser Effekt ist für alle Entspannungsverfahren von Bedeutung, betont er doch die Wichtigkeit der Einstellung und die Kraft der (Auto-)Suggestion. Von herausragender Bedeutung ist diese Vorübung jedoch für die Progressive Relaxation (PR) in fortgeschrittener Anwendung (zum mentalen Training s. Abschn. 11.3.3), in der die Entspannung *ohne* vorhergehende Anspannung erzeugt wird.

Der Versuch wird Eugène Chevreul (1786–1889) zugeschrieben (daher der Name „Chevreulsches Pendel", der alternativ für den Pendelversuch genutzt wird). Bereits Schultz schätzte den Versuch und nutzte ihn als Demonstration der Wirkweise für das AT (Hoffmann, 2017).

Hintergrund: Carpenter Effekt und ideomotorisches Grundgesetz
William Benjamin Carpenter (1813–1885) beschrieb bereits 1852 den Einfluss der Suggestion auf die Bewegung der Muskulatur. Allein das Beobachten oder auch bloße Vorstellen einer bestimmten Bewegung löse Impulse aus, diese tatsächlich auszuführen (Carpenter, 1852). William James (1842–1910) formulierte 1890 dieses Phänomen als **ideomotorisches Grundgesetz**: Die alleinige Vorstellung oder Wahrnehmung einer Bewegung löst eine objektiv nachweisbare (Mikro-)Aktivierung der an dieser Bewegung beteiligten Muskeln aus (James, 1983).

5.7.4 Vorübungen im engeren Sinne

Von den Demonstrationen zu unterscheiden sind Vorübungen „im engeren Sinne". Deren Ziel ist es meistens, einen verbesserten Einstieg in die Hauptübung zu gestalten. Bei der PR werden vorwiegend Übungen genutzt, die ein verbessertes Spüren der Muskulatur bewirken (Übung „Körper spüren"), beim AT Übungen, die eine verbesserte Wahrnehmung innerer Prozesse unterstützen sollen (Übung „Innenschau"). Bei der Nutzung imaginativer Elemente dienen Vorübungen vor

5.7 Vorübungen und Demonstrationen der Wirkweise

allem der Schulung der Imaginationsfähigkeit bzw. der generellen Prüfung des Zugangs zur Arbeit mit inneren Bildern (Übung „Blume"). Ein weiterer Nutzen der Vorübungen besteht zudem darin, dass sich häufige Anfangsprobleme und initiale Anspannungen noch vor der eigentlichen Übung lösen können und so nicht mit ihr verbunden werden. Findet zwischen Vor- und Hauptübung eine Auswertungspause statt, ist – wie immer – eine Rücknahme durchzuführen. Ebenfalls möglich und vor allem mit zunehmender Erfahrung empfehlenswert ist das unmittelbare Anhängen der Hauptübung ohne Unterbrechung.

> **Übung „Körper spüren"** (möglicher Einstieg in die PR)
> *Spüren Sie den Kontakt des Körpers mit dem Stuhl zunächst an den Beinen und am Gesäß,… dann am Rücken. Achten Sie auf alle Empfindungen, die an diesen Stellen spürbar sind. Nehmen Sie nun die Berührung Ihrer Hände mit Ihren Beinen wahr. Spüren Sie den Kontakt der Unterarme mit den Stuhllehnen. Können Sie Druck wahrnehmen … oder etwas anderes? Wandern Sie nun mit Ihrer Aufmerksamkeit weiter zu den Füßen. Spüren Sie etwas an den Stellen, an denen die Füße den Boden berühren? Drücken Sie leicht mit den Füßen gegen den Boden. Wie verändern sich die Empfindungen nun? Bleiben Sie mit Ihrer Aufmerksamkeit bei den Füßen und nehmen Sie alles wahr, was Sie hier spüren können. Wandern Sie mit Ihrer Aufmerksamkeit nun weiter nach oben … zu den Schienbeinen, … Waden, … Knien, … Kniekehlen, … Oberschenkeln, … deren Vorderseite … und Rückseite, … dem Gesäß und Unterleib, … Bauchraum und unteren Rücken, … Brustbereich und oberen Rücken,… den Schultern, … dem Nacken, … der Kopfhinterseite, … Kopfoberseite, … Gesicht mit Stirn, … Augen, … Schläfen und Wangen, … Nase, … Mund, … Kinn. Und dann wandern Sie mit Ihrer Aufmerksamkeit zu Ihrem Hals und schlucken Sie einmal ganz bewusst. Spüren Sie die Bewegung der Muskeln in Ihrem Hals? Nehmen Sie den Kopf als Ganzes wahr, … dann die Oberarme, … Ellenbogen, … Unterarme, … Vorderseite … und Rückseite der Arme, … Hände, … Handaußenseite … und Innenseite, … die Finger, … dabei jeden Finger einzeln. Können Sie Ihre Daumen spüren? Nehmen Sie Ihren Körper als Ganzes wahr, … von den Füßen bis zu den Fingerspitzen … und bis zum Scheitel. Versuchen Sie nun, wahrzunehmen, dass Ihre Arme ein bestimmtes Gewicht haben, … genauso wie die Beine … und der gesamte Körper. Spüren Sie, wie dieses Gewicht vom Stuhl getragen wird. …*

Zum Einstieg in das AT eignen sich vor allem Übungen, die die Wahrnehmung von vegetativen Prozessen begünstigen. Ein Vorschlag für eine solche Übung findet sich in Abschn. 9.1 („Aufmerksamkeitsscheinwerfer/Innenschau").

> **Übung „Blume"** (möglicher Einstieg in die Arbeit mit Imaginationen)
> *Betrachten Sie die Blume, die vor Ihnen liegt. Achten Sie auf die Merkmale, die Ihnen als Erstes ins Auge springen. Welche sind das? Die Farbe? Die Form? Irgendeine Besonderheit, die diese spezielle Blume einzigartig macht? Schließen Sie kurz Ihre Augen und versuchen Sie, sich diese besonderen, hervorstechenden Merkmale zu vergegenwärtigen. Können Sie sie vor Ihrem inneren Auge sehen? Öffnen Sie erneut Ihre Augen und betrachten Sie die Blume nun genauer: Wie sieht der Stiel aus? Beschreiben Sie für sich seine Farbe, seine Form. Schließen Sie erneut Ihre Augen und versuchen Sie, den Stiel weiterhin zu sehen und zu beschreiben. Erinnern Sie sich zusätzlich an die ersten Merkmale der Blume, die Ihnen ins Auge gesprungen sind. Welche waren das noch einmal? Erinnern Sie sich? Öffnen Sie erneut die Augen und betrachten Sie nun die Blüte. Wie genau sieht sie aus? Welche Farben können Sie erkennen? Wie genau ist die Blüte aufgebaut? Ist sie symmetrisch oder unsymmetrisch? Sind die einzelnen Teile der Blüte gleich groß oder gibt es Unterschiede? Was können Sie noch erkennen? Schließen Sie die Augen und rufen Sie sich Ihre Eindrücke zurück. Woran erinnern Sie sich ganz besonders? Wie sieht die Blume bei geschlossenen Augen aus?*

5.8 Vor der ersten Übung

Trotz aller Vorinformationen, die Teilnehmer bereits bekommen haben, ist die erste Übung oft ein Auslöser von Stress. Dies liegt zum einen an der ungewohnten Kurssituation, zum anderen an der Ungewissheit, die sich auf das Erleben während der ersten Übung bezieht. Um den Stress zu reduzieren, hilft es, dem Teilnehmer möglichst viele Kontrollmöglichkeiten über die Übung zu eröffnen. Die wichtigste Option, die der Teilnehmer hat, ist die Übung zu jeder Zeit abbrechen zu können. Diese Möglichkeit sollte explizit benannt werden. Auch im Fall des eigenständigen Beendens der Übung sollte jedoch vom Teilnehmer selbst eine aktivierende Rücknahme durchgeführt werden – diese muss daher bereits *vor* der ersten Übung vermittelt werden (s. auch Abschn. 6.8).

▶ **Rücknahmeerlaubnis** *Sollten Sie die Übung vorzeitig beenden wollen, können Sie das jederzeit tun. Achten Sie auf die Ausführung der Rücknahme: Ziehen Sie die Arme einige Male fest an Ihren Körper, atmen Sie tief ein, um wieder wach und aktiv zu werden, öffnen Sie dann Ihre Augen und setzen Sie sich in Ihrem eigenen Rhythmus wieder in eine aktivierte Sitzposition.*

Der häufigste Grund für Übungsabbrüche während der ersten Übungen ist keine ausbleibende Entspannungsreaktion, sondern im Gegenteil ein (über-)starkes Wahrnehmen körperlicher Änderungen, die zu Unsicherheit oder dem Erleben von

Angst führen. Ein abruptes Beenden der Übung kann zu Orientierungsproblemen, dem Erleben von Schwindel oder anderen Anzeichen von Unwohlsein führen. Bei vorhandener Unsicherheit ist die Vorstellung mangelnder Orientierung im Raum ein zusätzlicher Stressor. Auch der Augenschluss kann daher Ängste verstärken oder induzieren. Daher sollte eine Alternative für ihn angeboten werden (Abschn. 6.6.4).

Auch die Lichtverhältnisse während der Übung sollten angesprochen werden – gerade dann, wenn geplant ist, das Licht während der Übung zu verändern. Die Teilnehmer sollten wissen, dass jederzeit eine Orientierung im Raum möglich ist. Weitere Reaktionserleichterungen betreffen die Möglichkeit, sich während der Übung zu bewegen, Kleidung zu lockern, sich zu kratzen oder die Übungsposition angenehmer zu gestalten.

Ist der Teilnehmer während der Übung aktiv (da er z. B. bestimmte Bewegungen ausführen muss), sollte vorher ein „Trockendurchgang" stattfinden. In diesem werden die einzelnen Übungsteile durch die Leitung demonstriert und es dem Teilnehmer ermöglicht, Fragen hierzu zu stellen. Diese Demonstration baut Unsicherheiten ab und reduziert den Impuls, sich während der Übung umzusehen und sich so zu überzeugen, es „richtig" zu machen.

> **Vor der ersten Übung**
> - Einführung in die Übungshaltung (s. Abschn. 6.6.1)
> - Rücknahmeerklärung und -erlaubnis
> - Alternativen zum Augenschluss
> - Hinweis auf Lichtverhältnisse während der Übung
> - Reaktionserleichterungen (Bewegungen während der Übung, Kleidung lockern…)
> - Trockenübung (falls Bewegungen während der Übung vorgesehen sind)

5.9 Die erste Übung

Die erste Übung sollte im Sitzen, nicht im Liegen, stattfinden und entsprechend des geplanten Kursaufbaus gewählt werden (Abschn. 4.2.5). Da die erste Übung von besonderer Bedeutung für den Aufbau von Interesse und Vertrauen in das Verfahren ist, sollte die Durchführung besonders sorgfältig erfolgen (ausreichend Zeit für Übung und folgende Rückmelderunde, Raumfaktoren etc.). Können diese Rahmenbedingungen nicht eingehalten werden, muss die Übung möglicherweise abgeändert werden, um dennoch positive Effekte zu erreichen. Diese treten in der Regel nicht auf, wenn man sich beeilen muss, um schnell fertig zu werden, z. B. weil die nächste Gruppe schon vor der Tür wartet.

Kommt es zu einer Abweichung vom geplanten Stundenaufbau, ist es in der Regel besser, dies den Teilnehmern *nicht* mitzuteilen. Muss der Plan z. B. geändert werden, weil am Ende noch Zeit „übrig" ist, sollte eine kurze Abschlussübung durchgeführt oder die Zeit anderweitig genutzt werden. Eine Kursleiterin, die erklärt, dass sie etwas ändern muss, weil es mit ihrer Zeitplanung leider nicht funktioniert hat, hinterlässt leicht einen Eindruck der mangelhaften Strukturierung. In den meisten Fällen bemerken Teilnehmer Abweichungen nicht, da sie den Stundenplan nicht im Detail kennen. Statt also die eigene Kompetenzzuschreibung zu reduzieren, ist es sinnvoller, die Änderung als geplanten Ablauf bzw. als „Bonus" darzustellen (s. auch Muss-, Soll- und Kann-Plan; Abschn. 5.1).

Während der Übung sollte die Kursleiterin die Teilnehmer kontinuierlich beobachten, um so mögliche Anzeichen von Anspannungen oder Unwohlsein zu registrieren und auf diese reagieren zu können. Auf keinen Fall sollte sie selbst an der Übung teilnehmen. Ganz im Gegenteil ist eine hohe Wachheit vonnöten, die ein unmittelbares Reagieren erlaubt, sollte dies während der Übung geboten sein. Auch öffnen Teilnehmer während der Übung zuweilen die Augen und prüfen, ob die Kursleitung mit ihrer Aufmerksamkeit bei der Gruppe ist. Dieser „Test" sollte bestanden werden.

Beendet ein Teilnehmer die Übung eigenständig während der Übungszeit, genügt es in der Regel, ihm zuzunicken und so zu signalisieren, dass dies wahrgenommen wurde und es „okay" ist. Die Auswertung kann dann in der Runde geschehen. Gibt es keinen offensichtlichen Grund, die Rückmeldung des Teilnehmers vorzuziehen (z. B. weil dieser Anzeichen einer ernsthaften Problematik zeigt), sollte die Auswertung an der vorgesehenen Stelle der Gesprächsrunde stattfinden. Dies entdramatisiert die vorzeitige Beendung und weist ihr keine besondere Bedeutung zu. Hierdurch werden Befürchtungen bezüglich zukünftiger Übungen reduziert und, sollten diese eine Rolle spielen, wird Motiven, die mit Aufmerksamkeitssuche zu tun haben, wirksam der Boden entzogen.

5.10 Die erste Rückmelderunde

Das erste Nachgespräch ist von besonderer Bedeutung. Es setzt den Standard für die kommenden Rückmelderunden und gibt den Teilnehmern Hinweise darauf, an welchen Informationen die Kursleiterin interessiert ist und wie sie mit gegebenen Rückmeldungen umgeht. Neben den üblichen Regeln für die Nachbesprechung (Abschn. 6.9) ist in der ersten Stunde von besonderer Bedeutung, auf ausreichend Zeit für die Runde zu achten und die Teilnehmer die Erfahrung machen zu lassen, dass ihre Erlebnisse tatsächlich von Interesse sind und ausreichend Zeit für ihre Bearbeitung zur Verfügung steht. Intensiv sollte die Kursleiterin sich mit den Schwierigkeiten auseinandergesetzt haben, die vor allem in der Anfangsphase von den Teilnehmern erlebt werden (Abschn. 7.1). Den Abschluss der ersten Stunde bilden Hinweise für das Üben zu Hause sowie, falls vorgesehen, zur Protokollführung (vgl. Abschn. 6.11 und 6.12).

Literatur

Bandura, A. (1997). *Self-efficacy: the exercise of control* (Bd. 11). New York: W. H. Freeman

Büssing, A., Lehmkuhl, G., & Bergmann, R. (1982). Anwendung und Übungserfolg des Autogenen Trainings über einen längeren Zeitraum. *Zeitschrift für Klinische Psychologie und Psychotherapie, 30*(2), 141–148.

Carpenter, W. B. (1852). *On the influence of suggestion in modifying and directing muscular movement, independently of volition*. London: Royal Institution of Great Britain.

Cohn, R. C. (2009). *Von der Psychoanalyse zur themenzentrierten Interaktion: von der Behandlung einzelner zu einer Pädagogik für alle*. Stuttgart: Klett-Cotta.

Derra, C. (2017). *Progressive Relaxation: Neurobiologische Grundlagen und Praxiswissen für Ärzte und Psychologen*. Berlin, Heidelberg: Springer.

De Shazer, S. (2015). *Der Dreh: Überraschende Wendungen und Lösungen in der Kurzzeittherapie* (13. Aufl.). Heidelberg: Carl-Auer.

Festinger, L. (1954). A theory of social comparison processes. *Human Relations, 7*(2), 117–140.

Hoffmann, B. (2017). *Handbuch Autogenes Training*. München: dtv.

Iacoboni, M., Woods, R. P., Brass, M., Bekkering, H., Mazziotta, J. C., & Rizzolatti, G. (1999). Cortical mechanisms of human imitation. *Science, 286,* 2526–2528.

James, W. (1983). *The principles of psychology* (Bd. 13). Cambridge/London: Harvard University Press.

Kaluza, G. (2023). *Stressbewältigung: Das Manual zur psychologischen Gesundheitsförderung*. Berlin, Heidelberg: Springer.

Lazarus, R. S., & Folkman, S. (1987). Transactional theory and research on emotions and coping. *European Journal of Personality, 1*(3), 141–169.

Meichenbaum, D. (1976). Toward a cognitive theory of self-control. In: G. E. Schwartz & D. Shapiro (Hrsg.), *Consciousness and self-regulation* (S. 223–260). New York: Plenum Press.

Mende, M. (2014). Spiegelneuronen und Rapport. Vortrag anlässlich der Jahrestagung der Milton Erickson Gesellschaft für Klinische Hypnose, 27.–30. März 2014 in Bad Kissingen. Audio-CD. Schwarzach a. M.: Auditorium-Verlag.

Miller, W. R., & Rollnick, S. (2025). *Motivierende Gesprächsführung. Motivational Interviewing: 4. Auflage des Standardwerks in Deutsch*. Freiburg im Breisgau: Lambertus.

Petermann, F. (Hrsg.). (2020). *Entspannungsverfahren: Das Praxishandbuch* (6. Aufl.). Weinheim, Basel: Beltz.

Prochaska, J. O., & DiClemente, C. C. (1982). Transtheoretical therapy: toward a more integrative model of change. *Psychotherapy: Theory, Research & Practice, 19*(3), 276.

Prochaska, J. O., & Norcross, J. C. (2001). Stages of change. *Psychotherapy: theory, research, practice, training, 38*(4), 443–448.

Reusch, A., & Ströbl, V. (2004). Motivation zur Entspannungsübung bei Rehabilitanden mit Erkrankungen der Bewegungsorgane. *Aktuelle Rheumatologie, 29*(02), 75–82.

von Schlippe, A., & Schweitzer, J. (2019). *Systemische Interventionen*. Göttingen: Vandenhoeck & Ruprecht.

Schubert, C. (Hrsg.). (2015). *Psychoneuroimmunologie und Psychotherapie*. Stuttgart: Schattauer.

Schultz, J. H. (1932). *Das autogene Training: Konzentrative Selbstentspannung*. Stuttgart: Thieme.

Schwarzer, R. (1993). Defensiver und funktionaler Optimismus als Bedingungen für Gesundheitsverhalten. *Zeitschrift für Gesundheitspsychologie, 1*(1), 7–31.

Ströbl, V., Reusch, A., & Ellgring, H. (2004). Konstruktion eines Verfahrens zur Erfassung der Motivation zu Entspannungsübungen. *Zeitschrift für Gesundheitspsychologie, 12*(2), 65–74.

Vaitl, D. (2000). Psychophysiologie der Entspannung. In: D. Vaitl & F. Petermann (Hrsg.), *Handbuch der Entspannungsverfahren: Band 1* (S. 29–76). Weinheim: Beltz, PVU.

Vaitl, D. (2014). Neurobiologische Grundlagen der Entspannungsverfahren. In: D. Vaitlamp; F. Petermann (Hrsg.), *Entspannungsverfahren: Das Praxishandbuch* (5. Aufl.). Weinheim, Basel: Beltz.

Vogler, W. D., Westphal, M. L., Trautmann, E., & Geyer, M. (1982). Motive for premature terminations of AT group treatment. *Psychiatrie, Neurologie, und medizinische Psychologie, 34*(5), 295–300.

Weigl, T., & Mikutta, J. (2019). *Motivierende Gesprächsführung: Eine Einführung*. Wiesbaden: Springer Fachmedien.

6

Elemente der folgenden Kursstunden

▶ In diesem Kapitel lernen Sie die wesentlichen Elemente einer Kursstunde in der typischen Reihenfolge kennen. Beginnend mit der Anfangsrunde (Abschn. 6.2), Aufwärm- und Einstiegsübungen (Abschn. 6.3) sowie theoretischen Erläuterungen (Abschn. 6.4 und 6.5). In den folgenden Abschnitten (Abschn. 6.6, 6.7 und 6.8) geht es um die konkrete Vermittlung der Verfahren, darunter Übungspositionen, Durchführung und Rücknahme der Entspannung. Einen Schwerpunkt des Kapitels bildet die Situation *nach* der Entspannungsübung: Kursleiter erhalten Anleitungen zur Gesprächsgestaltung, zum Vorgehen in häufigen Situationen und bei typischen Reaktionen der Teilnehmer (Abschn. 6.9). Abschließend erfahren Sie, wie Übungen außerhalb des Kurses optimal unterstützt (Abschn. 6.11) und hierzu Übungsprotokolle und weiteres Kursmaterial (Abschn. 6.12, 6.13 und 6.14) eingesetzt werden können.

6.1 Aufbau einer Kursstunde

Zumeist finden sich Einheiten von 45, 60 und 90 Minuten. Bei kleinen Gruppen (bis acht Personen) können 45 Minuten ausreichend sein, da sich die Zeiten für die individuellen Rückmeldungen verkürzen. Bei Gruppen ab neun Personen sollten, je nach geplantem Inhalt, 60- bzw. 90-minütige Sitzungen vorgesehen werden. Entspannung stellt sich schneller ein, wenn die Kursstunden identisch aufgebaut und viele Rituale enthalten sind (vgl. Gheorghiu, 1995).

Ergänzende Information Die elektronische Version dieses Kapitels enthält Zusatzmaterial, auf das über folgenden Link zugegriffen werden kann: https://doi.org/10.1007/978-3-662-71404-1_6.

Kursstundenaufbau

- Begrüßung der Teilnehmer
- Kurzer Überblick über die Stundeninhalte
- Anfangsrunde: Klärung offener Fragen (Abschn. 6.2) und Protokollcheck
- (Falls ausreichend Zeit: Gemeinsames Üben „Standard" mit kurzer Rückmelderunde)
- Aufwärm-/Einstiegsübung (Abschn. 6.3)
- Einführung neuer Übungselemente, falls sinnvoll „Trockenübung" (Abschn. 6.4)
- Übungsdurchführung (Abschn. 6.7)
- Rückmelderunde (ausführlich; Abschn. 6.9)
- Hinweise für das selbstständige Üben (Abschn. 6.11, 6.12 und 6.13)
- (Falls ausreichend Zeit: Gemeinsame Abschlussübung mit Rückmelderunde)
- Verabschiedung

6.2 Anfangsrunde (optional: Protokollcheck)

Nach der Begrüßung der Teilnehmer und einem kurzen Überblick über die Inhalte der Stunde (z. B. als Flipchart-Aufschrieb) beginnt die Kursstunde mit einer Anfangsrunde, in der die Teilnehmer die Möglichkeit erhalten, von den zurückliegenden Übungserfahrungen zu berichten. Haben die Teilnehmer ein Protokoll geführt, beziehen sie dieses in ihre Rückmeldung mit ein, indem sie prüfen, ob seit der letzten Kursstunde Besonderheiten aufgetreten sind.

Die regelmäßige Durchführung dieser Anfangsrunde ist aus mehreren Gründen empfehlenswert:

- Das Wissen um die Runde, die immer zu Beginn der Stunde stattfindet, führt bereits früh im Kursverlauf dazu, dass die Teilnehmer sich auf die Frage vorbereiten, was seit der letzten Kursstunde geschehen ist, und so fokussierter sind, wenn sie an die Reihe kommen.
- Die exponierte Stellung im Stundenverlauf verdeutlicht die Bedeutung des eigenständigen Übens und fördert so die Motivation hierzu.
- Möchte die Kursleiterin zu Beginn wissen, ob es „irgendwelche Fragen" gibt, beanspruchen die eher stillen und sozial unsicheren Teilnehmer in der Regel keine „Extrazeit" für sich und ihre (oft als unwichtig empfundenen) Probleme. Kommt hingegen *jeder* Teilnehmer in *jeder* Kursstunde an die Reihe, tritt die Sorge, zu viel Zeit für sich zu beanspruchen, in den Hintergrund und fördert so die Öffnung des Teilnehmers in der Gruppe.
- Im Sinne einer fortschreitenden Entspannung bildet die Anfangsrunde zudem ein Bindeglied zwischen der vor der Gruppe bestehenden „Alltagsspannung"

und der zunehmenden Hinwendung zur Entspannung im Kurs. Den gehetzten Teilnehmer direkt nach Betreten des Raumes zu bitten, sich hinzulegen und die Augen zu schließen führt oft zu paradoxen Reaktionen, sodass die Anspannung ansteigt, statt zu sinken. Alle Eltern kennen den Mechanismus der stufenweisen Beruhigung bei der abendlichen Zubettgehsituation (und die Konsequenzen, wenn darauf verzichtet wird). Auch im Kurs nähern wir uns daher über mehrere Stufen der Entspannungsreaktion an.

6.3 Aufwärm- und Einstiegsübungen

Als Hinführung zur Entspannungsreaktion sind Aufwärm- und Einstiegsübungen eine wertvolle Hilfe. Diese Übungen verfolgen entweder das Ziel, die Teilnehmer für ihre Eigenwahrnehmungen zu sensibilisieren, oder sie steigern die körperliche Reaktionsbereitschaft für neu einzuführende Übungen.

Für die Progressive Relaxation (PR) und andere Entspannungsverfahren, die zunächst einen Zugang über die Muskulatur wählen, eignen sich insbesondere Übungen, die die Muskulatur aktivieren und die Wahrnehmung auf den Körper richten. Sie können mit oder ohne Bewegung stattfinden. Für das Autogene Training (AT) und andere (auto-)suggestive Verfahren sind besonders Vorübungen wirkungsvoll, die die Aufmerksamkeit auf *körperinterne* Prozesse lenken.

Vorschläge für allgemeine Einstiegsübungen finden sich in Abschn. 5.7, speziell auf die einzelnen Formeln des AT bezogene Einstiegsübungen in Abschn. 2.3.4. Bei der PR können spezielle Vorübungen auf die einzelnen neu eingeführten Muskelgruppen bezogen werden (klatschen, bevor die Übungen der Hände eingeführt werden, fest auf den Boden stampfen, bevor die Übungen der Füße und Beine eingeführt werden etc.).

6.4 Erläuterungen zu Entspannung, Stress und einzelnen Übungen

Die Hintergründe von Entspannung und Stress zu verstehen, kann die Übungsmotivation der Teilnehmer erhöhen. Sind die langfristigen Effekte der Verfahren und der Nutzen, den das Training im Alltag haben kann, bekannt, entsteht ein Anreiz für eigenständiges Üben und eine Orientierung über den Kurs hinaus. Hierfür ist eine angemessene Dosierung der Theorie notwendig: Zu viel langweilt und bewirkt schulische Assoziationen, zu wenig verfehlt das Ziel der Aufklärung der Teilnehmer.

▶ In einer 60-minütigen Sitzung sollten nicht mehr als 10 Minuten, in einer 90-minütigen Sitzung nicht mehr als 15 Minuten für die Vermittlung theoretischer Inhalte eingeplant werden.

Besser als eine „frontale" Vermittlung der Theorie ist das gemeinsame Erarbeiten mit den Teilnehmern. Durch den Einsatz von Medien oder Materialien lässt sich die

Aufmerksamkeit steigern. Auf keinen Fall sollten Informationen in einer auswendig gelernten Rede vorgetragen werden. Besteht die Sorge, etwa aus Nervosität etwas Wichtiges zu vergessen, bieten sich Stichpunkte in einer Präsentation als „offizieller" Spickzettel an.

Eine Zusammenstellung der wesentlichen Informationen für den Kursbeginn findet sich in Abschn. 5.6. Die Vermittlung weiterer Informationen ist von Kursinhalt und -ablauf abhängig und muss entsprechend gestaltet werden.

6.5 Aufklärung zu Wirkungen und Nebenwirkungen

Eine *vor* der Übung stattfindende Aufklärung zu möglichen Wirkungen und Nebenwirkungen erweist sich in der Regel als kontraproduktiv. Gerade unsichere Teilnehmer fokussieren nun mögliche Irritationen und gehen mit einer erhöhten Anspannung in die Übung (die das Auftreten von Nebenwirkungen naturgemäß erhöht). Besser ist es, lediglich die wesentlichsten Informationen vor der Übung zu thematisieren (Abschn. 5.8). Bei dieser Vorgehensweise ist es jedoch umso wichtiger, ausreichend Zeit für die Besprechung der Erfahrungen im *Anschluss* der Übung zur Verfügung zu stellen.

6.6 Übungspositionen und Augenschluss

Die Einnahme der Übungsposition führt beim geübten Anwender bereits zum Einsetzen der Entspannungsreaktion. Sie sollte daher als Übungsbestandteil verstanden und, im Sinne der Konditionierung, als motorische Routine (Krampen, 2013), also möglichst ritualisiert, aufgebaut werden.

6.6.1 Sitzhaltungen

Die Kursleiterin sollte die Anweisungen zur Einnahme der Sitzposition nicht nur geben, sondern diese während des Sprechens selbst begleitend ausführen, sodass die Teilnehmer die Einnahme ihrer eigenen Haltung mit der der Kursleiterin vergleichen können. Korrekturen von falschen Sitzhaltungen sollten möglichst frühzeitig erfolgen, um die Angewöhnung von Fehlhaltungen zu verhindern. „Falsch" bedeutet hierbei im Wesentlichen, dass Haltungen eingenommen werden, für die muskuläre Spannung aufgebaut bzw. beständig gehalten werden muss. Problematisch ist es zudem, wenn die Übungshaltung eng mit einem anderen Kontext assoziiert ist, etwa der entspannten Haltung auf dem Sofa beim Fernsehen. Dies hätte negative Auswirkungen auf den eingangs erwähnten (Selbst-)Konditionierungseffekt. Treten während der Einnahme der Übungshaltung Schmerzen auf, helfen oft eine bewusste Haltungsänderung sowie das Lockern der Muskulatur (Arme und Beine ausstrecken, schütteln). Bestehen aus muskulären Verspannungen resultierende Schmerzen bereits vor der Übung, können auch hier gezielte Lockerungsübungen Abhilfe schaffen.

6.6 Übungspositionen und Augenschluss

▶ Die Übungshaltung sollte **anstrengungsarm, entspannungsfördernd** und dennoch klar von gewohnten Alltagspositionen **unterscheidbar** sein.

Zur Einnahme der **Grundhaltung** wird auf dem Stuhl etwas nach vorne gerutscht und dann der Rücken leicht an der Lehne abgestützt. Die Füße stehen bequem auf dem Boden. Abhängig von der Körpergröße können hierfür Hilfsmittel wie Bänkchen, gefaltete Decken o. Ä. nötig werden. Die Schultern sind entspannt, der Kopf wird in eine Position gebracht, die die Nackenmuskulatur entlastet. Für die meisten Übenden ist das der Fall, wenn der Kopf etwas nach vorne geneigt wird, eine leichte Neigung nach hinten ist jedoch ebenfalls möglich (Abb. 6.1).

Die **Sesselhaltung** empfinden viele Übende als besonders entspannend: Der Kopf kann angelehnt und die Arme auf den Armlehnen abgelegt werden. Das entlastet zusätzlich, da die Oberschenkel die Arme nicht stützen müssen. Da die Übertragbarkeit auf andere Übungspositionen erschwert ist, sollte die Sesselhaltung erst im späteren Trainingsverlauf, nur zu einzelnen Übungen oder als Hilfestellung eingesetzt werden, wenn sich die Entspannung in anderen Positionen, z. B. aufgrund von Schmerzen, nicht einstellt.

Eine traditionelle Haltung des AT, eingeführt von J. H. Schultz (1932) selbst, ist die sog. **Droschkenkutscherhaltung** (Abb. 6.2). Als das AT in den 1920er-Jahren entwickelt wurde, fuhren noch Kutschen durch die Berliner Straßen, und wahrscheinlich assoziierten die ersten Teilnehmer von Schultz sofort die ruhende Position der Droschkenkutscher mit diesem Namen. Obwohl die Haltung zunächst als gewöhnungsbedürftig empfunden wird, weist sie doch eine Reihe von Vorteilen auf: Die Haltung ist ungewöhnlich und wird daher exklusiv mit der Entspannungsübung verbunden. Das begünstigt den Konditionierungseffekt. Durch das erschwerte Erlernen der Entspannung in der Droschkenkutscherhaltung wird der später erfolgende Transfer auf andere Haltungen erleichtert. Das Training wird also im Verlauf leichter, nicht schwerer. Ein weiterer Vorteil ist die Vielfalt der möglichen Sitzgelegenheiten, die für diese Haltung genutzt werden können. Von Hockern bis hin zu Baumstämmen ist tatsächlich alles möglich! Bei ausreichend Zeit sollte die Droschkenkutscherhaltung dementsprechend angeboten und zu ihrer Durchführung motiviert werden.

Bei absolutem Widerstand oder körperlichen Beschwerden (zumeist sind dies Rückenschmerzen, die durch die nichtgestützte Haltung begünstigt werden) sollte die Kursleiterin jedoch nicht auf der Einnahme dieser Haltung beharren, sondern die Übung durchgängig in der Grundhaltung anbieten. Deren Nachteile sollte sie jedoch explizit benennen (erschwerter Transfer auf andere Haltungen, eingeschränkte Anwendbarkeit aufgrund nicht geeigneter Sitzgelegenheiten).

Die Droschkenkutscherhaltung eignet sich im besonderen Maße für das AT und alle weiteren Formen von Entspannung, die *keine* Bewegung erfordern, da bis zum Ende der Übung in dieser Position verharrt werden kann. Bei der PR und anderen Formen der bewegungsinduzierten Entspannung kann diese Haltung zwar ebenfalls genutzt werden, erfordert jedoch zu Beginn zusätzliche Aufmerksamkeit, da immer wieder zurück zur ungewohnten Ausgangshaltung gefunden werden muss.

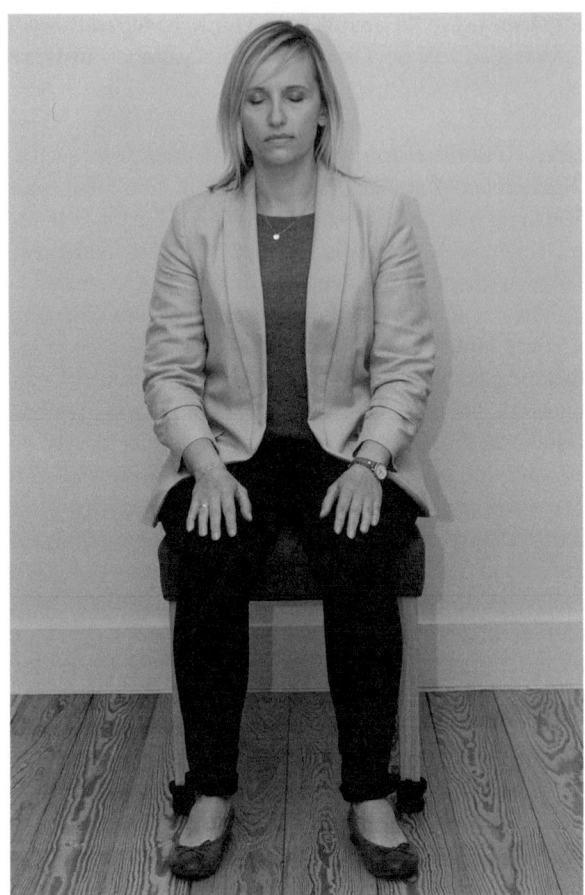

Abb. 6.1 Grundhaltung

Anweisungen zum Einnehmen der Droschkenkutscherhaltung
- Auf dem Stuhl etwas nach vorne rücken, sodass die Lehne den Rücken *nicht* stützt.
- Die Füße stehen vollständig auf dem Boden und stützen die Beine so ab, dass weder in den Füßen noch in den Beinen die Muskeln angespannt werden müssen.
- Die Oberschenkel sind leicht geöffnet.
- Die Arme hängen seitlich vom Körper.
- Tief einatmen und hierbei Oberkörper und Nacken strecken.
- Die Luft ausströmen lassen und hierbei so in sich zusammensacken, dass der Oberkörper und der leicht nach vorne geneigte Kopf über dem Schwerpunkt des Rumpfes zur Ruhe kommen.

- Zur „Feineinstellung" kann man den Körper (bei weiterhin seitlich herabhängenden Armen) nach vorne und nach hinten bewegen, bis der „mittlere Schwebezustand" (Hoffmann, 2017) gefunden wird.
- Abschließend die Unterarme/ Hände locker auf die Oberschenkel legen (mit nach oben oder nach unten gerichteten Handinnenflächen, die Hände berühren sich nicht).

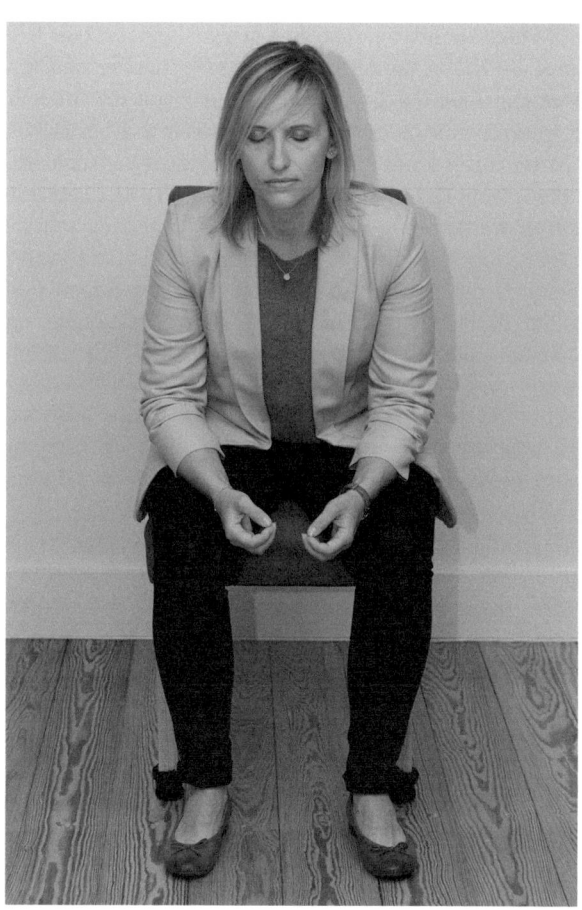

Abb. 6.2 Droschkenkutscherhaltung

6.6.2 Liegehaltungen

Grundhaltung ist die **Rückenlage**. Geeignet sind eher harte Unterlagen (z. B. der Fußboden, auf den eine Matte gelegt oder eine Decke ausgebreitet wird). Bei Rückenbeschwerden hilft zumeist ein Kissen oder ein zusammengerolltes Handtuch, das unter die Knie oder im Kreuz platziert wird. Auch eine Nackenrolle kann hilfreich sein.

Oft wünschen Teilnehmer, sich während der Übungen zuzudecken. Prinzipiell ist das natürlich möglich, es kann jedoch Übungen, die mit Bewegungen einhergehen, erschweren. Zum einen ist die Bewegungsfreiheit der Teilnehmer eingeschränkt, zum anderen kann die Kursleiterin die Ausführung der Übung nicht kontrollieren. Vor allem zu Beginn von Kursen ist es daher besser, auf den Einsatz von Decken bei Bewegungsübungen zu verzichten.

Die meisten Menschen üben lieber im Liegen als im Sitzen. Die Liegehaltung ist bequemer und die Entspannungsreaktion setzt schneller und zuverlässiger ein als in der Sitzhaltung. Von der Liegehaltung später auf die Sitzhaltung zu wechseln ist jedoch wesentlich schwerer als der umgekehrte Weg. Daher lohnt es sich, das Üben im Sitzen zu fördern und hierfür zu motivieren. Auch wenn Teilnehmer über Schwierigkeiten mit der Sitzhaltung klagen, sollte nicht zu früh in die Liegehaltung gewechselt werden. Die Anwendungsmöglichkeiten schränken sich stark ein, wenn nur die Liegehaltung zur Verfügung steht! Stattdessen lohnt sich der Versuch, die Sitzhaltung zu variieren, ein angelehntes Sitzen („Sesselhaltung") zu versuchen und dergleichen mehr. Eine Ausnahme besteht natürlich, wenn ein Üben im Sitzen medizinisch, z. B. aufgrund einer Wirbelsäulenerkrankung, kontraindiziert ist.

Anweisungen zur Einnahme der Liegehaltung
- Die Arme kommen locker neben dem Körper zum Liegen.
- Die Handinnenflächen werden leicht nach außen gedreht.
  Alternativ: Arme leicht beugen und Handinnenflächen auflegen – diese Haltung ist besonders gut geeignet, um die Schwere in den Übungen des AT zu empfinden (s. Abb. 2.1). Abhängig vom Körperbau ist sie für viele Teilnehmer jedoch nicht entspannt zu realisieren und sollte in diesen Fällen durch die erstgenannte Variante ersetzt werden.
- Die Beine sind leicht geöffnet.
- Die Füße werden leicht vom Körper weggedreht.

6.6.3 Stehhaltungen

Auch im Stehen üben zu können, ist in vielen Situationen ein entscheidender Vorteil! Hat der Teilnehmer im Kursverlauf gute Erfahrungen mit Sitz- und Liegehaltungen gemacht, sodass es regelmäßig zum Einsetzen einer Entspannungsreaktion kommt, kann er motiviert werden, weiter mit den Übungshaltungen zu experimentieren. Hierfür eignet sich vor allem das angelehnte Stehen, bei dem nur wenig Arbeit vom muskulären System erforderlich ist. Auch bei der Stehhaltung gilt wieder: Sobald der Übende eine passende Haltung gefunden hat, sollte er diese immer wieder auf die gleiche Art und Weise einnehmen, um den Konditionierungsprozess möglichst effektiv zu unterstützen.

6.6.4 Augenschluss

Die meisten Teilnehmer haben keine Schwierigkeiten damit, ihre Augen für die Dauer der Übung zu schließen. Wenn sie den Augenschluss jedoch als unangenehm empfinden, sollte eine Alternative möglich sein. Hierfür kann ein Punkt fixiert oder der Blick, trotz geöffneter Augen, nach innen gerichtet und „leer" werden.

> **Optionaler Augenschluss**
> *Wenn es Ihnen angenehm ist, schließen Sie nun Ihre Augen. Sie können auch einen Punkt fixieren, der in Ihrem Blickfeld liegt und warten, ob die Augen sich irgendwann schließen möchten. Natürlich können Sie die Augen jederzeit während der Übung öffnen und sich im Raum orientieren, wenn Ihnen danach zumute ist.*

Es ist sinnvoll, auch mit geöffneten Augen üben zu können. Im Kurs können Situationen gesammelt werden, bei denen diese Fähigkeit Vorteile verschafft (z. B. in öffentlichen Verkehrsmitteln, bei konflikthaften Interaktionen, bei der Vorbereitung auf einen Vortrag in Anwesenheit von anderen). Auch kann das Üben mit offenen Augen im späteren Kursverlauf als „Hausaufgabe" mitgegeben und auftretende Schwierigkeiten in der Folgestunde gemeinsam besprochen werden.

Für die Übung wird ein Punkt fixiert, der bei einer entspannten Kopfhaltung im Blickfeld liegt. Es sollte sich um einen möglichst unveränderlichen Punkt halten, da jede Bewegung oder sonstige Veränderung naturgemäß Aufmerksamkeit auf sich ziehen würde.

6.7 Übungsdurchführung

Unabhängig vom erlernten Verfahren sollten die Teilnehmer möglichst früh einen Übungsablauf kennenlernen, der für eine längere Zeit unverändert beibehalten wird. Beim AT und der PR (in der aufbauenden Version) ergibt sich das von selbst, da zwar die Übung erweitert wird, die bisherigen Teile jedoch unverändert bleiben. So ist von Beginn an ein ritualisierter Übungsablauf gegeben, der erst zugunsten einer Kurzform aufgegeben wird (Abschn. 11.3.1). Diese sollte jedoch erst eingeführt werden, wenn die Entspannungsreaktion sich bei der Grundübung zuverlässig einstellt.

Die Kursleiterin muss während der Übung wach und aufmerksam sein und darf nicht selbst an der Entspannung teilnehmen. Gerade während der Übung ist die Verantwortung für die Teilnehmer besonders hoch! Achten sollte sie auf Anzeichen von Unwohlsein und Ängsten, Bewegungsdrang und Abweichungen von Übungsvorgaben. Bei Schmerzpatienten sowie beim Vorliegen ängstlich-hypochondrischer Körperbeobachtungen, sollte sie ebenfalls Schon- und Checkingverhaltensweisen registrieren (Abschn. 7.1.5 und 9.1).

Während es in der Kurssituation in der Regel nicht stört, dass die Kursleiterin ihren Blick über die Teilnehmer schweifen lässt, empfinden es Patienten in Einzelsitzungen oft als unangenehm, wenn ihnen die Therapeutin frontal gegenübersitzt und ihre Augen beständig auf sie gerichtet hat. Besser ist das Sitzen über Eck, sodass der entspannte Blick der Therapeutin am Patienten vorbei verläuft.

6.7.1 Dauer

Kurze Übungseinheiten sollten das Ziel sein. Zu Beginn überfordert eine längere Übungsdauer die Konzentration der Teilnehmer und kann so zu einem Anstieg unerwünschter Wirkungen führen. Im weiteren Verlauf des Trainings steigt die Konzentrationsfähigkeit an, was ein Ausdehnen der Übungen ermöglicht.

Dennoch sollte bewusst mit der Zeitfrage umgegangen werden! Ein wesentliches Ziel der Entspannung liegt ja darin begründet, eine Methode zur Hand zu haben, die wirkungsvoll situationsübergreifend und kurzfristig eingesetzt werden kann. Für eine Methode, deren Anwendung mindestens eine halbe Stunde benötigt, trifft das mit Sicherheit nicht zu.

6.7.2 Einsatz von Stimme und Sprache

Anspannungen und Ängste wirken sich auf die Stimme aus und lassen sie mitunter höher, zittriger und brüchig werden. Auch aus diesem Grund ist die eigene entspannte Haltung im Kurs so wichtig! Die Sprache hört sich umso natürlicher und flüssiger an, je besser der Übungsablauf der Kursleiterin vertraut ist und je mehr er zur eigenen bevorzugten Sprachgestaltung passt. Dies spricht dafür, Übungstexte nicht abzulesen, sondern diese möglichst frei vorzutragen und den eigenen Sprachgewohnheiten passend zu gestalten. Diese Empfehlung betrifft natürlich nicht die Elemente, die während des Trainings unverändert bleiben sollten (z. B. die Formeln im AT, standardisierte Vorgehensweisen). Vorformulierte Texte verstärken wegen der stärkeren Dramatisierung der eigenen Stimme, die durch das Ablesen auftreten kann, zudem oft eine heterosuggestive Wirkung.

Wesentliche Hinweise für den Stimmeinsatz beim Entspannungstraining stammen von Bernstein und Borkovec (2000, 2018). Zu ihren zentralen Empfehlungen gehört es, die Stimme an die zunehmende Entspannung des Teilnehmers anzupassen und sie dieser entsprechend im Übungsverlauf immer weiter zurückzunehmen. Die Stimmausprägung soll hierbei weich, ruhig, monoton (jedoch *nicht* bewusst hypnotisch) und mit Fortschreiten der Übung zunehmend reduziert in Geschwindigkeit und Lautstärke sein. Wechseln in der Übung Anspannungs- und Entspannungsphasen ab, so kann stimmlich eine Angleichung daran stattfinden, etwa durch Erhöhen der Lautstärke bei der Anspannung und Senken bei der Entspannung.

Wichtig ist der Wechsel der Stimmausprägung am Ende der Übung: Die Übungsstimme (auch „Schonstimme") wechselt zur Alltagsstimme (auch „Kraftstimme") und markiert so den Übergang zur Aktivierung nach Übungsabschluss. Vorsicht ist nach längeren Pausen innerhalb der Übung geboten: Die Stimme sollte nun nicht zu laut wiedereinsetzen – dies könnte zu einer Schreckreaktion führen und so die aufgebaute Entspannung reduzieren.

Hintergrund: Stimme und Entspannung
Eine wie von Bernstein und Borkovec (2000, 2018) empfohlene Stimmgebung führt tatsächlich dazu, dass Entspannung schneller eintritt als durch eine Stimmgebung mit anderen sprachlichen Merkmalen (Knowlton & Larkin, 2006). Gerade bei guten Effekten in der Sitzung ist jedoch auf die Umsetzung des eigenständigen Übens des Teilnehmers zu achten – sonst wächst die Gefahr der Abhängigkeit von (der Stimme) der Kursleitung!

Die Kursleiterin sollte in ihren sprachlichen Inhalten Assoziationen zu negativen Erlebnisinhalten vermeiden. Von besonderer Bedeutung ist das beim Einsatz von imaginativen Verfahren wie Fantasiereisen (s. Abschn. 2.5). Aber auch beim Einstieg in Übungen kann es zur Verwendung ungeeigneter Begriffe kommen: „Sie liegen träge auf dem Boden, Ihr warmes Blut pulsiert in Ihren angeschwollenen Fingern …" Natürlich sind Verknüpfungen sehr individuell. Auch Bilder von Wellen und Wärme können Ängste oder Traurigkeit auslösen, wenn entsprechende Erinnerungen mit ihnen verbunden sind. Dennoch gibt es Begriffe, die eher geeignet sind, negative Gedanken und Gefühle hervorzurufen. Ihr Einsatz sollte vermieden werden oder überlegt geschehen.

Begriffe, die verstärkt zu negativen Assoziationen führen
- Dumpf, träge, matt, dunkel, dämmern, trübe (= depressive Assoziationen)
- Dick, geschwollen, massig (= Assoziationen zu negativem Körpererleben)
- Kalt, Kälte, heiß, Hitze (= unangenehme Körperwahrnehmungen)
- Rasen, eilen, hetzen (= Assoziationen zu Stress)
- Schmal, Enge (= Assoziationen mit Beklemmung)
- Platzen, reißen (= Assoziationen zu Verletzungen)
- Blut, Adern, Venen (= Krankheitsassoziationen)

- Stechen, brennen, pulsieren, drücken (=Schmerzassoziationen)
- Alt, vergangen, vergraben, verschüttet (= Assoziationen mit Tod, Verlust)
- Steif, hart, (be-)drängend (= sexuelle Assoziationen)
- Schwanken, schaukeln, wackeln, wippen (= Assoziationen mit Übelkeit, Schwindel)

Hintergrund: Blut oder nicht Blut?
Eine seit Langem geführte Kontroverse beschäftigt sich mit der Frage, ob in der Entspannungstherapie eine gezielte Arbeit an der Akzeptanz von Vorstellungen und Empfindungen, die mit Blut, Herz und anderen körperlichen Faktoren und Prozessen verbunden sind, stattfinden sollte. Die Konfrontation mit diesen Bildern und Empfindungen ruft bei einer hohen Anzahl von Teilnehmern unangenehme Empfindungen oder sogar Ängste hervor. Eindrucksvoll demonstrieren das klassische Untersuchungen zur Herzübung des AT: Der Prozentsatz der Teilnehmer, die hierbei initial unangenehme Erfahrungen berichten, liegt bei 49 % (Luthe & Schultz, 1969). Eine Möglichkeit besteht nun darin, problematische Begriffe und Körperzonen prinzipiell zu umgehen. Hierdurch gelingt die Entspannungsreaktion leichter, die Trainingseffekte verbessern sich also. Ebenfalls sinkt die Abbruchquote, weil Teilnehmer weniger unangenehme Erfahrungen machen.

Was spricht dafür, dennoch mit diesen Begriffen und Empfindungen zu arbeiten? Sie beschreiben, was tatsächlich in uns ist und vorgeht: Unser Blut pulsiert durch unsere Adern, und unser Herz schlägt. Dies sprachlich zu umgehen, fördert die Entfernung von natürlichen Prozessen und widerspricht dem Ziel von Entspannungstherapie – der verbesserten Kontaktaufnahme zum eigenen Körper. Auch verstärken wir durch das Aussparen bestimmter Bereiche unangemessene körperbezogene Ängste, Vermeidungsverhalten und neurotische Entwicklungen.

Was also tun? Eine Hilfe bei der Entscheidung bietet vor allem das Setting: In der Einzeltherapie lohnt sich in der Regel das Eingehen auf diese Themen. Auch in einem klinischen Setting kann es sinnvoll sein, auftauchende Ängste zu klären und so den Kontakt zum Körper zu verbessern.

In einem Präventionskurs dürfte ein Eingehen auf diese Themen wahrscheinlich bereits aus zeitlichen Gründen nicht möglich sein. Auch die Beziehung zu den Teilnehmern würde vermutlich keine intensive Arbeit an auftauchenden Ängsten zulassen. In diesen Fällen wäre die Etablierung des Entspannungsverfahrens also das primäre Ziel.

6.7.3 Auto- versus Heterosuggestionen

„Wer weniger gibt als nötig, ist ein Dieb; wer mehr gibt, ein Mörder" (Cohn, 2009, S. 123). Das Zitat fasst das Dilemma in der Vermittlung von Entspannungsverfahren treffend zusammen: Ein puristisches Vorgehen, das die Teilnehmer lediglich mit theoretischen Informationen versorgt, beim Üben jedoch nicht unterstützt und anleitet, führt genauso wenig zum Erfolg, wie die Umwandlung in eine fremdsuggestive Methode, die jede eigenständige Motivation zum Erliegen bringt und in eine Abhängigkeit von der Kursleitung führt.

Den meisten Übenden gefällt es besser, durch die Übung geleitet zu werden, als dies selbst zu übernehmen, indem sie beispielsweise die Anweisung erhalten: „Führen Sie die Übung nun aus, wie Sie sie bislang erlernt haben, dann beenden Sie sie mit der Rücknahme." Das eigenständige Durchgehen der Übung in Gedanken führt häufig zu Unsicherheit, da eine mangelnde Orientierung bezüglich der angemessenen Zeit entsteht und man die Übungsteile nicht zum falschen Zeitpunkt durchführen oder die Übung als Letzter beenden möchte. Aufgrund des durchgängigen Selbstmonitorings kommt es zudem zu einer Interferenz, die die Entspannung reduzieren kann. Von einem durchgängigen „echten" autosuggestiven Vorgehen ist also tatsächlich abzuraten!

Auch das heterosuggestive Vorgehen hat nachteilige Effekte: Gibt die Kursleiterin jede Anweisung vor, gestaltet sie die Übungen für die Teilnehmer sehr anstrengungsarm. Das führt initial zu den besseren Entspannungseffekten, senkt jedoch die Motivation zum eigenständigen Üben, da dieses anstrengender und weniger effektvoll ist. Kommen nun noch eine angenehme Schonstimme (Abschn. 6.7.2) sowie die Nutzung hypnotischer Sprachmuster hinzu, ist das Verfahren zu einer fremdsuggestiven Methode geworden.

Sinnvoll und am ehesten zielführend ist, wie so oft, ein Mittelweg: Eine zunächst enge Begleitung mit heterosuggestivem Übungscharakter wird im Kursverlauf abgebaut, sodass – parallel zu einem Bedeutungsgewinn des häuslichen Übens – die Teilnehmer eine zunehmend aktiv-autosuggestive Übungsform verwirklichen, bei der die Person und Stimme der Kursleitung in den Hintergrund treten (s. auch Abschn. 7.3).

Um dem Wunsch nach geleiteter Entspannung nachzukommen, kann am Ende jeder Stunde eine Übung unter vollständiger Fremdanleitung durchgeführt werden. Diese Übung sollte *außerhalb* des normalen Trainingsprogramms liegen, sodass keine nachteiligen Konditionierungseffekte auftreten. Je nach Kurs und Zielgruppe könnten dies etwa Atemübungen (Abschn. 2.4), Kurzentspannungen (Abschn. 9.6.7) oder auch Imaginationsübungen (Abschn. 2.5) sein.

▶ **Autosuggestive Formelverankerung bei heterosuggestivem Vorgehen** Eine gute Möglichkeit der autosuggestiven Verankerung von Formeln bietet eine besondere sprachliche Form der Übungsanleitung, die auch bei einer Fremdvorgabe der Formeln zu einer hohen Eigenaktivität beim Übenden führt:

- „Sprechen Sie nun in Gedanken zu sich selbst: …"
- „Wiederholen Sie folgende Formel x Mal (in Ihren Gedanken): …"
- „Sprechen Sie innerlich in Ihrem eigenen Rhythmus folgenden Satz: …"

6.8 Übungsrücknahme

Die Durchführung der Rücknahme gehört obligatorisch zu jeder Entspannungsübung. Sie dient der Rückkehr auf ein mittleres Aktivierungsniveau und sollte, genau wie die Einnahme der Übungshaltung, auf die immer gleiche Weise geschehen. Der Begriff „Rücknahme" kann missverständlich sein: Nicht die Übung und ihre Effekte sollen zurückgenommen, sondern die Aktivierung auf ein angemessenes Niveau reguliert werden.

Erfolgt die Durchführung der Entspannungsübung jedoch als Einschlafhilfe, wäre es kontraindiziert, am Ende der Übung eine Aktivierung durchzuführen – in dieser Situation wird also auf die Rücknahme verzichtet!

> **Die Rücknahme**
> Die Grundform der Rücknahme besteht aus drei Schritten:
>
> 1. Arme bewegen, beugen und strecken
> 2. Tief ein- und wieder ausatmen
> 3. Augen öffnen und wieder in eine aktivierte Sitzhaltung zurückkehren

Ein verfrühtes Öffnen der Augen führt oft zu einem (meist flüchtigen) Erleben von Schwindel, der sich durch die vorhergehende Kreislaufaktivierung recht zuverlässig ausschließen lässt.

Bleibt nach der Rücknahme eine Müdigkeit bestehen, sollte man sie energischer, evtl. unter Hinzunahme der Beine, ausführen, um den Kreislauf verstärkt zu aktivieren. Auch eine ausführlichere Form der Rücknahme (s. unten) ist hierzu hilfreich. Diese stammt ursprünglich aus dem AT, kann erfahrungsgemäß aber ebenso für andere Verfahren genutzt werden.

> **Die ausführliche Rücknahme (nach Thomas, 2006)**
> *Ich zähle von sechs bis eins, bei eins fühle ich mich ganz wach und wohl, frisch und frei; alle Glieder gehorchen dem Willen, und alle Sinne nehmen die Wirklichkeit richtig wahr.*
> *Sechs: Die Beine sind leicht.*
> *Fünf: Die Arme sind leicht.*
> *Vier und drei: Herz und Atmung sind normal.*
> *Zwei: Die Stirn hat eine normale Temperatur.*
> *Eins: Arme fest, tief Luft holen, Augen auf!*

Teilnehmer empfinden die Rücknahme oft als unerwünschte Beendung eines angenehmen Zustands. Sie versuchen, diesen auszudehnen, indem sie etwa in der Liegeposition verharren, statt wie gefordert zur Sitzhaltung zurückzukehren. Auch wenn das Bedürfnis der Teilnehmer verständlich ist, sollte man ihnen immer zur vollständigen Rücknahme der Übung raten. Unterbleibt diese, ist eine niedrige Aufnahmefähigkeit und Müdigkeit eine häufige Folge. Auch nehmen sich die Teilnehmer auf Dauer die Vorteile, die ihnen ein schneller Wechsel in eine aktivierte Haltung im Alltag bietet.

Für Übungen in der Öffentlichkeit ist eine **verdeckte Rücknahme** von Vorteil. Bei dieser werden die Arme angespannt, indem sie gestreckt und wieder gelöst werden, bewusst ein- und wieder ausgeatmet wird und die Aufmerksamkeit wieder den äußeren Bedingungen zugewendet wird. Das bewusste kurze Schließen und Wiederöffnen der Augen können den Effekt verstärken.

6.9 Rückmelderunde

In der Rückmelderunde ordnet die Kursleiterin die Erlebnisse der Teilnehmer in den passenden Kontext ein und bietet, falls nötig, Hilfestellungen an. Die Besprechung der häufigsten Nebenwirkungen und Lernhindernisse findet sich in Kap. 7.

6.9.1 Bedeutung

Im Kurs geht es zum einen um die Vermittlung von entspannungsspezifischem Wissen, zum anderen um die Begleitung des Teilnehmers bei seiner individuellen Auseinandersetzung mit dem Verfahren und dessen Wirkung. Hierbei muss die Kursleiterin die Erfahrungen des Teilnehmers Entspannungssensationen, Nebenwirkungen und Hinweisen auf ernstzunehmende und gegebenenfalls behandlungsbedürftige Schwierigkeiten zuordnen und Empfehlungen, etwa für Änderungen im Übungsablauf, aussprechen. Hierzu ist ausreichendes Hintergrundwissen notwendig.

Ebenso bedeutsam ist es, die Vermittlung von konkreten Empfehlungen und Handlungsanweisungen zu *unterlassen,* wenn es um persönliche Auseinandersetzungen mit den neuen Erlebnissen geht.

Es genügt also nicht, lediglich ein breites entspannungstheoretisches Wissen zur Verfügung zu haben – sich nur auf sein therapeutisches Gespür zu verlassen jedoch ebenso wenig.

6.9.2 Vorgehen

Zum Einstieg in die Rückmelderunde sind offene Fragen von Vorteil: „Wie fühlen Sie sich nach dieser Übung?" Oder: „Was haben Sie erlebt?" Der Fokus wird geöffnet und der Teilnehmer wählt selbst aus, welche Aspekte er mitteilt und welche er für sich behält.

Eine Frage wie „Gab es Probleme?" ist nicht geeignet, weil sie impliziert, dass Probleme bei diesen Übungen so häufig auftreten, dass gezielt nach ihnen gefragt werden muss. Auch rückt durch den Fokus auf Schwierigkeiten das positive Erleben in den Hintergrund. Ebenfalls nicht empfehlenswert wäre jedoch das insbesondere aus der lösungsorientierten Kurzzeittherapie (vgl. z. B. de Shazer & Dolan, 2024) bekannte Vorgehen, den Fokus *ausschließlich* auf das positive Erleben zu richten: „Was hat gut funktioniert? Wo konnten Sie die Entspannung bereits spüren?" So würde die Kursleiterin vermitteln, an aufgetreten Schwierigkeiten nicht interessiert zu sein, und die Motivation senken, diese anzusprechen.

Erfahrungsgemäß weisen Teilnehmer mit hohen Stressbelastungen und einer Vielzahl von Symptomen die größten Schwierigkeiten auf, sich auf das Verfahren einzulassen und sind besonders auf individuelle Adaptationen angewiesen. Auch ist bekannt, dass Personen, die hohe Belastungen in ihrem Leben empfinden, Kurse deutlich häufiger abbrechen als solche, die eher niedrige Belastungsintensitäten angeben (Brandt et al., 2004). Daher sollte es genug Raum geben, Schwierigkeiten anzusprechen.

Werden Teilnehmer gebeten, *mit eigenen Worten* ihr Entspannungserleben zu beschreiben, kann die Kursleiterin das nutzen, um vor allem bei rückmeldungsarmen Teilnehmern eine differenzierte Beschreibung des Erlebens zu erhalten. Ein besonderes Augenmerk sollte auf positiv-bestätigenden Auskünften („alles prima") liegen. Gerade hier lohnt es sich, nachzufragen, was genau, „gut" war oder wo im Körper dieses „gut" auftrat. Ist die individuelle Wahrnehmung bekannt, hilft dies, Formeln anzupassen oder Bilder zu finden, die die Übungseffekte unterstützen und intensivieren.

Die Kursleitung sollte Lob bewusst und gezielt einsetzen: Achten sollte sie vor allem darauf, anstrengungs- und nicht erfolgskontingent zu loben (vgl. Margraf & Bieda, 2018). Sozial verstärkt werden sollte der Teilnehmer, der regelmäßig übt und trotz bescheidener Erfolge gelassen bleibt, und nicht der Teilnehmer, der „schon mehr spürt als die anderen". Ein Wettbewerb um schnelleres Entspannen könnte sonst die Folge sein.

Bleiben Übungserfolge zunächst aus, sollte der Teilnehmer gelassen bleiben. Das trifft auch für die Kursleiterin zu. Reagiert sie besorgt oder panisch und überschüttet den Teilnehmer mit möglichen Lösungsvorschlägen, führt dies zu Anspannung und verstärkt eher die bereits bestehenden Probleme. Eine Zurückhaltung mit schnellen „Ratschlägen" ist ebenfalls angebracht: Neben der möglichen Bagatellisierung des Problems verunsichern sie zusätzlich, wenn sich in der Folge doch nicht unmittelbar eine Besserung ergibt. Sprachlich wird dieser Umstand durch die Verwendung des Wortes „einfach" ausgedrückt: „Versuchen Sie doch *einfach* einmal Folgendes: ..." Zu Beginn eines Kurses kann die Kursleitung darauf vertrauen, dass sich mit der zunehmenden Erfahrung ganz von selbst Entspannung einstellt, solange der Teilnehmer es schafft, gelassen und vertrauensvoll zu warten. Erst, wenn sich wiederholt Schwierigkeiten zeigen, ist eine gezieltere Hilfestellung sinnvoll (z. B. die Änderung bisheriger Übungsbedingungen).

Die Erfahrungen beim Erlernen einer Entspannungsmethode sind inter- und auch intraindividuell unterschiedlich. Oft fällt es Teilnehmern gerade zu Beginn des Trainings schwer, überhaupt in Worte zu fassen, wie sie sich während der

Übung gefühlt haben, da ihnen das entsprechende Vokabular noch nicht zur Verfügung steht. Teilnehmern nun vorzugeben, was sie fühlen *sollten,* hieße, den Teilnehmer von seinen eigenen Wahrnehmungen zu entfernen und zudem zu vermitteln, dass sein individuelles Erleben fehlerhaft ist. Der Teilnehmer wird in einem solchen Fall entweder versuchen, in den nächsten Übungsdurchgängen das „Richtige" zu erleben (und sich hierbei unweigerlich von der nötigen gelassenen Grundhaltung entfernen), oder aber er wird seinen eigenen Gefühlen mehr trauen als der Kursleiterin. Das wäre zwar gesünder, könnte jedoch zur Ablehnung von Kursleitung und Methode führen und so das erfolgreiche Erlernen der Methode verhindern.

Schildert der Teilnehmer ein neutrales oder positives Erleben, sollte die Kursleiterin dies als individuelles Entspannungserleben validieren und verstärken. Die Worte und Bilder, die Teilnehmer nutzen, um ihr Erleben zu beschreiben, können hierbei stark von den erwarteten, charakteristischen Beschreibungen für Entspannung abweichen. Ein Beispiel ist das „Zerfließen der Hände", das Teilnehmer häufiger beschreiben, wenn Wärmesensationen aufgrund der durch die Übung angeregten peripheren Gefäßerweiterung entstehen. Das Zerfließen kann beängstigend, jedoch auch angenehm und entspannend sein. Wenn ungewohnte oder „bizarre" Empfindungen individuell mit Entspannung und Wohlgefühl assoziiert sind, ist keine Korrektur nötig.

Geht es also um die Beschreibung von Erfahrungen und Erlebnissen, wird der Teilnehmer begleitet und lediglich aufgefordert, sein eigenes Erleben weiter zu explorieren und zu beschreiben. Dabei sollte die Kursleiterin die Grundhaltungen nach Rogers (2017) umsetzen: Echtheit, Empathie und bedingungslose Wertschätzung.

> **Direktive Gesprächsführung zum falschen Zeitpunkt**
>
> Teilnehmer: „Während der Übung habe ich ein komisches Gefühl im Arm gehabt."
> Kursleiter: „Was genau meinen Sie mit *komisch?*"
> Teilnehmer: „Der Arm hat sich angenehm angefühlt, ganz leicht, fast wie schwerelos."
> Kursleiter: „Nein, das ist ganz verkehrt. Bei dieser Übung soll sich der Arm nämlich schwer anfühlen. Achten Sie also bitte beim nächsten Durchgang auf die Schwere." ◄

Besser wäre es in diesem Fall, das Erleben des Teilnehmers zu explorieren und als sein individuelles Entspannungsempfinden zu validieren. Ist überhaupt eine Hilfestellung vonnöten, sollte sie darauf zielen, die Umstände (beispielsweise die Formel) an das Erleben des Teilnehmers anzupassen, sodass diese als kongruent wahrgenommen werden.

Korrigierende, pädagogisch-direktive Rückmeldungen sind jedoch ebenfalls ein integraler Bestandteil des Entspannungskurses. Im Gegensatz zur Gesprächsführung, wie sie oben vor allem für das individuelle *Entspannungserleben* empfohlen wird, findet sie jedoch zu anderen Zeitpunkten und für andere Aufgaben statt. In einem Grundstufenkurs sind das die

- psychologische und physiologische Einbettung erlebter Nebenwirkungen,
- Korrektur bei Fehlern in Übungshaltung, -durchführung und -rücknahme und
- konkrete Beantwortung von Fragen, die sich auf entspannungsspezifisches Wissen beziehen.

> **Explorierende Gesprächsführung zum falschen Zeitpunkt**
>
> Teilnehmer: „Während der Übung habe ich ein leichtes Kribbeln in meinen Händen gespürt. Ist das normal?"
> Kursleiter: „Wie haben Sie das Kribbeln denn erlebt?"
> Teilnehmer: „So ein Kribbeln in der Hand halt, wie wenn man gekitzelt wird."
> Kursleiter: „Ein angenehmes Kitzeln?"
> Teilnehmer: „Nein, eher eins, das man loswerden will."
> Kursleiter: „Also eher unangenehm, störend?"
> Teilnehmer: „Ja, eher unangenehm."
> Kursleiter: „Haben Sie das schon einmal gespürt?"
> Teilnehmer: „Nein, daran kann ich mich nicht erinnern. Ist das denn schlimm?"
> Kursleiter: „Befürchten Sie, dass es etwas Schlimmes sein könnte?" ◄

Besser wäre, den Teilnehmer direkt darüber aufzuklären, dass es sich beim Kribbeln um ein erwünschtes Entspannungsanzeichen handelt, das durch die Gefäßerweiterung ausgelöst wird und sich zumeist nach einigen Übungsdurchgängen nicht mehr bemerkbar macht.

Obiger Gesprächsverlauf hingegen könnte Ängste auszulösen und den Fokus bei den kommenden Übungen auf das nun als „Warnsignal" interpretierte Symptom lenken. Das „psychologisierende" Gespräch senkt die Motivation zu konkreten Nachfragen, da die Gefahr einer Aufforderung zur Selbstreflexion besteht, die zu diesem Zeitpunkt jedoch weder erwünscht noch angemessen ist.

6.10　„Anker"-Möglichkeiten und Ergebnissicherung

Imaginative Verfahren arbeiten oft mit Mitteln der Verankerung, indem Teilnehmer ihre Erlebnisse, z. B. Ruhe- oder Sicherheitserfahrungen, malen oder collagieren (vgl. Abschn. 2.5). Das geschieht im Anschluss an die Übungen oder auch als Hausaufgabe. Auch in anderen Entspannungsverfahren lassen sich kreative und andere verankernde Methoden anwenden. Das Ziel besteht in der Regel in einer Beschäftigung mit den Inhalten der Übungen über deren Dauer hinaus. Die individuelle Gestaltung des Erlebten soll zudem einen verbesserten Zugang zum Entspannungsgeschehen generieren.

Arbeitet ein Verfahren gezielt mit Bildern oder schildern Teilnehmer deren spontanes Auftauchen, sind diese oft geeignet, einen erleichternden Einstieg in die Übung (oder einzelne Übungsteile) zu ermöglichen. Konkret reproduzieren die Teilnehmer die als entspannend erlebten Bilder, indem sie sie malen, modellieren oder auf die Suche nach Vorlagen gehen, die in einem engen Bezug zum Erlebten stehen. Das dann vorliegende Bild kann genutzt werden, um den Zugang zur Entspannung zu erleichtern, indem es als Hinweisreiz dient und z. B. unmittelbar vor Beginn oder während der Entspannungsübung angesehen wird. Viele Teilnehmer nutzen die Bilder auch statt eines Signalworts zur Einleitung der Übung (Abschn. 11.3.1) oder zur Arbeit mit Vorsätzen (Abschn. 11.3.4). Während Teilnehmer die Bilder früher zusammengefaltet im Portemonnaie mit sich führten, werden sie heute zumeist abfotografiert, sodass sie auf mobilen Endgeräten verfügbar sind. Auch die Erstellung von oder Suche nach Bildern, die komplett digital erfolgt, kommt zunehmend häufiger vor. Da es vor allem darum geht, dass der Teilnehmer sich mit seinem eigenen Erleben auseinandersetzt, ist die Form, in der dies geschieht, zweitrangig.

Auch die Arbeit mit Symbolen kann genutzt werden, um sich intensiver mit Erlebnissen auseinanderzusetzen. Hierfür können z. B. Objekte aus der Natur (Eicheln, Blätter, Kastanien …) dienen, die zum Übungsbeginn in der Hand gehalten werden und die einen Anschluss an das Entspannungserleben erleichtern. Eine andere Form der Ergebnissicherung ist das Protokoll. Auch dieses wird genutzt, um die Resultate der Übungen festzuhalten, und dient in diesem Sinne der fortgesetzten Beschäftigung mit den Inhalten (Abschn. 6.12).

6.11 Hinweise für das selbstständige Üben

Teilnehmer sollten umfassende Informationen zum Üben zu Hause erhalten, um möglichst optimale Ergebnisse zu erzielen. Neben der intrinsischen Teilnahmemotivation ist das eigenständige Üben zwischen den Kurssitzungen einer der wesentlichen Prädiktoren des Transfererfolgs (Bernardy et al., 2008).

Bei auftretenden Schwierigkeiten sollte im Laufe des Kurses zunehmend die Haltung dominieren, diese selbst lösen, also selbstwirksam handeln zu können. So überwundene Hürden werden dann als eigene Erfolge verstanden und internal attribuiert. Das fördert die Übungsmotivation deutlich mehr als die Verantwortungsabgabe an den Kursleiter.

Arbeitsblatt 6.1 – *Übungshinweise* (Abb. 6.3) stellt die wesentlichen Hinweise für den Beginn des eigenständigen Übens zusammen.

6.12 Protokoll

Teilnehmer sollten in den ersten Wochen des Erlernens eines Verfahrens ihre Übungsfortschritte und -schwierigkeiten schriftlich festhalten. Das geschieht in der Regel in einem vom Kursleiter ausgegeben Protokoll. Es dient als Verlaufskontrolle

Materialien aus Strauß, Entspannungstherapie		
Arbeitsblatt 6.1	Übungshinweise	Seite 1

Hinweise für das Üben zu Hause – Merkblatt

- **Üben Sie kurz und regelmäßig!**
Auch wenn Sie Zeit haben und lange Übungen Ihnen gefallen – gewöhnen Sie es sich an, kurze Übungen durchzuführen und diese regelmäßig zu wiederholen. Natürlich können Sie sich auch einmal Zeit nehmen und eine Übung ausdehnen. Üben Sie jedoch *immer* auf diese Weise, gewöhnen Sie sich daran und verlieren so über die Zeit hinweg die Möglichkeit, auch von kurzen Übungen zu profitieren. Gerade diese sind aber für den Alltag sinnvoll! Das Üben wird erleichtert, wenn es zu bestimmten, wiederkehrenden Zeitpunkten in Ihrem Tagesverlauf stattfindet (z. B. vor dem Kochen, zu Beginn der Frühstückspause…).
Tipp: Lassen Sie sich an das Üben erinnern! Nutzen Sie hierfür die Termin- oder Weckfunktion Ihres Smartphones. Achten Sie auf einen angenehmen Erinnerungston – der ab jetzt mit der Erlaubnis zur Entspannung verknüpft wird!
- **Üben Sie anfangs unter möglichst optimalen Bedingungen!**
Üben Sie am besten, wenn es Ihnen gut geht und Sie sich bereits etwas entspannt fühlen. So gewöhnt sich Ihr Körper am besten an die Übung und es fällt Ihnen leichter, in die Entspannung zu gleiten. Prinzipiell sind die Übungszeitpunkte über den Tag hinweg frei wählbar. Leichter fällt es jedoch, wenn Sie zunächst zu Zeitpunkten üben, an denen Sie sich nicht schläfrig oder müde fühlen (wie beispielsweise nach einem opulenten Abendmahl…). Achten Sie auch darauf, dass der Raum ruhig ist, die Temperatur angenehm und dass Sie während der Übung nicht gestört werden.
Ausblick: Im weiteren Kursverlauf werde ich Sie anleiten, die Bedingungen während des Übens immer *weniger* optimal zu gestalten. Sie werden also zunehmend in Situationen üben, die dem „normalen Leben" entsprechen (und dies ist bekanntlich durch eine Vielzahl von Ablenkungen gekennzeichnet). Auch das dient dazu, die Übungen zu einem Handwerkszeug zu machen, das bei einer Vielzahl von möglichen Bedingungen eingesetzt werden kann. Denken Sie an das letzte Mal, als Sie das Gefühl hatten, dringend entspannen zu müssen und erinnern Sie sich an die Umstände in dieser Situation. Vermutlich waren diese eher ablenkend und schwierig als optimal, beruhigend und entspannend. Und genau für solche Bedingungen sollen Sie nach dem Kurs gerüstet sein!
- **Wechseln Sie Sitz- und Liegehaltung ab!**
Wahrscheinlich werden Sie bereits eine Übungshaltung gefunden haben, in der Sie sich schneller entspannen können und wohler fühlen als in den anderen. Wechseln Sie die Haltungen dennoch ab. Wenn Sie immer nur in einer bestimmten Haltung üben, gewöhnen Sie sich an diese und es gelingt Ihnen nach einiger Zeit nicht mehr, auch in einer anderen Haltung zu entspannen. Dies kann jedoch nötig werden, wenn Sie sich in einer Situation befinden, in der Sie Ihre Lieblingshaltung nicht anwenden können.
- **Führen Sie auch nach kurzen Übungen die Rücknahme aus!**
Auch wenn Sie nur wenige Minuten geübt haben, führen Sie die Rücknahme aus. Das hilft Ihnen, anschließend richtig wach zu sein und eine klare Grenze zwischen üben und nicht üben zu ziehen. Die einzige Ausnahme für diese Regel ist die Übung, die Sie als Einschlafhilfe durchführen. Hier können Sie getrost auf die Rücknahme verzichten und direkt von der Übung in den Schlaf übergehen.
- **Und schließlich: Führen Sie Ihr Übungsprotokoll regelmäßig!**
Das Protokoll hilft Ihnen, schnell einen Überblick über Ihre Trainingserfahrungen zu gewinnen. Sie sehen, wann es welche Schwierigkeiten gab und können diese in der kommenden Kurssitzung ansprechen und klären. Und: Sie sehen Ihre eigenen Erfolge und können stolz auf sich und Ihre Motivation sein!

© 2025, Springer-Verlag GmbH Deutschland. Aus: Strauß, Entspannungstherapie.

Abb. 6.3 Arbeitsblatt 6.1 – Übungshinweise

und hat nachgewiesenermaßen positive Effekte auf das eigenständige Üben außerhalb der Kurssituation (Krampen, 2002; Krampen et al., 1991). Teilstrukturierte Protokolle haben sich hierbei als effektiver erwiesen als freie oder hochstrukturierte Protokollmöglichkeiten (Krampen, 1996).

Da das Führen eines Protokolls eine „Hausaufgabe" ist, muss der Nutzen für den Teilnehmer klar sein, um die Eigenmotivation zu fördern (und nicht etwa Widerstand auszulösen). Ein Vorteil der Protokollführung ist die Abschwächung der Bedeutung negativer Erlebnisse, da sich deren Seltenheit unmittelbar zeigt. Gerade depressive Teilnehmer, die dazu neigen, sich vor allem auf negative Erlebnisse zu fokussieren, bzw. generell stärker von einem stimmungsabhängigen Erinnern (vgl. Bower, 1981; Bower & Cohen, 2014) betroffen sind, profitieren von den Aufzeichnungen, weil ihre verzerrte Erinnerung durch das eigene Protokoll widerlegt wird.

Ein weiterer Vorteil besteht in der „Vorstrukturierung" der Teilnehmer. Wenn diese es (spätestens ab der dritten Kursstunde) gewohnt sind, dass die Kursleiterin zu Beginn nach den Übungserfahrungen der vergangenen Woche fragt, hilft ihnen das Protokoll, schnell „auf den Punkt" zu kommen. Das erhöht die Effektivität der Anfangsrunde. Indem eine intensivere Auseinandersetzung mit den Teilnehmern erfolgt, die ein Protokoll geführt haben, wird zudem selektiv das erwünschte Verhalten dieser Kursteilnehmer verstärkt und gefördert.

Der Begriff „Protokoll" ist bei vielen Teilnehmern eher negativ mit Schule, Arbeit und unfreiwilligen Tätigkeiten assoziiert. Es kann daher sinnvoll sein, einen anderen Begriff für das Notieren der Übungserlebnisse zu wählen. Die Arbeitsblätter 6.2 – *Entspannungstagebuch PR* (Abb. 6.4) und 6.3 – *Entspannungstagebuch AT* (Abb. 6.5) stellen Vorschläge für das teilstrukturierte Protokollieren der PR und des AT vor. Hierbei wurde der Begriff „Entspannungstagebuch" gewählt – natürlich ist eine Vielzahl weiterer Varianten möglich.

6.13 Planung der Einsatzmöglichkeiten

In welchen Situationen und auf welche Weise kann geübt werden? Im Kurs können die Einsatzmöglichkeiten besprochen werden, wenn die Teilnehmer so fortgeschritten sind, dass die Grundübungen unter guten Bedingungen sicher funktionieren. Von Stunde zu Stunde können Herausforderungen in die Übungen eingebaut und die Situationen so alltags- und problemnäher gestaltet werden. Das können zunächst Erschwernisse wie leise Hintergrundgeräusche sein, die bis zum Üben im Großraumbüro, während die Telefone ringsum klingeln, gesteigert werden.

Eine Vorlage, die mit den Teilnehmern bearbeitet werden kann, bietet Arbeitsblatt 6.4 – *Einsatzplan* (Abb. 6.6). Wenn die Teilnehmer eine effektive Kurzform beherrschen und zudem lernen, im Stehen und mit geöffneten Augen zu üben,

Materialien aus Strauß, Entspannungstherapie		
Arbeitsblatt 6.2	Entspannungstagebuch PR	Seite 1

Entspannungstagebuch, PR, Woche __

Bitte tragen Sie Ihre täglichen Übungserfahrungen, möglichst unmittelbar nach erfolgter Übung, in untenstehende Übersicht ein. Nutzen Sie dabei folgende Symbole*:

Entspannung von...

Wochentag	Uhrzeit	Bereich	Bereich	Bereich	Bereich	Besonderheiten
Montag, Ü1						
Montag, Ü2						
Dienstag, Ü1						
Dienstag, Ü2						
Mittwoch, Ü1						
Mittwoch, Ü2						
Donnerstag, Ü1						
Donnerstag, Ü2						
Freitag, Ü1						
Freitag, Ü2						
Samstag, Ü1						
Samstag, Ü2						
Sonntag, Ü1						
Sonntag, Ü2						

*alternativ ist natürlich auch die Verwendung von Ziffern (z.B. in Form eines Schulnotensystems) oder von Plus- und Minussymbolen (z.B. ++, +, --, -) möglich.

© 2025, Springer-Verlag GmbH Deutschland. Aus: Strauß, Entspannungstherapie.

Abb. 6.4 Arbeitsblatt 6.2 – Entspannungstagebuch PR

6 Elemente der folgenden Kursstunden

Materialien aus Strauß, Entspannungstherapie		
Arbeitsblatt 6.3	Entspannungstagebuch AT	Seite 1

Entspannungstagebuch, AT, Woche __

Bitte tragen Sie Ihre täglichen Übungserfahrungen, möglichst unmittelbar nach erfolgter Übung, in untenstehende Übersicht ein. Bringen Sie die Übersicht bitte zu jedem Kurstermin mit.

Nutzen Sie dabei folgende Symbole*:

Übungen…

Wochentag	Uhrzeit	Schwere	Wärme	Atem	Herz	Sonnengeflecht	Stirn	Besonderheiten
Montag, Ü1								
Montag, Ü2								
Dienstag, Ü1								
Dienstag, Ü2								
Mittwoch, Ü1								
Mittwoch, Ü2								
Donnerstag, Ü1								
Donnerstag, Ü2								
Freitag, Ü1								
Freitag, Ü2								
Samstag, Ü1								
Samstag, Ü2								
Sonntag, Ü1								
Sonntag, Ü2								

*alternativ ist natürlich auch die Verwendung von Ziffern (z.B. in Form eines Schulnotensystems) oder von Plus- und Minussymbolen (z.B. ++, +, --, -) möglich.

© 2025, Springer-Verlag GmbH Deutschland. Aus: Strauß, Entspannungstherapie.

Abb. 6.5 Arbeitsblatt 6.3 – Entspannungstagebuch AT

Materialien aus Strauß, Entspannungstherapie		
Arbeitsblatt 6.4	Einsatzplan	Seite 1

EINSATZPLAN

Übungsform[1]	Zeit(punkt)	Ort/ Situation	Vorbereitungen?[2]	Herausforderungen[3]	Wirkung/ Ergebnis

[1] Welche Übungen/ Übungsteile können in der spezifischen Situation durchgeführt werden?
[2] Sind Vorbereitungen für die Ausführung der Übung nötig? Werden Materialien benötigt?
[3] Wie könnte die Übungssituation erschwert werden (z.B. um eine später zu bewältigende Situation zu simulieren)?

© 2025, Springer-Verlag GmbH Deutschland. Aus: Strauß, Entspannungstherapie.

Abb. 6.6 Arbeitsblatt 6.4 – Einsatzplan

vervielfacht das die Einsatzmöglichkeiten. Hilfreich ist es ebenfalls, die Rücknahme ohne starke Bewegungen der Arme ausführen zu können („verdeckte" Rücknahme; Abschn. 6.8).

6.14 Kursmaterial

Die Gestaltung des Kursmaterials sollte mit Sorgfalt geschehen. Die Aufbereitung des Materials gibt viel über die Kursleitung preis und wird, ähnlich wie die Vorbereitung der Stunden, als Maß für die Wertschätzung dem Kurs gegenüber verstanden. Veraltetes Material, das nicht ansprechend gestaltet oder voller Rechtschreibfehler ist, führt auch mit Sicherheit nicht dazu, dass man es regelmäßig in die Hand nehmen möchte, um sich damit zu beschäftigen.

Wird vorgefertigtes Kursmaterial verwendet, sollte es überarbeitet und an das individuelle Kursangebot angepasst werden, sodass die „persönliche Note" der Kursleitung auch im Material erkennbar ist.

Literatur

Bernardy, K., Krampen, G., & Köllner, V. (2008). Prädiktoren des Alltagstransfers eines stationär erlernten Entspannungstrainings. *Die Rehabilitation, 47*(06), 359–365.

Bernstein, D. A., Borkovec, T. D., & Hazlett-Stevens, H. (2000). *New directions in progressive relaxation training: a guidebook for helping professionals.* Westport, CT: Praeger Publishers/Greenwood Publishing Group.

Bernstein, D. A., & Borkovec, T. D. (2018). *Entspannungstraining: Handbuch der Progressiven Muskelentspannung nach Jacobson* (14. Aufl.). Stuttgart: Klett-Cotta.

Bower, G. H. (1981). Mood and memory. *American Psychologist, 36*(2), 129.

Bower, G. H., & Cohen, P. R. (2014). Emotional influences in memory and thinking: data and theory. *Affect and Cognition, 13,* 291–331.

Brandt, S., Ihle, W., Esser, G., & Belschner, W. (2004). Prävention und Gesundheitsförderung im betrieblichen Setting. Eine Längsschnittstudie über die psychologischen Auswirkungen des Yoga und des Autogenen Trainings [nicht veröffentlichte Diplomarbeit]. Universität Potsdam, Universität Oldenburg.

Cohn, R. C. (2009). *Von der Psychoanalyse zur themenzentrierten Interaktion: Von der Behandlung einzelner zu einer Pädagogik für alle.* Stuttgart: Klett-Cotta.

De Shazer, S., & Dolan, Y. (2024). *Mehr als ein Wunder: Lösungsfokussierte Kurzzeittherapie heute.* Heidelberg: Carl-Auer.

Gheorghiu, V. A. (1995). *Vorbereitungs-, Initiierungs- und Abschlussrituale in Entspannungsseminaren. Hypnose und Kognition, 10*(1): 45–58.

Hoffmann, B. (2017). *Handbuch Autogenes Training.* München: dtv.

Knowlton, G. E., & Larkin, K. T. (2006). The influence of voice volume, pitch, and speech rate on progressive relaxation training: application of methods from speech pathology and audiology. *Applied Psychophysiology and Biofeedback, 31*(2), 173–185.

Krampen, G. (1996). Förderung des Erwerbs und Transfers systematischer Entspannungsmethoden durch Übungsprotokolle. *Autogenes Training und Progressive Relaxation, 13,* 5–10.

Krampen, G. (2002). Akzeptanz und Effekte unterschiedlicher Protokollierungstechniken bei Einführungen in das Autogene Training und die Progressive Muskelrelaxation. *Zeitschrift für Klinische Psychologie, Psychiatrie und Psychotherapie, 50*(1), 65–74.

Krampen, G. (2013). *Entspannungsverfahren in Therapie und Prävention.* Göttingen: Hogrefe.

Krampen, G., Main, C., & Waelbroeck, O. (1991). Optimierung des Lernprozesses beim Autogenen Training bei kurzer Kurslaufzeit durch Übungsprotokolle. *Zeitschrift für klinische Psychologie, Psychopathologie und Psychotherapie, 39*, 33–45.

Luthe, W., Schultz, J. H. (Hrsg.). (1969)*Autogenic therapy: Vol II: medical applications.* New York: Grune & Stratton.

Margraf, J., & Bieda, A. (2018). Beziehungsgestaltung und Umgang mit Widerstand. In: J. Margraf & S. Schneider (Hrsg.), *Lehrbuch der Verhaltenstherapie, Band 1* (4. Aufl., S. 381–393). Berlin, Heidelberg: Springer.

Rogers, C. R., Pfeiffer, W. M., Lewis, M. K., Shlien, J. M., & Wood, J. K. (2017). *Therapeut und Klient: Grundlagen der Gesprächspsychotherapie.* Frankfurt a. M.: Fischer-Taschenbuch.

Schultz, J. H. (1932). *Das autogene Training. Konzentrative Selbstentspannung.* Stuttgart: Thieme.

Thomas, K. (2006). *Praxis des Autogenen Trainings: Selbsthypnose nach I. H. Schultz.* Stuttgart: TRIAS.

Probleme beim Erlernen von Entspannungsverfahren

7

▶ In diesem Kapitel lernen Sie, Probleme zu erkennen und zu lösen, die besonders in der Anfangsphase beim Erlernen und Üben von Entspannungsverfahren auftreten können (Abschn. 7.1). Dazu zählen körperliche Begleitsymptome wie Muskelzuckungen, Unruhe und eine erhöhte Magen- und Darmtätigkeit, aber auch psychische Beschwerden wie Konzentrationsprobleme, Erwartungsdruck, körperbezogene Sorgen und die Angst vor einem Kontrollverlust. Auf Probleme im weiteren Kursverlauf bereitet Sie der nächste Abschnitt (Abschn. 7.2) vor: Das Vorgehen bei nachlassender Motivation und bei Rückschritten nach bereits erreichten Erfolgen werden dargestellt. Auch der Umgang mit unerwarteten emotionalen Erlebnissen während der Entspannung wird hier thematisiert. Das wichtigste Thema in der Abschlussphase ist die Übernahme von Eigenverantwortung und der Transfer des Erlernten in den Alltag (Abschn. 7.3).

7.1 Die Anfangsphase

Die Anwendung eines Entspannungsverfahrens führt zu körperlichen und psychischen Veränderungen, die der Übende auf der Basis seiner Erfahrungen und Erwartungen bewertet. Stimmen sie mit seinen Erwartungen überein, nimmt die Entspannung zu und das Vertrauen in die Methode steigt. Weichen sie von diesen ab, entstehen Irritationen oder Unsicherheiten, die zu einer Entspannungsreduktion führen können. Das Normalisieren und Entpathologisieren von auftretenden Nebenwirkungen gehört daher zum „Kerngeschäft" von Entspannungstherapeuten.

Viele der sich zu Beginn einstellenden Effekte sind kontraintuitiv: Sie widersprechen den Erwartungen, die üblicherweise mit Entspannung verknüpft sind. In der Anfangsphase erleben Teilnehmer beispielsweise häufig Kribbelparästhesien oder Kreislaufprobleme. Bleiben hier Erklärungen aus, kann das, neben dem Abbruch des Kurses, auch ein falsches Erlernen und Anwenden der Übungen zufolge haben, was später nur noch schwer zu korrigieren ist.

Die Kursleiterin erklärt das Erleben der Teilnehmer, bietet Hilfestellungen und individuelle Adaptationen der Übungen an. Ebenfalls gilt es, die selten auftretenden Notfälle von den zu erwartenden Übungserscheinungen abzugrenzen. Auch wenn Übungserfolge stagnieren oder sich zurückbilden, ist die Unterstützung der Kursleitung essenziell, um einem Motivationsverlust und kontraproduktiven Leistungserwartungen entgegenzuwirken.

7.1.1 Muskelzuckungen, -krämpfe und -kater

Muskelzuckungen sind bei den ersten tieferen Entspannungserlebnissen weitverbreitet. In der Regel verlieren sie sich bei zunehmender Vertrautheit mit der Übung, sodass keine Hilfestellung zu leisten ist, wenn sie das erste Mal auftreten.

Hintergrund: Autogene Entladungen
Da der Entspannungszustand als „Voreinschlafstadium" charakterisiert werden kann (Vaitl, 2000), treten hier viele Phänomene auf, die dem Übergang zum Schlaf eigen sind. Sie werden nun verstärkt provoziert und wahrgenommen und können Irritationen auslösen. Luthe und Schultz (1969) bezeichnen diese spontanen Nervenaktivitäten als „autogene Entladungen". Eine Hauptgruppe stellen die Phänomene im Bereich der Muskulatur (somatomotorische Entladungen) dar. So treten allein Muskelzuckungen bei etwa 75 % aller Teilnehmer zu Beginn des Autogenen Trainings (AT) auf (ebd.).

Schildern Teilnehmer regelmäßige Zuckungen, hilft es, nachzufragen, ob der Teilnehmer die Übung wach durchlebt oder zum Einschlafen tendiert. Ist das der Fall, sollte er die Übungszeiten überprüfen und zunächst eher Zeiten bevorzugen, in denen die Wachheit höher ist.

Teilweise schildern Teilnehmer, dass die Zuckungen auftreten, wenn sie sehr schnell in einen entspannten Übungszustand geraten. Oft übt der Teilnehmer hierbei aus einer starken Erschöpfung heraus oder unmittelbar nach einer akuten Stresssituation. In diesen Fällen sollte die Übung mit mehreren Schritten eingeleitet werden, etwa mit kurzen Bewegungsübungen oder einigen tiefen Atemzügen. Auch der Beginn der Übung mit geöffneten Augen kann hilfreich sein. Ziel dieser Interventionen ist es, die Zeit bis zum Einsetzen der Entspannungsreaktion etwas zu verlängern, sodass der Körper sanfter in die Entspannung gleitet.

Sind Teilnehmer wegen der ungewohnten Zuckungen beunruhigt, genügt meistens die Erklärung, dass es wahrscheinlich ein ebenso ungewohnter Zustand für sie ist, während eines tiefen Entspannungserlebens wach zu sein. Der Körper muss sich hieran zunächst gewöhnen.

Vorwiegend bei Verfahren, die Bewegungen erfordern, können Krämpfe auftreten. Teilnehmer, die zu Krämpfen neigen, wissen das zumeist und melden von sich aus an, dass es in bestimmten Körperregionen zu Schwierigkeiten kommen kann. Zumeist sind die Füße oder Waden betroffen. Der Teilnehmer sollte die Übungen der jeweiligen Region nur mit wenig Kraftaufwand und verkürzter Anspannungszeit durchführen, sodass es während der Übung nicht zum Krampf kommt. Während eine kurze Muskelzuckung in der Regel nicht zu einer Unterbrechung der bereits entstandenen Entspannung führt, tut ein Krampf dies zumeist sehr wohl. Diese sollte man daher möglichst vollständig verhindern. Führt eine bestimmte Übung regelmäßig zu Krämpfen, sollte neben der medizinischen Abklärung eine alternative Übung durchgeführt werden, die ein krampffreies Anspannen der entsprechenden Region erlaubt (s. Tab. 2.1 in Abschn. 2.2.6).

Klagt ein Teilnehmer über nach der Übung auftretenden Muskelkater, weist das auf eine zu starke oder zu lange Übungsdurchführung mit „Sportcharakter" hin. Die Intensität sollte geklärt und der Übungsablauf gemeinsam, evtl. in einem „Trockendurchgang", geprüft werden.

Eine Ausnahme von dieser Regel findet sich bei Übungen der Progressiven Relaxation (PR), die Muskelgruppen umfassen, die im Alltag nur selten bewusst angespannt werden. Nach dem erstmaligen Üben kann es hierbei durchaus zu Missempfindungen oder auch zu leichteren Formen von Muskelkater kommen. Das gilt ebenfalls für Verfahren, die Bewegungen oder Haltungen erfordern, die aus dem Alltag nicht vertraut sind (z. B. Sitzmeditationen).

7.1.2 Parästhesien

„Meine Hände haben irgendwie gekribbelt", ist eine regelmäßige Rückmeldung nach dem ersten Entspannungserlebnis sowohl bei (auto-)suggestiven als auch bei muskulär ansetzenden Verfahren. Dieses Kribbeln, Prickeln oder „Ameisenlaufen" zeigt an, dass die Entspannungsreaktion eingesetzt hat und ist das wahrnehmbare Korrelat der peripheren Gefäßerweiterung, der Vasodilatation. Zumeist verschwindet die Wahrnehmung bei mehrmaligem Üben und weicht einer als angenehm empfundenen Wärmesensation. Bei der ersten Erwähnung des „Kribbelns" sollte die Kursleiterin daher kurz über die physiologischen Hintergründe und den üblichen weiteren Verlauf der Symptomatik aufklären.

7.1.3 Erhöhte Magen- und Darmtätigkeit

Eine der häufigsten Nebenwirkungen beim Erlernen von Entspannungsverfahren sind Geräusche wie „Grummeln" oder „Blubbern", die aufgrund einer erhöhten Magen- und Darmtätigkeit entstehen. In der Regel erwähnt ein Teilnehmer bereits nach der ersten Übung entschuldigend seinen „lauten Bauch". Teilnehmern sind die Geräusche oft unangenehm und sie fürchten, andere durch diese zu stören. Auch stehen die Geräusche mit Verdauungsprozessen in Verbindung – einem Thema, das man in Gesellschaft eher nicht bespricht und das daher zu Schamerleben führt.

Der Grund für die erhöhte Peristaltik liegt jedoch in der Regel darin, dass genau das passiert, was passieren soll: Die Entspannungsreaktion beginnt, und der Parasympathikus wird aktiver. Zu seinen Aufgaben gehört es, die Verdauung in Schwung zu bringen – übrigens ein wesentlicher Grund, warum es umgekehrt unter Stress so häufig zu Verdauungsproblemen kommt –, und so zeigen die Geräusche an, dass die Entspannungsprozesse im autonomen Nervensystem angekommen sind. Teilnehmer sollten daher jede Äußerung des Magen-Darm-Bereichs als „Erfolgssignal" begrüßen.

Auf ein allzu mächtiges Essen unmittelbar vor der Entspannungsgruppe sollten sie jedoch tatsächlich verzichten: Neben der erhöhten Verdauungstätigkeit, kommt es hierdurch häufig zu einer die Übung erschwerenden Müdigkeit.

7.1.4 Husten und Niesen

Jeder, der schon einmal versucht hat, ein Niesen oder Husten zu unterdrücken, weiß, dass dies Entspannung unmöglich macht. Entsteht also ein Husten- oder Niesreiz, sollte man diesem nachgegeben, da sonst die Anspannung weiter steigt.

Ist der Teilnehmer allerdings stark erkältet, stellt sich die Frage, ob er zum einen selbst von der Entspannung profitieren kann und zum anderen, ob er nicht ein Störfaktor für die anderen Teilnehmer ist, etwa durch ein durchgängiges Husten und Putzen der Nase. Ob der erkältete Teilnehmer fit genug ist, um von den Übungen zu profitieren, muss im Einzelfall geklärt werden. Eventuell kann er für einen Termin aussetzen oder für die Übungsdauer den Raum verlassen. Eine weitere Frage ist die der Ansteckung anderer Teilnehmer. Bietet der Kursraum die Möglichkeit, kann der Erkältete während der Übungen etwas abseits von den anderen liegen, sodass er sich besser um seine Bedürfnisse kümmern kann (und die anderen durch die Distanz besser vor einer Infektion geschützt werden).

Bei chronischen Beschwerden (z. B. beim „Raucherhusten") kommt es oft zu verstärkten Hustenanfällen, wenn sich die Atmung aufgrund der Entspannung verändert. Meist hilft den hustenden Teilnehmern der Hinweis, die Tiefe der Atmung selbst zu regulieren und auf ein stimmiges Maß zu bringen. Unterstützende Formeln, mehrfach während des Übens gedanklich wiederholt, können ebenfalls eine Hilfe sein. Interessant ist, dass Raucher bei diesen Übungen oft das erste Mal bewusst wahrnehmen, wie stark die Einschränkung aufgrund des Hustens tatsächlich ist. So kann eine erste Motivation in Richtung eines rauchfreien Lebens entstehen.

Unterstützende Formeln bei Husten
- „Atmung leicht (und entspannt)"
- „Atmung frei (und angenehm)"
- Aus dem AT bewährt: „Es atmet mich."
- „Die Atmung kommt und geht (und reguliert sich selbst)."
- „Atmung angenehm tief", alternativ: „Atmung in angenehmer Tiefe"

7.1.5 Bewegungsdrang und Unruhe

Bewegungsdrang während der Übung ist oft eine paradoxe Antwort auf die Idee, sich während der Übung *nicht* bewegen zu dürfen. Der Versuch, nun alle Bewegungen zu unterlassen, lenkt die Aufmerksamkeit auf alle Umstände, die eine Bewegung erfordern könnten. Gerade sozial unsichere Teilnehmer, die übermäßig viel Angst davor haben, aufzufallen und andere zu stören, sind oft so sehr um die eigene Ruhe bemüht, dass keine Entspannung mehr möglich ist.

Von der ersten Übung an sollte die Kursleiterin den Teilnehmern daher vermitteln, dass eine Änderung der Körperposition ebenso wie kurze Bewegungen (z. B. um sich bei einem auftretenden Juckreiz an der Nase zu kratzen) keine Störungen darstellen. Teilnehmer sollen sie bedenkenlos ausführen. In der Regel genügt diese Erlaubnis, um den Bewegungsdrang deutlich zu reduzieren. Das Ziel besteht nicht darin, einen Teilnehmer zu haben, der „daliegt wie eine Leiche; eher sollte der Klient wie ein Schlafender aussehen, der sich gelegentlich leicht bewegt" (Bernstein & Borkovec, 2018, S.111).

Übermäßige und andauernde Bewegung kann den Übungsablauf hingegen deutlich stören und eine Entspannungsreaktion verhindern. Findet sich als Erklärung für den Bewegungsdrang ein als zu „abrupt" erlebter Übergang zum Entspannungserleben, sollte der Teilnehmer darauf achten, in mehreren Etappen zur Ruhe zu kommen.

Anders verhält es sich beim sog. Body-Checking, das sich vor allem bei Patienten mit somatoformen Störungen zeigt. Dieses oft stark automatisierte Verhalten dient meist dazu, den eigenen Körper (bzw. schmerzende oder als erkrankt wahrgenommene Stellen) zu kontrollieren und hierüber eine Angstreduktion zu erfahren (Thomas et al., 2008). Die Aufmerksamkeitslenkung auf den Körper im Rahmen einer Entspannungsübung führt bei dieser Patientengruppe oft zu einem Anstieg inadäquater Krankheitsverhaltensweisen. Zeigt ein Teilnehmer dieses Verhalten, sollte im Gespräch mit ihm dessen Funktion geklärt werden. Da das Checkingverhalten kurzfristig durch die Angstreduktion negativ verstärkt wird, erhöht sich die Wahrscheinlichkeit für dessen Ausführung. Langfristig führt es jedoch zu einem stetigen Anwachsen von Angst und zu einer Fixierung auf die körperlichen Symptome und kann so ein Einsetzen der Entspannungsreaktion verhindern.

Berichten Teilnehmer starke Unruhe, sollten auch hier die Gründe geklärt werden. Es lohnt sich, die „üblichen Verdächtigen" (Nikotin, Kaffee, Alkohol, Medikamente…) durchzugehen und auszuschließen. Ist der Teilnehmer generell ein „unruhiger Geist", dem es schwerfällt, ruhig zu sitzen oder zu liegen, kann die Empfehlung helfen, die Übung zu Hause schneller durchzuführen und die Anweisungen für sich selbst häufiger zu wiederholen. Die zweite Empfehlung ist ebenfalls in der Kurssituation anwendbar. Unruhige Personen profitieren meist eher von Entspannungsverfahren, die mit der Muskulatur arbeiten, und solchen, die stärker gelenkt sind und so weniger Raum für die Entstehung von Unruhe lassen. Das sollte auch bei der Frage nach der Auswahl des Verfahrens berücksichtigt werden: Geben Teilnehmer von sich aus an, sich körperliche Übungen zu wünschen und eher Probleme mit Konzentration und Imagination zu haben, ist ein Verfahren wie die PR eher indiziert als ein mentales Verfahren wie AT (s. auch Abschn. 2.7).

Versteht der Teilnehmer unter Unruhe eher das Abdriften von Gedanken, das dann in der Folge einen Bewegungsdrang auslöst, hilft es, eine Auswahl von Einstiegs- und Konzentrationshilfen anzubieten (Abschn. 7.1.6). Wird die Muskulatur zunehmend als entspannt erlebt, das Körperinnere und „der Kopf" jedoch nicht, muss meist lediglich, möglichst gelassen, abgewartet werden. Bei Entspannungsformen, die an der Willkürmuskulatur ansetzen, ist es ein übliches Phänomen, dass hier die Entspannung registriert wird, bevor das auch für die autonomen und zentralen Bereiche zutrifft. Der umgekehrte Weg findet sich bei Verfahren, die zentral ansetzen (AT, Meditation, Hypnose): Hier schildern Teilnehmer oft einen „ruhigen Kopf", bei gleichzeitig noch aktivierter Muskulatur. Durch die reflexhafte Verbindung der Nervensysteme untereinander zieht die Beruhigung des einen die Beruhigung der anderen Systeme nach sich, sodass die Entspannung zunehmend generalisiert.

7.1.6 Konzentrationsprobleme

Konzentrationsprobleme gehören zu den häufigsten Übungserschwernissen. Der entspannte Zustand ist für die meisten Menschen zunächst sehr ungewohnt. Dass die Gedanken auf Reisen gehen, sobald es nichts anderes zu tun gibt, ist hierbei nicht ungewöhnlich. Das Problem beginnt üblicherweise erst, wenn der Übende das Abdriften der Gedanken bemerkt, gedanklich negativ einfärbt oder sogar Ärger hierüber entwickelt. Bereits Edmund Jacobson (1976, S. 189) gab folgenden Rat: „At no time should you make an effort to stop thinking or to ‚make your mind blank'." – „Zu keiner Zeit sollten Sie die Anstrengung unternehmen, mit dem Denken aufzuhören oder versuchen, ‚Ihren Kopf leer werden zu lassen'." (Übersetzung der Verfasserin). Ganz im Gegenteil, solle man sich lediglich auf die Übung besinnen und andere Effekte schlicht hinnehmen („… letting other effects come as they may"; Jacobson,1976, S. 189).

Schildern Teilnehmer, dass sie sich durch Gedanken gestört fühlen, kann die „Rosa-Elefant-Übung" im Kurs durchgeführt werden und ein Aha-Erlebnis bewirken.

Der rosafarbene Elefant
Die Kursleiterin bittet die Teilnehmer, die Augen für eine Minute zu schließen. Sie stoppt die Zeit und gibt folgende Anweisung: *„Für die nächste Minute dürfen Sie an alles denken, an das Sie denken möchten. Nur an eine einzige Sache dürfen Sie nicht denken: an einen rosafarbenen Elefanten, der auf einer grünen Wiese steht. Beginnen Sie jetzt"*. Nach Ablauf der Minute folgt eine gemeinsame Auswertung der Übung: *„Wem ist es gelungen, nicht an den Elefanten zu denken?"*

7.1 Die Anfangsphase

In der Regel machen Teilnehmer die Erfahrung, dass es nicht möglich ist, an etwas *nicht* zu denken. Zudem finden sie heraus, dass die einzige Strategie, es zumindest kurz zu schaffen, darin besteht, sich selbst stark abzulenken und an etwas anderes zu denken. Diese intensive Hinwendung zu einem anderen Bewusstseinsinhalt ist jedoch nicht anstrengungsarm und verhindert die Zunahme der Entspannung. Besser ist es also, den Rat Jacobsons zu befolgen: Nicht versuchen, nicht zu denken und alle Effekte so kommen zu lassen, wie sie sich während der Übung einstellen.

Sind Teilnehmer in der Anwendung von Formeln geübt, kann man ihnen auch eine Auswahl an Neutralisierungs- bzw. Indifferenzformeln anbieten. Diese lassen sich in die Übungsabläufe integrieren.

Neutralisierungs-/Indifferenzformeln
- „Gedanken (ganz) gleichgültig"
- „Gedanken ziehen vorbei (weiter)."
- Für Alliterationsfreunde: „Gedanken gehen gerne."

Oft genügt es, die Gedanken zurück zur Übung zu lenken, ohne dass ein negativer Affekt entsteht. Bilder können hierbei helfen. Beliebt ist die Idee, den ablenkenden Gedanken auf eine Wolke zu setzen und ihm dabei zuzusehen, wie er weiterzieht. Auch das Bild des Meeres, bei dem die Gedanken den Wellen gleich kommen und wieder gehen, wird gerne von Teilnehmern angenommen. Von Ulrike Sammer (2017) stammt das schöne Bild, sich Gedanken als Blätter vorzustellen, die im Herbst vom Wind mühelos her- und wieder weggeweht werden.

Die im Folgenden vorgestellten Konzentrationshilfen können ebenfalls genutzt werden, um einen erleichterten Einstieg in die Übungen zu finden.

Konzentrationshilfen
- **Verkürzte Abstände zwischen den Anweisungen oder Formeln** (bei Selbstvorgabe immer, bei Fremdvorgabe nur im Einzelsetting anwendbar)
- **Lautes Aussprechen der Formeln** (nur bei Selbstvorgabe anwendbar)
- **Anspannen und Entspannen von Arm- und Beinmuskulatur:** Zu Beginn der Übung werden die Arme mehrere Male gebeugt und gelöst, gestreckt und gelöst. Auch die Beine werden mehrere Male an den Körper herangezogen und gelöst, gestreckt und gelöst.
- **Unterbrochenes Üben:** Nicht die Gesamtübung, sondern lediglich ein kleiner Ausschnitt mit direkt anschließender Rücknahme wird ausgeführt. Dieses Vorgehen wird mehrere Male wiederholt. In der Regel kommt es nach einigen unterbrochenen Entspannungszyklen zu einer erhöhten Fokussierung auf das Entspannungserleben und zu einer ansteigenden Bereitschaft, sich auf dieses einzulassen.
- **Lieblingsübung:** Oft finden Teilnehmer bereits nach kurzer Zeit eine „Lieblingsübung", mit der sie besonders gut einen Einstieg in das Entspannungs-

erleben finden. Diese kann genutzt werden, um den Zugang für die Gesamtübung oder neu einzuführende Teile zu erleichtern.
- **Seufzeratmung:** Zu Beginn der Übung wird ein tiefer Atemzug genommen, die Luft kurz eingehalten und dann – zusammen mit einem lauten Seufzer – wieder ausgeatmet. Die Übung kann zwei bis drei Mal wiederholt werden und führt aufgrund der vorausgehenden Muskelkontraktion zu einem verbesserten Einlassen auf das folgende Entspannungserleben. Jedem Seufzer sollte eine Pause folgen, die genutzt wird, um bewusst die nun einsetzende Entspannung wahrzunehmen und wirken zu lassen.
- **Bilder:** Beruhigende Bilder können den Einstieg erleichtern. Hierzu eignen sich sowohl Bilder, die in der Therapie bereits erarbeitet wurden, als auch Bilder, die im Kurs mittels imaginativer Vorgehensweisen entwickelt werden oder spontan auftreten (s. Abschn. 2.5). Auch das Betrachten von Fotos oder Postkarten, die mit beruhigenden Orten und Szenen verbunden sind, kann hilfreich sein.
- **Musik:** Angenehme Musik ist geeignet, eine positive Fokussierung der Aufmerksamkeit zu bewirken und so den Einstieg zu erleichtern. Wie bei allen außerhalb der eigenen Person liegenden Hilfsmitteln sollte jedoch darauf geachtet werden, dass diese nicht regelmäßig eingesetzt werden (und so zur notwendigen Vorbedingung wird).
- **Rückwärtszählen:** Das Rückwärtszählen gehört zu den klassischen Techniken der Tranceeinleitung. Der Übende sagt zu sich selbst: „Ich werde jetzt von 10 bis 0 zählen und wenn ich bei null angekommen bin, kann sich … (z. B. mein Körper) entspannen".
- **Einstieg über den Atem:** Die Fokussierung auf die eigene Atmung beruhigt viele Teilnehmer besonders effektiv. Eine Betonung der *Ausatmung* erweist sich zusätzlich als entspannungsfördernd. Hierzu wird die Ausatmung bewusst fokussiert oder auch gegenüber der Einatmung leicht verlängert. Zusätzlich können die Sekunden, die für die Ein- und die Ausatmung benötigt werden, gezählt werden.
- **Verknüpfung der Entspannungsformeln mit der Ein- und Ausatmung:** Dies ist besonders geeignet für die Formeln des AT. Dabei wird z. B. beim Einatmen „Mein rechter Arm …" und beim Ausatmen „… ist schwer" gedacht. ◀

Kehren die Konzentrationsprobleme periodisch wieder, ohne dass dem Übenden der Auslöser hierfür bewusst ist, empfiehlt sich das Führen eines Protokolls (Abschn. 6.12), in dem neben Datum und Uhrzeit auch weitere Rahmenbedingungen der Übungen notiert werden. Als Variablen empfehlen sich Arbeitsbelastung, Freizeitaktivitäten, Alkoholkonsum etc. Meist genügt es, das Protokoll 2–3 Wochen zu führen, um Hypothesen darüber bilden zu können, welche Bedingungen die Konzentrationsprobleme fördern.

Sind es *ängstigende* Gedanken, die sich während der Übung aufdrängen, genügt das oben skizzierte Vorgehen in der Regel nicht. Ist die Problematik bekannt, sollte bereits *vor* der Übung feststehen, wie mit auftretenden Ängsten umzugehen ist. Je nach Schweregrad kann es genügen, eine entspannende Szenerie installiert zu haben, die der Patient aufsuchen kann, sobald ängstigende Gedanken auftauchen. Bei Traumapatienten, die bereits eine Stabilisierungsphase durchlaufen haben, stehen hier oft bereits gut eintrainierte Bilder zur Verfügung, die reaktiviert werden können bzw. deren Nutzung explizit erlaubt werden muss.

Von besonderer Bedeutung bei der Nutzung von Bildern ist, dass diese nicht mit einer starken Anspannung erzwungen werden. Die Hinwendung zum Bild muss anstrengungsarm erfolgen und einen beruhigenden Effekt haben, der es der Aufmerksamkeit gestattet, sich anschließend wieder der eigentlichen Übung zuzuwenden. Müssen solche Alternativbilder zuvor erarbeitet werden, empfehlen sich die Übungen von Luise Reddemann (2016), in erster Linie der „sichere innere Ort".

Dass die Frage nach der Angemessenheit entspannungstherapeutischer Interventionen bei einer vorliegenden Traumatisierung *vor* der Anwendung eines Entspannungsverfahrens psychotherapeutisch abgeklärt werden muss, versteht sich von selbst.

Eine einfache Übung zur Etablierung eines entängstigenden Gegenbildes, die auch im Rahmen eines Kurses durchgeführt werden kann, findet sich unten stehend. Ist das Bild einmal etabliert, kann es genutzt werden, um den Einstieg in ein Verfahren zu erleichtern, die Entspannung am Ende einer Übung zu vertiefen oder – wie hier eingeführt – als Gegenbild beim Aufkommen ängstigender Gedanken zu dienen. Für diesen Zweck muss das Bild allerdings bereits bestehen und auf dessen entspannende Wirkung vertraut werden können. Eine gewisse Vorarbeit ist für den Einsatz dieser Technik also vonnöten.

Übung „Urlaubsort"
Sie sind an einem Ort, den Sie aus dem Urlaub kennen. Sie verbinden diesen Ort mit Ruhe und Entspannung. Sehen Sie sich genau um. Welche Farben und Formen können Sie um sich herum erkennen? Benennen Sie das, was Sie sehen, für sich selbst, möglichst genau. Was können Sie an Ihrem Urlaubsort hören? Gibt es Naturgeräusche oder Geräusche im Hintergrund, die kaum wahrnehmbar sind? Gibt es Gerüche an Ihrem Ort? Wie würden Sie sie genau beschreiben? Sitzen oder liegen Sie an Ihrem Ort? Was genau können Sie wahrnehmen? Können Sie den Kontakt mit Ihrem Ort an Ihrem Körper spüren? Wie ist die Temperatur? Ist es warm oder kühl? Beschreiben Sie die Temperatur für sich selbst und achten Sie auf deren Auswirkungen auf Ihren Körper, Ihr Befinden. Und wenn Sie sich draußen befinden: Wie ist das Wetter? Scheint die Sonne? Wie sehen die Wolken aus? Können Sie Wind auf Ihrer Haut spüren?

Nehmen Sie sich selbst an diesem Ort wahr und gehen Sie noch einmal alle Eindrücke durch: Das, was Sie sehen, ... das, was Sie hören, ... das, was Sie riechen, ... das, was Sie spüren. Nehmen Sie diesen Ort mit all Ihren Sinnen wahr und erlauben Sie es sich, seine entspannende und beruhigende

Wirkung ganz bewusst zu spüren. Halten Sie Ihren Urlaubsort als Bild fest, sodass er wie ein inneres Foto immer wieder betrachtet werden kann. Atmen Sie tief ein und aus, während Sie in Gedanken an diesem Ort verweilen und ihn auf sich wirken lassen.

7.1.7 Ausbleibender Erfolg

Die Gründe für einen ausbleibenden Erfolg lassen sich im Gespräch mit dem Teilnehmer meist rasch eruieren. Der häufigste Grund ist eine hohe Leistungsorientierung (Abschn. 7.1.8), die die nötige gelassen-abwartende Grundhaltung verhindert und zu einer steigenden Anspannung führt. Die Problematik nimmt in der Regel im Kursverlauf zu, wenn nicht frühzeitig eine Intervention erfolgt. Ein besonderes Augenmerk sollte auf den Hilfestellungen für das Üben außerhalb des Kurses liegen (Abschn. 6.11) sowie auf der ausführlichen Besprechung der Erfolge und Erschwernisse, die immer zu Beginn der aktuellen Stunde stattfindet (Abschn. 6.2). Da die individuelle Anpassung der angewendeten Technik vermutlich wesentlich die langfristige eigenständige Nutzung eines Entspannungsverfahrens erklärt (vgl. etwa Lehrer, 1982), liegt es bei einem ausbleibenden Erfolg nahe, nach der Güte dieser Hilfestellungen zu fragen.

Liegt der Grund in der mangelnden Übungsbereitschaft des Teilnehmers, sollten die wesentlichen Punkte, die die Wichtigkeit der Übungen außerhalb des Kurses verdeutlichen, erneut besprochen werden. Das Üben zu Hause wird oft als anstrengender und weniger belohnend empfunden als das Üben im Kurs. Daher empfiehlt es sich, die Bedingungen zu Hause einladender zu gestalten, z. B. indem dort zunächst vorzugsweise im Liegen, im Kurs hingegen im Sitzen geübt wird.

Geben Teilnehmer als Grund für das ausbleibende häusliche Üben an, „zu wenig Zeit" zu haben, können verschiedene Gesprächstechniken zur Anwendung kommen, um dies genauer zu untersuchen. Besonders empfehlenswert ist das „Übernernstnehmen", eine Spielart der paradoxen Intervention. Zur Anwendung dieser Technik wird die Aussage des Teilnehmers nicht infrage gestellt, sondern in ihren Konsequenzen für das Leben des Teilnehmers (und dessen Wunsch nach mehr Entspannung) untersucht. Systemisch ausgedrückt, betont die Intervention die Seite der Nichtveränderung und aktiviert hierdurch den Impuls des Teilnehmers, verstärkt die Veränderungsseite einzunehmen (vgl. Palazzoli, 2011).

Diese Gespräche sind anstrengend, argumentiert man in der Regel doch gegen die eigene Überzeugung. Tatsächlich ist das Resultat jedoch oft erstaunlich und belegt den Nutzen der Technik – statt zu demonstrieren, warum es nicht funktioniert, fängt der Teilnehmer an, nach Möglichkeiten zu suchen, die eine Änderung der eigenen Gewohnheiten erlauben. Diese Technik funktioniert nur, wenn die Bereitschaft besteht, die Haltung des Teilnehmers tatsächlich ernst zu nehmen (und auch das mögliche Resultat, dass er bei seiner ursprünglichen Haltung bleibt).

7.1 Die Anfangsphase

> **Beispiel**
>
> Kursleitung „Wie ist Ihnen das Üben zu Hause gelungen?"
> Teilnehmer „Leider gar nicht. Ich hatte in der letzten Woche keine Zeit für die Übungen."
> Kursleitung „Vereinbart war ja, jeden Tag zwei Mal eine dreiminütige Übung durchzuführen. Richtig?"
> Teilnehmer „Ja. Dass das nicht viel Zeit ist, ist mir schon klar, aber wenn Sie wüssten, wie voll meine Woche ist."
> Kursleitung „Das stelle ich nicht infrage. Ich wollte nur sicher gehen, dass es kein Missverständnis bezüglich der Übungsdauer gibt. Um Sie richtig zu verstehen: Ihr Tag ist vom Aufstehen bis zum Schlafengehen so gefüllt, dass es keinerlei Möglichkeit gibt, sechs Minuten für Entspannungsübungen zu finden."
> Teilnehmer „Ja, genauso ist es."
> Kursleitung „Das ist tatsächlich ein Problem. Sie haben die minimal notwendige Zeit für Entspannung nicht zur Verfügung. Ohne die Möglichkeit zu üben, kann es nicht funktionieren, und da Sie sagen, dass Sie keinen Einfluss auf Ihren Tagesablauf haben, sehe ich gerade keine Möglichkeit, wie ich Ihnen bei Ihrem Wunsch nach einem Abbau Ihrer Stresssymptome helfen kann. Wird es denn irgendwann zu einer Änderung in Ihrem Leben kommen, die Ihnen sechs Minuten täglich zum Üben ermöglichen wird?"
> Teilnehmer „Ändern wird sich da erstmal nichts."
> Kursleitung „Hm. Wenn wir mal etwas in die Zukunft sehen und Ihr momentanes Leben so weiter laufen lassen. … Was glauben Sie, wird passieren?"
> Teilnehmer „Besser wird's mir nicht gehen."
> Kursleitung „Ja. Das befürchte ich auch."
> Teilnehmer „Wenn, dann müsste ich halt anfangen, etwas zu ändern."
> Kursleitung „Bei dem vollen Programm? Wie sollte das gehen?"
> Teilnehmer „Sechs Minuten müssten sich ja finden lassen, so viel ist das ja nicht. Und wenn ich mir vorstelle, was passiert, wenn mein Leben so weitergeht."
> Kursleitung „Vielleicht fangen wir erst einmal mit drei Minuten an, bevor die Aufgabe dann doch zu groß ist. Sollen wir einmal überlegen, wo Sie die drei Minuten am besten unterbekommen könnten?" ◄

Im Einzelsetting kann die Fortführung des Trainings von den in der Zwischenzeit erfolgten Übungen abhängig gemacht werden. Tatsächlich ist dieses Vorgehen auch bezüglich des Aufbaus der meisten Trainingsprogramme sinnvoll. Beim „Vergessen" von Übungen können Erinnerungshilfen eingeführt und deren Anwendbarkeit mit den Teilnehmern geprüft werden. Neben dem klassischen Eintrag im Kalender (heute oft mit einer Smartphoneerinnerung verbunden) können das auch Klebepunkte oder assoziativ mit Entspannung verknüpfte Bilder sein, die an strategisch sinnvollen Stellen platziert werden und an den Übungsbeginn erinnern sollen.

Schildert der Teilnehmer Vergesslichkeit oder Schwierigkeiten, sich selbst zu den Übungen zu motivieren, können klassische Motivationshilfen (ausführlich in Abschn. 10.3) von Nutzen sein. Auch das gemeinsame Aufstellen von Übungsplänen, abgestimmt auf den individuellen Tagesablauf, kann helfen.

Obwohl aus dem Kontext der Personalentwicklung stammend, kann die **SMART-Formel** ebenfalls zur Zielklärung und Motivationssteigerung in der Entspannungstherapie eingesetzt werden. Das Akronym steht hierbei für **s**pezifisch, **m**essbar, **a**ttraktiv, **r**ealistisch, **t**erminiert und beschreibt die Kriterien, die ein Ziel aufweisen sollte. SMART entstammt der Goal-Setting-Theorie (Locke & Latham, 1990) und ist empirisch vielfach in der Wirksamkeit abgesichert. Im Kurs kann SMART genutzt werden, um gemeinsam mit den Teilnehmern Ziele zu formulieren, die eine motivationssteigernde Wirkung haben und die Umsetzungswahrscheinlichkeit der Übungen erhöhen. Ein Ziel, das den SMART-Kriterien genügt, könnte beispielsweise lauten: „Ich werde ab morgen jeden Tag zwei Mal für drei Minuten meine Übung durchführen und diese direkt im Anschluss protokollieren. Ich übe vormittags zwischen 10 und 11 Uhr sowie am Abend, bevor ich das Abendessen koche."

Als ausbleibender Erfolg kann es vom Teilnehmer ebenfalls gewertet werden, wenn sich Übungseffekte an anderen als den erwarteten Körperstellen einstellen. Im AT findet sich dieser Effekt bei der Einführung von Schwere- und Wärmeübungen: Statt im rechten Arm, treten die Sensationen linksseitig auf. Dieser Effekt tritt vor allem bei leistungsorientierten Teilnehmern auf, die Spannung in den Körperteilen aufbauen, denen sie sich zuwenden. Im Rahmen der Generalisierung breiten sich die Entspannungsempfindungen in der Regel immer weiter aus – eine Intervention ist also meist nicht nötig. Sinnvoll ist es allerdings, dass die Teilnehmer verstehen, *wie* dieser Effekt zustande kommt und welchen Einfluss ihre Haltung auf ihn hat!

Im Falle lateraler Formeln kann es sinnvoll sein, diese dem Erleben anzupassen und nicht dagegen zu arbeiten. Wird also der linke Arm schwer, obwohl sich die Formel auf den rechten Arm bezieht, sollte der Teilnehmer die Schwere des linken Armes registrieren und als gegebene Empfindung in den Formelablauf integrieren („Der linke Arm ist schwer").

Bei Übungen, die sich auf den gesamten Körper beziehen, kann es vorkommen, dass eine Körperhälfte (ausgehend von der Händigkeit meist die nicht dominante und so „unvertrautere") weniger intensiv gespürt wird oder Effekte vollständig ausbleiben. Unterstützend bietet es sich hier an, die Formeln zu lateralisieren. Hierzu geht man die Körperteile oder Muskelgruppen getrennt voneinander durch und beschäftigt sich intensiver mit denen, die weniger spürbar sind (dies kann vor allem für die häuslichen Übungen als Adaptation nützlich sein). Bei der PR bedeutet das beispielsweise, statt beide Hände anzuspannen, die Übung getrennt für die rechte und linke Hand durchzuführen. Da links weniger Entspannung zu spüren ist, wird die Übung dann ausschließlich auf dieser Seite wiederholt.

Manchmal stellt sich auch deshalb kein Erfolg ein, weil es schlicht nicht der richtige Zeitpunkt für das Erlernen eines Entspannungsverfahrens ist. Grund hierfür können Themen sein, die gerade Vorrang haben, oder aber, dass die allgemeine Belastung so hoch ist, dass nicht genügend Ressourcen für das Erlernen eines Verfahrens vorhanden sind. Das Entspannungsverfahren kann so selbst zu einem Stressor werden. Ist das der Fall, sollte ehrlich Bilanz gezogen und überprüft werden, ob eine Fortführung des Trainings zum jetzigen Zeitpunkt sinnvoll ist.

7.1.8 Hohe Leistungsorientierung

Keine andere Haltung verhindert Erfolg beim Erlernen eines Entspannungsverfahrens so effektiv, wie eine hohe Leistungsorientierung. Gerade Teilnehmer, die es gewohnt sind, ihre Ziele mit dem Einsatz von Willen und Anstrengung zu erreichen, scheitern oft beim Erlernen eines Verfahrens. Eine *überhöhte* internale Kontrollüberzeugung kann sich daher beim Erlernen eines Entspannungsverfahrens als hinderlich erweisen (Krampen, 1991). Das eigene Üben rückt zwar schneller in den Vordergrund, wird aber mit einer hohen Leistungsorientierung verbunden, die das Einsetzen von Entspannungseffekten erschwert. Um eine zu hohe internale Haltung abzumildern, ist es entscheidend, über das Wesen der Entspannungsverfahren und den negativen Einfluss von Leistungsorientierung und hoher Erfolgserwartung aufzuklären. Jede Form von Willensanstrengung verhindert das Einsetzen entspannender Mechanismen und bewirkt eine aktive (Bewältigungs-)Haltung.

▶ Die Leistungsorientierung darf sich beim regelmäßigen Kursbesuch sowie beim eigenständigen Üben nebst Protokollführung zeigen. Sie muss ab dem Moment enden, in dem die eigentliche Entspannungsübung beginnt: Diese bedarf einer passiven Haltung.

> **Übung „Pantomime"**
> Man bittet die Teilnehmer, pantomimisch auszudrücken, etwas *unbedingt* erreichen zu wollen, was jedoch nicht gelingt. In dieser Haltung sollen sie für etwa eine Minute verharren. Anschließend wird nach den entstandenen körperlichen und emotionalen Auswirkungen gefragt. Diese werden mit dem Erleben während der Entspannungsübung verglichen.

Leistungsorientierte Personen haben oft ein ambivalentes Verhältnis zur Entspannung. Obwohl ihnen bewusst ist, dass Entspannung sinnvoll oder sogar notwendig ist, um bereits vorhandene Symptome zu reduzieren, verbinden sie doch eine Reihe negativer Assoziationen mit der Vorstellung, Zeit mit den eigenen

Bedürfnissen zu verbringen. Entspannung assoziieren sie hierbei oft mit „Faulheit" oder auch „unverdientem Vergnügen", und das widerspricht stabilen Grundannahmen („Erst die Arbeit, dann das Vergnügen", „Müßiggang ist aller Laster Anfang"…). Mittels einer Vorübung kann man die Entspannungsassoziationen der Teilnehmer kennenlernen und sie einer Bearbeitung im Kurs zuführen.

> **Entspannungsassoziationen**
> Die Teilnehmer notieren die ersten drei Begriffe, die ihnen zu „Entspannung" einfallen, auf Kärtchen. Es erfolgt eine gemeinsame Auswertung zur Frage, welche Auswirkungen die Verknüpfungen auf das Erlernen des Verfahrens haben könnten.

7.1.9 Sexuelle Erregung

Tritt sexuelle Erregung bei einem Teilnehmer auf, geschieht das zumeist zu einem frühen Zeitpunkt der Entspannungstherapie. Thematisiert wird sie aus Schamgründen in der Regel nur im Einzelsetting. Dass es zu sexuellem Erleben kommen kann, ist nicht verwunderlich, da das Setting „intimer" ist als beim therapeutischen Gespräch oder in anderen Kurssituationen: Das Licht ist möglicherweise gedimmt, der Teilnehmer sitzt oder liegt bequem mit geschlossenen Augen, während die Kursleiterin mit ruhiger Stimme zu ihm spricht. Gerade bei gegengeschlechtlichen Dyaden ist nun eine Nähe zu Situationen gegeben, die mit Intimität und Sexualität assoziiert sind. Unabhängig von diesen psychologischen Mechanismen erklärt auch schlicht die zunehmende Entspannung eine mögliche Erregung, denn sie wirkt sich auf den Genitalbereich ebenso aus wie auf den restlichen Körper.

Berichtet der Teilnehmer von auftretender Erregung, sollte diese mittels Erklärung der Situations- und Entspannungscharakteristika entpathologisiert werden. Meistens tritt das Empfinden binnen kurzer Zeit in den Hintergrund, während die Hinwendung zum Entspannungserleben in den Vordergrund rückt. Ist die sexuelle Erregung allerdings mit Beziehungswünschen verbunden, muss deren Bedeutung üblicherweise im therapeutischen Prozess bearbeitet und einer Klärung zugeführt werden (Abschn.3.3).

Sind Teilnehmer wegen einer möglichen sexuellen Erregung besorgt, führt eine Decke, die während der Übung ausgebreitet werden kann, oft zu einem Erleben von Sicherheit. Gerade in der Einzeltherapie ist es Teilnehmern oft unangenehm, selbst die Augen geschlossen zu haben, während sie angesehen werden. Eine Decke verstärkt hierbei auch ein Erleben von Schutz und Abgrenzung.

7.1.10 Körperbezogene Ängste

Eine verbesserte Beziehung zum eigenen Körper ist das Ziel der meisten Entspannungsverfahren. Durch die Übungen können sich körperbezogene Ängste und

Symptomwahrnehmungen, vor allem beim Bestehen funktioneller Beschwerden und hypochondrischer Befürchtungen, jedoch verstärken. Diese lösen oft Flucht- und Vermeidungsimpulse aus, die Kursabbrüche nach sich ziehen können. Handelt es sich um schwerere Störungen, ist in der Regel eine ausführliche Bearbeitung der beim Üben entstehenden Ängste notwendig, um eine bewusste Hinwendung zum Körper zu ermöglichen. Das ist naturgemäß im Einzelsetting eher zu gewährleisten als in einer Gruppe.

Im entspannten Zustand erleben wir körperliche Empfindungen, die – mitunter stark – von unserem üblichen „Tagesbewusstsein" abweichen können. Das kann an den Empfindungen selbst liegen, die, durch den ungewohnten Zustand der Entspannung tatsächlich neu und fremd sind. Teilweise handelt es sich jedoch auch um Empfindungen, die bislang schlicht nicht beachtet wurden, da sie nicht im Fokus der Aufmerksamkeit lagen. Die meisten dieser Empfindungen sind erwünscht und ein Anzeichen dafür, dass die Entspannungsreaktion einsetzt oder sich vertieft. Zu nennen sind hierbei Schwere- und Wärmeempfindungen sowie alle Formen von Kribbel- und Strömungsempfindungen, die Begleiterscheinungen der muskulären Entspannung sowie der peripheren Gefäßerweiterung darstellen.

Bei den ersten tiefen Entspannungserlebnissen kann es zu Körperschemastörungen kommen: Teilnehmer nehmen den Körper als verändert wahr (verkleinert, vergrößert) oder empfinden sich als „körperlos". Meistens legen sich diese Empfindungen bei fortschreitendem Üben und der Gewöhnung an den Entspannungszustand wieder. Schnelle Abhilfe schafft es zumeist, die Augen zu öffnen und sich im Raum zu orientieren. Oft hilft den Teilnehmern auch die Erklärung, dass viele Meditationsverfahren diesen Zustand als Ziel anstreben.

In der Liegehaltung und auch in bestimmten, eher ungewohnten Sitzhaltungen wie etwa der Droschkenkutscherhaltung (s. Abb. 6.2) kommt es in Verbindung mit dem Augenschluss häufig zu Schwindelerlebnissen und Ängsten, die sich auf die fehlende Orientierung im Raum beziehen. Ein zu fester Augenschluss kann darüber hinaus zu Farberlebnissen führen, die den Teilnehmer beunruhigen können. Meistens vergehen all diese Empfindungen innerhalb weniger Sitzungen von selbst. Die Erlaubnis, die Augen während der Übung zu öffnen, um sich so im Raum orientieren zu können und die eigene Körper- oder Kopfhaltung zu überprüfen, kann hilfreich sein.

Bei starken Ängsten sollte der Teilnehmer eine möglichst aufrechte, vertraute Sitzhaltung beim Üben einnehmen. Der Kopf wird hierbei gerade gehalten oder lehnt leicht an der Sessellehne oder Wand, sodass nichts eine freie Atmung behindert.

Beziehen sich die Ängste auf bestimmte Organe (oft ist es das Herz) wünschen die Teilnehmer sich meistens, die entsprechenden Übungen auslassen zu dürfen. Hier sollten kurz- und langfristige Vorteile gegeneinander abgewogen werden: Die ausbleibende Konfrontation mit den gefürchteten Wahrnehmungen führt zwar zu einer verbesserten Entspannungsreaktion, wird jedoch mit der Förderung eines Vermeidungsverhaltens „erkauft" (vgl. auch Abschn. 6.7.2).

7.1.11 Kontrollverlustängste

Entspannung kann nur gelingen, wenn Kontrolle abgegeben wird. Während der Entspannung vertraut der Übende darauf, dass sein Körper für ihn sorgt und der Kursleiter über ihn wacht, und übergibt sich somit der – vor allem zu Beginn – unvertrauten Situation. Dass dies Ängste auslösen kann, sollte nicht verwundern. In der Regel reduzieren sich Kontrollverlustängste mit zunehmender Vertrautheit im Kursverlauf von selbst, ohne dass sie besonderer Bearbeitung bedürfen. Werden sie sichtbar, sollte der betroffene Teilnehmer so viel Kontrolle wie möglich über die Situation erhalten. Hierzu gehören der optionale Augenschluss, der Hinweis auf die Möglichkeit des selbstständigen Beendens der Übung sowie die jederzeit mögliche Orientierung im niemals völlig abgedunkelten Raum. Ebenfalls hilfreich ist die Erlaubnis, während der Übung bewusst einige Male die Finger zu bewegen, sich auf die Empfindungen in der Muskulatur zu konzentrieren und diese durch einen leichten Druck gegen die Unterlage zu intensivieren.

Bei starken Kontrollverlustängsten hilft es dem Patienten, die Übung eher in Form einer „praktischen Anwendung" als in der eines Entspannungsverfahrens vermittelt zu bekommen. Hierzu spricht die Therapeutin im normalen Umgangston mit dem Patienten, der in einer entspannten Alltagshaltung mit geöffneten Augen auf seinem vertrauten Platz sitzt. Die Übung selbst wird kurz, eher als „Trockenübung", durchgeführt. Der Patient beschreibt währenddessen alle auftretenden Empfindungen, die *unmittelbar* durch die Therapeutin in ihrer Bedeutung erklärt werden. Ist mit dieser Vorgehensweise die Vermittlung des Grundverfahrens möglich, kann zunehmend entspannungstherapeutischer vorgegangen werden (Augenschluss, Fokussierung auf körperliche Entspannungserlebnisse, Intensivierung der Übungen …).

Kontrollverlustängste sind oft mit der Idee verbunden, dass es sich bei der Entspannung um eine (Fremd-)Hypnose handelt. Eine gute Aufklärung zu Beginn des Trainings verhindert, dass falsche Ideen Ängste generieren oder verstärken. Interessanterweise sprach J. H. Schultz vom AT als einer Form der „konzentrativen inneren Gymnastik" (Schultz, 1966, S. 386). Regelmäßige Anwendung führt zu einer Gewohnheit, die ebenso umstandslos in den Tagesablauf integriert werden kann wie das tägliche Zähneputzen. Ein solches Bild entängstigt und leitet weg von Vorstellungen der Hypnose und Bewusstseinsveränderung, die zu einem Verlust jeglicher Kontrolle führen.

Die Nutzung von Sicherheitssignalen, die beim Vorliegen von Kontrollverlustängsten üblich ist, sollte gestattet werden, bis es zu einer Reduktion der anfänglichen Ängste gekommen ist. Während die Notfalltropfen, die während der Übung direkt neben dem Stuhl stehen müssen, leicht als Sicherheitssignal zu erkennen sind, ist das Erkennen modernerer Signale, die vor allem bei jüngeren Teilnehmern eine Rolle spielen, erschwert. Dem Mobiltelefon kommt in diesem Zusammenhang eine herausragende Bedeutung zu. Dringend ist davon abzuraten, es vor der

Gruppe abgeben zu lassen (in Jugendgruppen ist das zum Teil durchaus üblich), da so Ängste und Widerstand gefördert werden. Da ein klingelndes Telefon während der Übung jedoch stört, empfiehlt sich das ritualisierte gemeinsame „Auf-lautlos-Stellen" zu Beginn der Gruppe. Aufmerksame Kursleiter werden feststellen, dass die Hand vieler Jugendlicher bei den ersten Übungen auf dem Smartphone zur Ruhe kommt.

Hintergrund: „Columbo"-Technik
Im psychotherapeutischen Setting bietet es sich an, den Kontrollverlustängsten auf den Grund zu gehen. Als Vorgehensweise kann die aus der kognitiven Verhaltenstherapie bekannte „Columbo"-Technik (Kanfer & Schefft, 1988) genutzt werden. Aus einem naiven Nichtverständnis heraus wird der Patient beharrlich gefragt, was er befürchtet („Und was geschieht dann? Und dann?"). Oft bewirkt diese Fragestellung, dass Gedanken „zu Ende" gedacht werden, Diskrepanzen zwischen Verhalten und Zielen offenbar und unklare Ängste entkatastrophisiert werden.

7.1.12 Probleme unklarer Bedeutung und Genese

Schildern Teilnehmer Schwierigkeiten, die in ihrer Bedeutung unklar bleiben, sollte die Kursleiterin ruhig bleiben und den Teilnehmer nicht verunsichern („So was habe ich ja noch nie gehört!"). Handelt es sich um keinen Notfall, und diese sind in der Regel eindeutig erkennbar, kann sie zunächst fragen, ob trotz der Problematik ein entspannungsförderndes Üben möglich ist. Ist das der Fall, kann sie den Teilnehmer bitten, die Entspannung fortzuführen und das Problem währenddessen in seiner Entwicklung zu beobachten. In vielen Fällen verschwindet es nun von selbst oder es ergeben sich bis zur nächsten Stunde durch die Selbstbeobachtung tatsächlich genauere Auskünfte, die eine Zuordnung und entsprechende Behandlung ermöglichen. Viele Anfangsirritationen bauen sich mit zunehmender Erfahrung von selbst ab. Eine ruhig bleibende Kursleiterin, die hierauf vertraut, fördert diesen Prozess.

Führt die Problematik hingegen zu einem völligen Ausbleiben der Entspannung, helfen oft die folgenden Empfehlungen:

- Verkürzung der Übung
- Häufigere Anweisungen (weniger „Pausenzeiten")
- Übung (zunächst) mit geöffneten Augen
- Wechsel der Übungshaltung
- Änderung der Trainingszeiten (meist in Richtung einer höheren Vorentspannung)
- Nutzung von Konzentrationshilfen (Abschn. 7.1.6)

7.2 Die Aufrechterhaltungsphase

7.2.1 Nachlassende Motivation und Rückschläge

Nur wenn der Teilnehmer es schafft, über den Kursabschluss hinaus zu üben und das Verfahren in seinen Alltag zu integrieren, erhält es tatsächlich die Bedeutung einer Selbsthilfemethode. Doch wie schafft es die Kursleitung, die Motivation für solch ein anhaltendes Üben und den Transfer zu fördern?

Funktionieren die Übungen im Kursverlauf zuverlässig, stellt sich zumeist etwa ab der späten Kursmitte eine gewisse Übungsroutine bei den Teilnehmern ein, die zu einem Nachlassen der Motivation führen kann: Die Übungen sind bekannt, die Effekte vertraut, Erwartungshaltung und Neugier reduzieren sich. Zu diesem Zeitpunkt ist es sinnvoll, die Motivation durch Übungen zu steigern, die dem Alltagstransfer dienen. Wurde zunächst unter möglichst optimalen Bedingungen geübt, geht es nun darum, die Bedingungen herausfordernder zu gestalten um möglichst „an jedem Ort, zu jeder Zeit" üben zu können. In der Kurssitzung kann gemeinsam überlegt werden, an welchen (bislang gemiedenen) Orten, ebenfalls geübt werden könnte und welche Herausforderungen das Üben erschweren könnten. Richtig eingeleitet entsteht nun eine kreative Atmosphäre, in der die Kursteilnehmer gemeinsam Ideen entwickeln. Als unterstützendes Instrument eignet sich der Einsatzplan (Arbeitsblatt 6.4; s. Abb. 6.6).

Hintergrund: Externale Kontrollüberzeugungen: Wer bewirkt die Entspannung?
Liegt eine *hohe externale* Kontrollüberzeugung vor, profitieren Teilnehmer zwar zunächst von den Übungen, die sie im Kurs erlernen, übertragen sie jedoch nicht in ihren Alltag, sodass ein Jahr nach Ende des Kurses kaum noch eigenständig geübt wird (Krampen, 1985). In diesem Fall neigen Teilnehmer dazu, das Gelingen der Übung mit Faktoren *außerhalb* ihrer eigenen Person zu erklären: etwa die angenehme Stimme der Kursleiterin oder die positive Atmosphäre in der Gruppe. Hohe externale Kontrollüberzeugungen senken daher die Wahrscheinlichkeit für eine Integration der Übungen in den eigenen Alltag.

Um eine möglichst optimale Kontrollüberzeugung zu fördern, sollte die Kursleiterin konsequent darauf verweisen, dass die Übungserfolge auf den Teilnehmer rückführbar sind und nicht auf die Kursleitung oder den Kontext. Zudem sollte sie darauf verzichten, die Bedingungen im Kurs *zu* angenehm für die Teilnehmer zu gestalten, da viele dieser Bemühungen ohnehin negative Konditionierungseffekte hervorrufen (vgl. Abschn. 4.1). Suggestive und regressionsfördernde Elemente können eine externale Kontrollüberzeugung fördern. Hierzu gehören suggestiv gestaltete Übungsabläufe, Hilfsmittel wie Hintergrundmusik sowie ein durchgängiges Üben im Liegen mit langer Dauer.

7.2.2 Emotionale Erlebnisse bei vertieftem Entspannungserleben

Während bei vielen Meditationsverfahren emotionale Erlebnisse erwünscht sind und ihre Reflexion ein wesentlicher Bestandteil der Gruppenarbeit ist, bilden sie im Rahmen eines Grundlagenkurses eher „Nebenwirkungen" der zu erlernenden Verfahren ab. Es ist jedoch nicht ungewöhnlich, dass ein Teilnehmer nach einer Übung von Traurigkeit oder Ängsten berichtet. Wie sollte hiermit umgegangen werden?

Erfahrungsgemäß weisen die auftretenden Emotionen oft einen Zusammenhang mit im Alltag vermiedenen Inhalten auf. Im Zustand der geminderten kognitiven Kontrolle drängen sie in den Vordergrund. Die Leitlinie zum Umgang mit emotionalem Erleben lautet: „Alles, was da ist, ist in Ordnung." Teilnehmer sollten die Gefühle also erleben und ausdrücken können. Weint ein Teilnehmer in der Runde, kann er gefragt werden, ob es etwas gibt, worüber er sprechen möchte oder das er sich wünscht (z. B. rauszugehen, etwas Zeit für sich zu haben o. Ä.). Auch bei Ärger und Wut, zu denen es deutlich seltener kommt, können die Teilnehmer nach ihren Bedürfnissen in der aktuellen Situation gefragt werden.

Die Kursleiterin sollte sich bewusst sein, dass sie in diesen Situationen modellhaft zeigt, wie adäquat mit starken Emotionen umgegangen wird. Auf keinen Fall sollten Emotionen als „Notfälle" behandelt werden. Ganz im Gegenteil können Teilnehmer so lernen, Emotionen nicht auszuweichen, sondern sie anzunehmen und zu reflektieren und zu einem angemessenen Umgang mit ihnen zu finden.

7.2.3 Krankheitsgewinn

Jede Einschränkung, so quälend sie auch sein mag, kann auch Vorteile mit sich bringen. Diese können innerhalb der Person liegen (indem die Krankheit beispielsweise von anderen Umständen ablenkt), finanzieller (Rente, Versicherungsleistungen…) oder auch sozialer Natur sein (Unterstützung durch Familie oder Helfersystem). Die Relevanz, die der Krankheitsgewinn für das Leben des Betroffenen aufweist, kann so hoch sein, dass die Motivation für ein leidfreies Leben niedriger ist als die Motivation, auf die wegen des Leids erhaltenen Vergünstigungen zu verzichten. Ein hoher Krankheitsgewinn steht dem Erfolg des Entspannungsverfahrens dementsprechend entgegen.

Haben die Kurse einen therapeutischen Hintergrund, kann die Ambivalenz, mit der ein Krankheitsgewinn in der Regel verbunden ist, angesprochen und enttabuisiert werden. Eine mögliche Intervention bei einem vermuteten Krankheitsgewinn ist die Erlaubnis zur „heimlichen" Besserung. Diese kann den Druck reduzieren, auf der ausbleibenden Wirkung der Intervention zu beharren.

7.3 Die Abschlussphase: Transfer in den Alltag

Der Übergang vom Kurs ins eigenständige Üben gelingt nur wenigen Teilnehmern dauerhaft. Krampen (2013) geht davon aus, dass der Transfer in den Lebensalltag lediglich 20–35 % (!) der Teilnehmer von Einführungskursen gelingt. Zur Erklärung können vor allem die Haltung des Kursleiters und seine Gestaltung der Kurs- und Übungsbedingungen herangezogen werden.

Eine eigenständige Anwendung des Verfahrens setzt regelmäßiges Üben voraus. Das sollte bereits *während* des Kurses beginnen, da hier die auftretenden Schwierigkeiten bearbeitet und individuelle Anpassungen des Vorgehens stattfinden können. Auch sinkt die Wahrscheinlichkeit für die eigenständige Übungsübernahme, je größer die Bedeutung ist, die das fremdangeleitete Vorgehen für den Teilnehmer hat. Ein früher Beginn ist daher nützlich. Eine unmittelbare Entspannungswirkung stellt sich durch ein heterosuggestives Vorgehen in der Regel leichter ein (s. Abschn. 6.7.3). Durch die ausbleibende Eigenaktivität kommt es schnell zur Entspannungsreaktion. Die gute Entspannung im Kurs senkt jedoch potenziell die Transferwahrscheinlichkeit auf die erschwerten, mehr Aktivität erfordernden Bedingungen im Alltag. Wird also zu viel Gewicht auf die Entspannung im Kurs gelegt, sinkt die Motivation für das eigenständige Üben.

Für den Kursleiter ist der Umgang mit der Kurs- und Übungsgestaltung immer ein Balanceakt. Gerade Kursleiter, die von einer hohen Zufriedenheit der Teilnehmer profitieren (weil diese beispielsweise Folgekurse oder andere Angebote der Einrichtung besuchen sollen), geraten leicht in Versuchung, es den Teilnehmern *zu* bequem zu machen. Denn: Bei einer passiven Ausrichtung des Verfahrens sind die Teilnehmer zufrieden und attribuieren ihr Wohlbefinden auf die Kursleitung, kommen also sehr wahrscheinlich wieder. In diesen Fällen ist es jedoch unbedingt erforderlich, auf ein Loben zu verzichten und den Erfolg immer wieder auf den Teilnehmer zurückzuführen. Hierfür müssen möglicherweise auch eigene Talente wie die ausgebildete Schonstimme zurückgestellt werden.

Auch die Nutzung von Hilfsmitteln wie beispielsweise Audioaufnahmen hat einen negativen Effekt auf das eigenständige Üben, da der Schritt zur selbstständigen Entspannungsinstruktion unterbleibt. Der Teilnehmer ist dann dauerhaft zur Übungsdurchführung auf diese Hilfsmittel angewiesen. Neben den nachteiligen psychologischen Effekten (externale Kontrollüberzeugung und reduzierte Selbstwirksamkeit) ist dies auch praktisch für den Teilnehmer einschränkend, da er sein Verfahren in vielen Situationen nicht anwenden kann.

Im Gruppenverlauf sollte der Alltagstransfer ein regelmäßiges Thema sein. Auch die Frage, welche Erfahrungen die Teilnehmer mit der zunehmenden Entspannung machen, ist von Interesse. Oft kann es zu diversen Auswirkungen auf das berufliche und private Umfeld kommen. Neben positiven Änderungen (wie beispielsweise weniger konflikthaften Interaktionen), kommt es auch zu negativen Erfahrungen. Sie sind oft sekundäre Auswirkungen der verbesserten Entspannung und Selbstfürsorge, die sich in einer bewussteren Abgrenzung und Entlastung zeigen. Diese Veränderungen im Kurs zu besprechen, ist wichtig, um die Motivation auch in der Aufrechterhaltungsphase zu fördern.

Literatur

Bernstein, D. A., & Borkovec, T. D. (2018). *Entspannungstraining: Handbuch der Progressiven Muskelentspannung nach Jacobson* (14. Aufl.). Stuttgart: Klett-Cotta.

Jacobson, E. (1976). *You must relax* (5. Aufl.). New York, London: McGraw-Hill.

Kanfer, F. H., & Schefft, B. K. (1988). *Guiding the process of therapeutic change*. Champaign, IL: Research Press.

Krampen, G. (1985). Zur Bedeutung von Kontrollüberzeugungen in der klinischen Psychologie. *Zeitschrift für klinische Psychologie, 14*(2), 101–112.

Krampen, G. (1991). *Fragebogen zu Kompetenz- und Kontrollüberzeugungen (FKK)*. Göttingen: Hogrefe.

Krampen, G. (2013). Entspannungsverfahren in Therapie und Prävention. Göttingen: Hogrefe.

Lehrer, P. M. (1982). How to relax and how not to relax: a re-evaluation of the work of Edmund Jacobson. *Behaviour Research and Therapy, 20*, 417–428.

Locke, E. A., & Latham, G. P. (1990). *A theory of goal setting & task performance*. Englewood Cliffs, NJ: Prentice-Hall.

Luthe, W., & Schultz, J. H. (1969). Autogenic therapy: Vol II: Medical applications. New York: *Grune & Stratton*.

Palazzoli, M. S. (2011). *Paradoxon und Gegenparadoxon: Ein neues Therapiemodell für die Familie mit schizophrener Störung*. Stuttgart: Klett-Cotta.

Reddemann, L. (2016). *Imagination als heilsame Kraft: Ressourcen und Mitgefühl in der Behandlung von Traumafolgen*. Stuttgart: Klett-Cotta.

Sammer, U. (2017). *Entspannung erfolgreich vermitteln*. Stuttgart: Klett-Cotta.

Schultz, J. H. (1966). *Das autogene Training. Konzentrative Selbstentspannung*. Stuttgart: Thieme.

Thomas, P., Grama, C., & Hiller, W. (2008). Kognitive Verhaltenstherapie bei somatoformen Störungen. *PiD – Psychotherapie im Dialog, 9*(3), 223–230.

Vaitl, D. (2000). Psychophysiologie der Entspannung. In: D. Vaitl & F. Petermann (Hrsg.), *Handbuch der Entspannungsverfahren: Band 1* (S. 29–76). Weinheim: Beltz, PVU.

Störungen im Kursverlauf

8

▶ In diesem Kapitel geht es um die verschiedenen Störungen, die im Verlauf eines Kurses auftreten können. Sie erfahren, was bei unerwarteten Geräuschen (Abschn. 8.1), bei schnarchenden und schlafenden (Abschn. 8.2) oder auch lachenden Teilnehmern (Abschn. 8.3) zu tun ist. Wie spontane Berichte, Unaufmerksamkeit und Seitengespräche wirkungsvoll reduziert werden, ist Thema von Abschn. 8.4 und 8.5. Ebenso erhalten Sie Hilfestellungen für die Interaktion mit Teilnehmern, die das Verfahren oder Sie als Kursleiterin abwerten (Abschn. 8.7), sowie mit skeptischen oder überkritischen Teilnehmern (Abschn. 8.8), die übermäßig viel Aufmerksamkeit auf sich ziehen. Abschn. 8.10 und 8.11 geben Hinweise für den Umgang mit ausbleibenden Rückmeldungen sowie mit hohen Fehlzeiten oder Kursabbrüchen. Über den missbräuchlichen Einsatz von Entspannung klärt Abschn. 8.12 auf.

8.1 Geräusche

Treten während einer Übung unerwartete Geräusche auf, sollte die Kursleiterin die Teilnehmer möglichst unmittelbar über diese informieren (*„Sie hören, dass sich gerade die Tür geöffnet hat, da Frau X. noch zu unserer Gruppe hinzukommt und sich nun gerade auf ihren Platz setzt"* oder: *„Sie hören mich durch den Raum gehen, da ich noch das Fenster für die Zeitdauer unserer Übung schließen möchte"*). Versäumt sie das, entsteht Unruhe, da Teilnehmer die Augen öffnen und sich bewegen, um festzustellen, was im Raum vor sich geht. Verzichten die Teilnehmer auf eine eigenständige Klärung, reduziert sich meistens dennoch ihre Entspannung, da sich ihre Gedanken mit der möglichen Störungsursache beschäftigen.

Bei als störend wahrgenommenen Geräuschquellen, die sich nicht abstellen lassen, kann der aversive Reiz gedanklich mit dem gewünschten Zielzustand verknüpft werden: *„Während ich die Uhr ticken höre, entspannt sich mein Körper mehr und mehr."* Der zuvor störende Reiz wird so zum Hinweisgeber für das Entspannungserleben. Das aus der Hypnotherapie stammende Vorgehen enthält jeweils ein Element, das bereits akzeptiert oder realisiert ist (im diesem Beispiel das Ticken der Uhr) und ein zweites Element, das mit dem ersten sprachlich verknüpft wird und so an suggestiver Kraft gewinnt (vgl. hierzu etwa James et al., 2007).

Wenn die Teilnehmer bereits in der Anwendung autosuggestiver Methoden geübt sind, kann ebenfalls eine Hilfsformel bei der inneren Distanzierung helfen.

Distanzierungsformeln
- „Geräusche (ganz) gleichgültig"
- „Geräusche von außen kommen und gehen"
- „Geräusche ziehen (an mir) vorbei."
- „Geräusche gehören dazu."
- „Außen Geräusche, innen Ruhe"

Ein störendes Geräusch, das zunehmend häufig in Kursen auftritt, ist das klingelnde Mobiltelefon. Erfahrungsgemäß sollte man Teilnehmer zu Beginn *jeder* Kursstunde daran erinnern, das Telefon auszuschalten bzw. auf „lautlos" zu stellen. Bei letztgenannter Variante ist ebenfalls auf das Ausschalten der Vibration zu achten, da auch diese stört, wenn sie während der Übung auftritt.

8.2 Schlafende und schnarchende Teilnehmer

Schlafen Teilnehmer während der Übung ein, ist das zunächst ein Zeichen der Entspannung und des Vertrauens. Ein Teilnehmer voller Angst und Unsicherheit hält sich wach und versucht, zu kontrollieren, was in ihm und um ihn herum vorgeht. Die durch den Schlaf hervorgerufene Entspannung ist jedoch eine andere als die der Entspannungsübungen. Neben unterschiedlichen physiologischen Veränderungen sind vor allem psychologische Faktoren von Bedeutung: Ein systematisches Entspannungsverfahren ermöglicht zu jeder Zeit und an – nahezu – jedem Ort eine Entspannungsreaktion. Die Übung wird eigenständig durchgeführt und beendet, ohne dass hierfür ein Hilfsmittel wie ein Wecker nötig wäre.

Die Gewöhnung an die Übung ist zudem erschwert, wenn sie oft aufgrund des Einschlafens nicht beendet wird. Der Lerneffekt, der schließlich ein anstrengungsarmes Üben erlaubt, bleibt so aus.

Bei *ungewolltem* Einschlafen können Hilfsformeln in die Übungen eingebaut werden, die den Fokus auf das Ziel richten, wach zu bleiben. Natürlich stellen diese Formeln lediglich Anregungen dar – die beste Formel ist immer die individuell durch den Teilnehmer entwickelte. Nützlich ist zudem die Reduktion der

8.2 Schlafende und schnarchende Teilnehmer

Übungszeit: je kürzer die Übung, desto niedriger die Einschlafwahrscheinlichkeit. Auch die Verringerung der Pausen zwischen den einzelnen Übungsteilen hilft, die Einschlafneigung zu reduzieren. Im Kurs nutzt der Teilnehmer die „Pausenzeit" zwischen den Anweisungen der Kursleiterin, um diese eigenständig zu wiederholen bzw. seine Hilfsformeln anzuwenden.

Hilfsformeln bei Einschlafneigung
- „Ich bleibe entspannt und wach."
- „Der Körper entspannt, der Kopf frisch und klar."
- „Ich bin bei mir."
- „Wach bin ich (ganz) bei mir."

Kommt es über mehrere Wochen hinweg immer wieder zum Einschlafen, kann ein Blick ins Protokoll nützlich sein: Gibt es bestimmte Tage oder Uhrzeiten, an denen die Tendenz, einzuschlafen, steigt? Gibt es andere Faktoren, die oft zusammen mit der Einschlafneigung auftreten (z. B. bestimmte Arbeitsschichten, Einschlafprobleme in der vergangenen Nacht, Mittagsschlaf, Stress)?

Natürlich kann, wenn ausreichend Zeit hierfür besteht, auch „tiefer" in das Thema eingestiegen werden, indem untersucht wird, was für ein Bedürfnis mit dem Schlaf während der Übung befriedigt wird. Das Einschlafen kann ein Anzeichen dafür sein, Verantwortung abzugeben. Insbesondere bei Jugendlichen kann Schlaf auch ein Vermeidungs- und Fluchtverhalten sein: Durch den Schlaf entziehen sie sich der Auseinandersetzung mit den sie belastenden Themen. Ist die Funktion bekannt, kann sie nach ihrem kurz- und langfristigen Nutzen bewertet und gegen Alternativen abgewogen werden. Bei leistungsorientierten Teilnehmern trifft man oft auf stressbegünstigende Haltungen, die eine ausreichende Erholung verhindern und so ein Schlaf- und Erholungsdefizit erzeugen, die der Körper unmittelbar zu kompensieren versucht, sobald sich die Gelegenheit dazu bietet.

Schlafen Teilnehmer häufig ein, sollte die Kursleiterin ihre Anleitungsweise auch daraufhin prüfen, ob sie ihre Stimme eher monoton und „einschläfernd" gestaltet oder ob sie in den Übungen eine hohe Anzahl von Suggestionen verwendet, die eine heterosuggestive Haltung beim Teilnehmer begünstigen.

Führt das Einschlafen eines Teilnehmers während des Kurses aufgrund des Schnarchens zu einer Störung der anderen, sollte der Schläfer geweckt werden. In der Regel genügt es hierfür, sich während der Anleitung der Übung auf ihn zuzubewegen, sodass er die Stimme der Kursleitung lauter wahrnimmt als zuvor. Reicht dies nicht aus, kann der Name des Teilnehmers in die Übungsanweisung mit eingebaut werden: *„…und während wir mit den Übungen des Oberkörpers weitermachen, lenkt auch Herr X. seine Aufmerksamkeit auf seinen rechten Schulterbereich."*

Sollte auch das nicht helfen, kann der Teilnehmer berührt und so geweckt werden. Das sollte jedoch nur nach einer vorhergehenden Absprache geschehen, bei der der Teilnehmer hierfür sein Einverständnis gegeben hat. Die beste Stelle für eine Berührung ist der Handrücken oder Arm. Hier sind wir Berührungen durch andere gewöhnt. Einen Schreck kann jedoch auch diese Berührung auslösen. Wurde keine Absprache getroffen, bleibt nur, die Übung trotz der Störung durchzuführen, evtl. etwas zu kürzen und den Nutzen von Störungen, vor allem hinsichtlich der Alltagstauglichkeit der Übungen, zu thematisieren.

Ist die Einschlafneigung bekannt, ist es sinnvoller, man sorgt direkt dafür, dass es nicht dazu kommt. Ein einfaches Mittel ist es, den Teilnehmer im Sitzen üben zu lassen und, wenn das allein nicht genügt, dazu noch in einer Position, die zumindest eine leichte Anspannung in der Muskulatur erfordert. Erlebt der Teilnehmer diese Position als weniger komfortabel, kann das ein Anreiz sein, sich durch eine erhöhte Eigenkontrolle wieder angenehmere Übungspositionen zu erarbeiten. Eine Hilfe gegen das Einschlafen, vor allem, wenn es auf Grundlage eines akuten Schlafdefizits geschieht, besteht darin, vorzugsweise zu Zeiten zu üben, zu denen eine hohe Wachheit besteht.

Ist der Grund für den Kursbesuch eine Schlafproblematik, ist die Kopplung von Übung und Schlaf willkommen und Teilnehmer reagieren verunsichert auf die Aufforderung, während der Übung *wach* zu bleiben. Die Übungen können als Einschlafhilfe verwendet werden, eine *ausschließliche* Nutzung zu diesem Zweck erschwert jedoch die Anwendung in anderen Situationen. Möchte der Teilnehmer die Übung nicht nur zum Einschlafen verwenden, sollte er sie daher *mindestens genauso oft* mit einer anschließenden Aktivierung einsetzen.

Hintergrund: Entspannung und Schlaf
In den letzten Jahren mehren sich Forschungsbemühungen, die die veränderte Bewusstseinslage während der Durchführung der Entspannungsübungen zum Gegenstand haben (umfassend bei Vaitl, 2012). Während der Entspannung bewegt sich der Übende vermutlich in einem Vigilanzbereich, der üblicherweise schnell verlassen wird, um entweder einzuschlafen oder vollständig wach zu werden. Das Verweilen in diesem Bereich löst neuartige und unbekannte Empfindungen aus. Hierdurch können Ängste ausgelöst werden (vgl. Abschn. 7.1.10 und 7.1.11).

Während der Einschlafvorgang schnell abläuft und sich über die Stadien Wachzustand (Beta- und Alpha-Wellen im Elektroenzephalogramm [EEG]), entspannte Wachheit (Zunahme der Alpha-Wellen), Schläfrigkeit (Alpha- und Theta-Wellen), leichter Schlaf (K-Komplexe, Schlafspindeln), Tiefschlaf (Delta-Wellen) und REM-Schlaf (REM =„rapid eye movement"; Beta- und Alpha-Wellen) erstreckt, kommt es bei Langzeittrainierten von Entspannungsverfahren zu einem längeren Verweilen und Wechseln der Stadien der Schläfrigkeit und des beginnenden leichten Schlafes (Vaitl, 2020). Trotz eingeschränkter Vigilanz kann der Zustand selbstständig beendet werden.

8.3 Lachende Teilnehmer

Lacht ein Teilnehmer während der Übung, sorgt das für Irritationen bei den anderen Anwesenden. Im therapeutischen Einzelsetting lässt sich die Funktion des Lachens meistens erschließen und entsprechend bearbeiten. Ein häufiger Auslöser von Kichern und Lachen zu unpassenden Zeiten ist Anspannung, die durch die ungewohnte Situation entsteht und sich ein „Ventil" sucht. Dieses Lachen tritt meist zu Beginn von Übungen auf.

Es führt zur Beruhigung, das Lachen durch direkte Ansprache zu thematisieren und zu normalisieren: *„Ja, das ist eine ungewohnte Situation, plötzlich ruhig auf dem Boden zu liegen. Bei manchen löst dies den Impuls aus, sich zu bewegen oder auch zu lachen. Das legt sich meistens nach kurzer Zeit von selbst."* Oder: *„Während Sie das Lachen hören, gehen Sie mit Ihrer Aufmerksamkeit zum Körper und nehmen wahr, wie …"*

Ebenfalls erleichternd ist es, die Teilnehmer anzuweisen, vor Beginn der Übung noch einmal bewusst ein- und auszuatmen, die Arme und Beine zu bewegen und diese dann in eine bequeme Lage zu bringen. Die nun entstehende Unruhe bietet eine bessere Möglichkeit für die Abreaktion als absolute Stille und senkt die Spannung vor dem Übungsbeginn.

Lachen Teilnehmer, weil die Kursleiterin unerwartet dramatisch oder theatralisch spricht, sollte sie die Art der Anleitung überprüfen und gegebenenfalls modifizieren.

In Jugendgruppen kann das Lachen auch ein soziales Kommunikationsmittel zur Regulation eigener Schamempfindungen sein. Bitten um Ruhe sind hierbei zumeist wirkungslos und führen eher zu einem Anstieg des störenden Verhaltens, da zur Scham noch eine Anweisung hinzukommt, die Widerstand auslösen kann. Ein wirkungsvolleres Vorgehen ist es, die Jugendlichen zu fragen, ob sie in der Lage sind, an der folgenden Übung ruhig teilzunehmen oder ob sie zuvor „noch etwas klären" müssen. Entscheiden sie sich nun dafür, teilzunehmen, so kann hierüber Freude ausgedrückt und die Entscheidung als „reif" konnotiert werden. Entscheiden sich die Jugendlichen, dass es noch etwas zu klären gibt, so ist es am besten, man schickt sie aus dem Raum und holt sie erst wieder herein, wenn die Übung vorbei ist. Natürlich kann das keine Lösung für jede Übung sein. Ergibt sich die Situation wiederholt, müssen die Voraussetzungen des Kursbesuchs (Reife oder Motivation) thematisiert und im Zweifelsfall eine weitere Teilnahme des Jugendlichen abgelehnt werden. In der Regel genügt jedoch das einmalige Hinausschicken verbunden mit einer Haltung, die nicht um eine Teilnahme *bittet*, sondern im Gegenteil den Verlust für den Jugendlichen im Auge hat – da dieser ja durch sein Verhalten etwas Gutes verpasst. Diese Haltung stärkt die Eigenverantwortung des Teilnehmers und reduziert die potenziell vorhandene Reaktanz, die entsteht, wenn der Jugendliche nicht (ganz) freiwillig am Kursangebot teilnimmt (s. Abschn. 3.1.2).

8.4 Spontane Berichte während der Übung

Antwortet ein Teilnehmer während der Übung auf suggestive Fragen oder berichtet er spontan von aufgetretenen Empfindungen, beendet er das Verhalten in der Regel selbst, wenn er merkt, dass keine Antwort erfolgt und auch die anderen Teilnehmer während der Übung nicht sprechen.

Möglich ist es auch, den Teilnehmer aufzufordern, die Antworten „ganz für sich selbst" zu formulieren und im Anschluss an die Übung mit der Gruppe zu teilen. Da es beschämend sein kann, sich „falsch" verhalten zu haben, kann die erwünschte *gedankliche* Beantwortung der Fragen im Vorfeld der Übung, zusammen mit den anderen Übungshinweisen, angesprochen werden.

Abweichend hiervon ist das Vorgehen bei ängstlichen Patienten, die eine unmittelbare Rückmeldung zu ihrem körperlichen Erleben erhalten, um sich so auf die Übung einlassen zu können (s. Abschn. 7.1.11).

8.5 Seitengespräche, Unaufmerksamkeit und respektloser Umgang

Während es (über-)aufmerksame Teilnehmer gibt, die der Kursleiterin beständig an den Lippen hängen, finden sich ebenfalls solche, die sich ungeniert mit den Nachbarn austauschen, während die Kursleitung mit der Gruppe arbeitet. Wie streng man mit Seitengesprächen umgeht, ist sicher von persönlichen Vorlieben abhängig und auch von der Frage, wie gestört man sich selbst von einer auftretenden „Nebenakustik" fühlt. Die Folge von Seitengesprächen ist jedoch, dass Teilnehmer Informationen verpassen und Übungen in der Folge nicht korrekt ausführen. Von Beginn an fehlerhaft ausgeführte Übungen sind jedoch nur noch schwer zu korrigieren. Besonders zu Beginn eines Kurses ist daher eine korrekte Umsetzung der Anleitung wichtig.

Empfehlenswert ist das unmittelbare Ansprechen eines auftretenden Seitengesprächs und das Benennen als Störung. Ist es das erste Mal, kann die unterschiedliche Handhabung in Gruppen erwähnt werden und dass die Teilnehmer nicht vorab wissen konnten, wie in dieser Gruppe mit Nebengesprächen verfahren wird. Dies mindert das Erleben, sich falsch verhalten zu haben und motiviert zum zukünftigen Einhalten der nun explizit formulierten Regel (zu den Kursregeln s. auch Abschn. 5.5).

Gehen Teilnehmer respektlos miteinander um, ist es die Aufgabe der Kursleiterin, das anzusprechen, zu klären und für eine zukünftige Änderung des störenden Verhaltens zu sorgen. Unterbleibt dies, legitimiert das ausbleibende Einschreiten das Verhalten, sodass es sich im weiteren Kursverlauf etablieren kann.

8.6 Aufmerksamkeitsfordernde und raumgreifende Teilnehmer

Anders als in der klassischen Gruppentherapie, ist das Setting des Entspannungskurses sehr strukturiert. Neben theoretischen Erläuterungen, Übungshinweisen und den Übungen selbst, muss Zeit für die Rückmeldungen der Teilnehmer und die Bearbeitung auftretender Übungserschwernisse vorhanden sein.

Die Kursleiterin ist verantwortlich für das Zeitmanagement des Kurses. Führt das raumgreifende Verhalten eines Teilnehmers dazu, dass die Zeit für die Fragen anderer nicht ausreicht, Stundenbestandteile ausfallen oder die Zeiten überzogen werden, wird hierfür zu Recht die Kursleiterin verantwortlich gemacht. Erfüllt sie ihre Aufgabe hingegen, machen die Teilnehmer die Erfahrung, dass die Kursleiterin sie „im Blick" hat und dafür sorgt, dass jeder eine Rückmeldemöglichkeit erhält. Auch der ausschweifende Teilnehmer kann sich entspannen, da er eine erklärbare Begrenzung erfährt, die es ihm dennoch erlaubt, in der Gruppe zu bleiben.

Oft genügt es, den Teilnehmer freundlich darauf hinzuweisen, dass die Zeit im Kurs beschränkt ist und jeder die Möglichkeit zur Rückmeldung erhalten soll. Fängt ein Teilnehmer erst beim Sprechen an, seine Gedanken zu sortieren und weiß selbst noch nicht, worauf er hinauswill, kann man ihm anbieten, am Ende der Runde noch einmal auf sein Anliegen zurückzukommen, wenn er ausreichend Zeit für die Fragenformulierung hatte.

Eine Hilfe zur Strukturierung der Anfangsrunde bietet das Übungsprotokoll. Richtig genutzt lenkt es den Blick sofort auf die zwischenzeitlich aufgetretenen Probleme und erleichtert deren konkrete Ansprache.

8.7 Abwertungen von Verfahren und Kursleitung

Werden Übungen sichtbar entgegen den Anweisungen durchgeführt, kann das eine Abwertung des Verfahrens oder des Vorgehens der Kursleitung bedeuten. Fällt eine Abweichung von den Übungsvorgaben auf, sollte die Kursleiterin die entsprechende Anweisung wiederholen: *„Lösen Sie die Anspannung erst, wenn Sie von mir die Aufforderung bekommen."*

Setzt der Teilnehmer die Aufforderung nicht um, sollte die Kursleiterin nach der Übung erklären, warum die Einhaltung der vorgegeben Übungsabläufe und -zeiten wichtig für das Erlernen ist. Opponiert ein Teilnehmer hiergegen und besteht auf seinem eigenen Vorgehen, muss die Kursleiterin die (Beziehungs-)Störung klären, bevor sie mit dem Training fortfahren kann.

Durch ein ausgeprägtes oppositionelles Verhalten kann sich eine Persönlichkeitsstörung andeuten. Besonders Personen mit paranoiden oder negativistischen Zügen leiden unter der Sorge, dass man sie einschränken könnte, und versuchen, diese durch ein (über-)selbstbestimmtes Handeln zu reduzieren. Die hierdurch ausgelösten Konflikte bestätigen sie im Sinne eines Circulus vitiosus von der Richtigkeit ihrer Grundannahme.

Gelingt es nicht, das Verhalten in ausreichendem Maße abzufangen, bleibt nur, den Teilnehmer aus der Gruppe auszuschließen, da er nicht profitiert, wenn sein Augenmerk vorzugsweise auf die Umgehung oder Sabotage der Anweisungen der Kursleitung gerichtet ist. Für die Gruppe bedeutet eine ständige Aufmerksamkeitszuwendung für einen Teilnehmer ebenfalls eine Reduktion der Kursqualität.

Personen, die instruktives Lernen eher ablehnen, profitieren oft von Modelllernen. Ist das Modell interessant und wirkt es kompetent, lernen sie leichter (Perry, 2015). Das spricht zum einen dafür, als Kursleiter „greifbar" zu sein und sich so als Modell zur Verfügung zu stellen, und zum anderen dafür, dass eine hohe Identifikation mit dem Thema Entspannung für die Kursleitung von Vorteil ist. Denn der Teilnehmer muss beim Vergleich zwischen sich und ihr den Eindruck bekommen, ähnlich handeln zu können. Die Kompetenz des Kursleiters sollte also nicht *zu* hoch sein, sondern eine gewisse Lebensnähe haben. Und: Nur wenn positive Konsequenzen ersichtlich sind, in diesem Fall also der Kursleiter tatsächlich entspannt wirkt, steigt die Nachahmungswahrscheinlichkeit beim Beobachter an (s. Abschn. 3.2.1).

Ein Grund dafür, Methode und Kursleiterin abzulehnen, ist auch die mangelnde eigene Motivation zum Kursbesuch. Sind Teilnehmer lediglich auf den Rat anderer da, suchen sie oft geradezu nach Gründen bzw. „Beweisen", warum das Verfahren nichts nützt (vgl. Abschn. 3.1.2).

Kommt es zu Abwertungen des Verfahrens, sollte nicht begonnen werden, dieses zu verteidigen und seine Vorteile herauszustreichen. Besser ist die Haltung, dass es viele Wege zur Entspannung gibt, die Kursleitung jedoch nur einige dieser Wege im Rahmen des Kurses vermittelt. Nicht für jeden sind diese geeignet. Eine Haltung, die so entspannt mit Kritik am Verfahren umgeht, provoziert nicht zum Auffinden weiterer „Mängel", sondern eröffnet einen Weg „raus", der dann oft zurückführt. Hierzu gehört ebenfalls, die gemeinsame Arbeit nicht aufzudrängen, sondern anzubieten und erst zu beginnen, wenn der Teilnehmer das wirklich möchte.

Beispiel

Teilnehmer	„Das ist doch Mist mit den Bewegungen während der Entspannung, so kann doch kein Mensch zur Ruhe kommen!"
Kursleiterin	„Stimmt – für viele Menschen sind die Bewegungen während der Übung, vor allem zu Beginn, recht störend."
Teilnehmer	„Ich glaube, das ist einfach nicht das Richtige für mich."
Kursleiterin	„Das ist möglich. Es gibt viele Verfahren, nicht jedes ist für jeden geeignet."
Teilnehmer	„Sie meinen also auch, dass ich hierfür nicht geeignet bin?"
Kursleiterin	„Das weiß ich nicht. Bislang schildern Sie ein Problem, das viele Teilnehmer zu Beginn haben."

Teilnehmer	„Also kann es sein, dass es doch noch funktioniert?"
Kursleiterin	„Ja. Doch dafür müssten wir uns etwas intensiver damit beschäftigen und uns eine geeignete Vorgehensweise überlegen. Wenn Sie das gerne möchten, unterstütze ich Sie hierbei."
Teilnehmer	„Ja. Das hätte ich gerne, bislang funktioniert nämlich einfach nichts, was ich versuche." ◄

Kommt es zu Abwertungen der Leitung selbst, empfiehlt sich ein direktes Aufnehmen der abwertenden Äußerungen. Die meisten Menschen werten „aus der Deckung heraus" ab und verunsichern so ihr Gegenüber. Mit klaren Rückmeldungen und Nachfragen haben sie oft noch keine Erfahrungen gemacht. Konfrontiert mit diesen, „rudern" sie entweder zurück, indem sie die vorhergehende Abwertung abschwächen, oder formulieren sie konkret, sodass auf sie eingegangen werden kann.

Beispiel

Teilnehmer	„Also in dem früheren Kurs, den ich besucht habe, hat der Trainer das ganz anders gemacht."
Kursleiterin	„Ihnen hat das Vorgehen Ihres früheren Trainers mehr zugesagt als mein Vorgehen?"
Teilnehmer	„So würde ich das jetzt nicht sagen. Er hat halt mehr auf meine Wünsche Rücksicht genommen."
Kursleiterin	„Sie meinen, dass ich nicht ausreichend auf Ihre Wünsche achte?"
Teilnehmer	„In meinem früheren Kurs war es okay, wenn ich 15 Minuten später dazukam. Und der Kursleiter hat verstanden, dass es schwirig für mich ist, pünktlich da zu sein."
Kursleiterin	„Ich kann verstehen, dass es angenehmer wäre, wenn ich genauso mit der Situation umgehen würde wie Ihr damaliger Kursleiter. Für mich ist der pünktliche Gruppenbeginn tatsächlich eine Regel, von der ich nicht abrücke. Wenn Sie lieber in einen anderen Kurs wechseln möchten, unterstütze ich Sie natürlich gerne, einen passenden Kollegen zu finden. Wenn Sie es aber weiter hier versuchen möchten, unterstütze ich Sie gerne beim Thema Pünktlichkeit, sofern Sie das wünschen. Wie möchten Sie weitermachen?" ◄

8.8 Skeptische und (über-)kritische Teilnehmer

Eine allgemein skeptische Haltung einem neuen Verfahren gegenüber ist weit verbreitet und muss kein Problem für das Erlernen darstellen. Machen die Teilnehmer gute Erfahrungen mit den Übungen, reduziert sich die skeptische Haltung meist schnell. Hilfreich sind die Vermittlung von Informationen zur Wirkweise des Verfahrens sowie Demonstrationsversuche und Vorübungen, die Interesse wecken und falsche Vorstellungen abbauen (Abschn. 5.7).

Gefürchtet sind die „Experten" unter den Kritikern. Eine ihrer wesentlichen Strategien ist es, Fragen zu stellen, die dazu dienen, das eigene Wissen zu offenbaren und den Kursleiter in seiner Ahnungslosigkeit bloßzustellen: „Ich habe gelesen, dass mittlerweile eher davon abgeraten wird, die Übung auf diese Weise anzuleiten. Wie sehen Sie das?" Auch Vergleiche mit früheren Kursen sind ein beliebtes Mittel, die Kursleitung zu verunsichern: „Also in meinem letzten Kurs hat der Kursleiter gesagt, …".

Verschiedene Motivationen für dieses Verhalten sind denkbar: Ist der Teilnehmer überfordert, verunsichert oder sogar ängstlich, zieht er Sicherheit aus einem Kursleiter, der Kompetenz, Ruhe und Überlegenheit vermittelt. Ist dieser jedoch schnell zu verunsichern, steigt auch die Unsicherheit des Teilnehmers und die Bereitschaft, sich auf den Kurs einzulassen, sinkt. Im psychotherapeutischen Setting sind weit stärkere Ausdrucksformen des Agierens bekannt, die selbst erfahrene Therapeuten zur Verzweiflung bringen können.

Die Gefahr im Kurssetting besteht vor allem darin, zu stark auf die kritische Haltung des Teilnehmers zu reagieren. Das geschieht, indem eine übermäßige Distanzierung und Abwertung des Teilnehmers erfolgt oder – im Gegenteil – eine übermäßige Zuwendung, die ihn beständig ins Zentrum der Aufmerksamkeit stellt. Möglicherweise hilft ihm diese Variante sogar, Vertrauen zu fassen. Die weniger agierenden Teilnehmer geraten so jedoch aus dem Blickfeld der Kursleitung und verlieren, möglicherweise unbemerkt, die Kursmotivation. Auch kann es als „Aufmerksamkeitsfalle" bezeichnet werden, wenn gerade der Teilnehmer mit immer mehr Beachtung „belohnt" wird, der am wenigsten davon profitiert.

Eine mögliche Folge eines „Experten" im Kurs ist auch ein Macht- oder Konkurrenzkampf zwischen der Kursleitung und ihm. Stellt man an sich selbst fest, immer wieder in Konkurrenzsituationen zu geraten, ist eine Beschäftigung mit den eigenen (möglicherweise narzisstischen) Anteilen von Vorteil. Versteht man die Kritik des Teilnehmers hingegen als Anzeichen *seiner* Verunsicherung, gelingt es leichter, nicht mit Ärger zu reagieren, sondern mit Verständnis. Aus diesem heraus kann untersucht werden, was der Teilnehmer benötigt, um sich sicherer zu fühlen. Die Tiefe eines solchen Gesprächs, das sehr schnell zentrale Bereiche berühren kann, ist abhängig vom Setting und der Beziehung zum Teilnehmer. In einem kurzen Präventionskurs ist ein solches Vorgehen jedoch fehl am Platz und stellt unter Umständen eine Grenzüberschreitung dar.

Versteht man die kritischen Äußerungen im engeren Sinne als Beziehungstest (vgl. Sampson & Weiss, 1986), können die Fragen als Versuch verstanden werden, herauszufinden, ob die Kursleiterin *wirklich* so vertrauenswürdig ist, wie sie sich präsentiert. Durch das provozierende Verhalten ist sie gezwungen, sich deutlicher zu zeigen und verstärkt in Beziehung zu gehen. Während die Einzeltherapie eine gezielte Behandlung der Beziehungstests ermöglicht (und erfordert), ist die Bearbeitungsmöglichkeit im Kurs settingbedingt beschränkt.

> **Strategien bei Kritik und Provokation**
> - **Ruhig bleiben:** Nicht aus dem Affekt reagieren.
> - **Eigene Emotionen** registrieren und anerkennen.
> - **Humor zeigen:** „Für Sie bringe ich nächstes Mal mein großes Buch mit." Oder „Wenn ich mal so viel weiß, wie Sie denken, dass ich wissen sollte, kann ich mich zur Ruhe setzen."
> - **Sachlich übernehmen:** „Die Frage, die Sie stellen, ist interessant. Wichtig für die kommende Übung ist jedoch folgender Aspekt: …"
> - **Metaebene einbringen:** „Mir fällt auf, dass Sie viele spezifische Fragen zu … stellen. Mich interessiert, welche Bedeutung diese *für Sie* haben."
> - **Bedeutung ansprechen:** „Ich konnte nun bereits mehrfach auf Fragen von Ihnen nicht antworten. Was bedeutet es für Sie, dass ich diese Antworten nicht kenne?
> - **Stellvertretendes Spiegeln:** „Hätte ich eine Kursleiterin, die mir Fragen nicht beantworten kann, würde ich mich möglicherweise verunsichert fühlen."

8.9 Übertragungsreaktionen

Reaktivierungen alter Beziehungserfahrungen und -muster kommen auch in der Interaktion zwischen Teilnehmer und Kursleitung vor. Übertragungen des Teilnehmers sind, der hierarchischen Ausrichtung der Beziehung zur Kursleiterin entsprechend, oft die zu Personen, die für Fürsorge (in erster Linie Vater und Mutter) oder Unterrichtung und Anleitung zuständig waren (Erzieher, Lehrer etc.). Handelt es sich um positive Übertragungen, unterstützen diese oft die Motivation des Teilnehmers und sein Vertrauen in Kursleitung und Methode und sorgen so für einen verbesserten Lerneffekt. Negative Übertragungen hingegen können die Arbeit mit dem Teilnehmer massiv erschweren oder sogar – weil kursbedingt keine Möglichkeit der Bearbeitung besteht – ausschließen.

Spürbar sind negative Übertragungen in emotionalen Reaktionen des Teilnehmers, die der Situation nicht angemessen sind. Häufig sind das Situationen, in denen Teilnehmer sich unangemessen stark gegen die Autorität der Kursleitung wehren (indem sie z. B. „patzige" Antworten geben oder sich weigern, Übungen zu Hause durchzuführen).

Die Wahrscheinlichkeit für Übertragungsreaktionen kann durch eine gute Distanz zum Teilnehmer gesenkt werden: Hierfür ist das wechselseitige „Sie" im Kontakt von Vorteil, ebenso wie als eigenständige Person erkennbar zu sein. Getreu der personzentrierten Sichtweise (vgl. Rogers et al., 2016, 2017) senkt die Begegnung mit einem „echten" Menschen die Wahrscheinlichkeit von Übertragungen.

Auch das Auftauchen eigener alter Beziehungsmuster sollte aufmerksam registriert werden: Gibt es Teilnehmer, mit denen es immer wieder zu Schwierigkeiten kommt, die man nicht „im Kurs haben will" oder abschätzig beurteilt? Sich mit den eigenen Übertragungsgewohnheiten auseinanderzusetzen, ist (nicht nur) für den Entspannungstherapeuten ein großer Gewinn. Lösen bestimmte Verhaltensweisen überdauernd negatives Erleben aus, das nicht reflektiert, sondern ausagiert wird, ist es höchste Zeit für eine Bearbeitung der eigenen Anteile. Das kann in der kollegialen Intervision oder auch in Supervision oder Selbsterfahrung geschehen.

8.10 Ausbleibende Rückmeldungen

Bleiben Rückmeldungen aus, liegt das oft an Ängsten und Unsicherheiten der Teilnehmer. Eine Rückmeldung zu geben, bedeutet, Raum für sich einzufordern (und damit den anderen zu nehmen). Melden Teilnehmer über mehrere Sitzungen hinweg nichts oder kaum etwas Substanzielles zurück, sollte das durch die Kursleiterin angesprochen und der Teilnehmer hierzu ermutigt werden.

Melden Teilnehmer immer nur Erfolge zurück und zeigen sich generell kritikarm, sollte auch das aufmerksam machen. Hinter diesem Verhalten stecken oft Ängste davor, für sich selbst etwas einzufordern, Kritik zu äußern oder in Konflikte zu geraten. Die Folgen dieses Verhaltens (mangelnde Selbstfürsorge und Abgrenzung) sollten dem Teilnehmer, wenn der Kursrahmen es ermöglicht, verdeutlicht werden.

Bleiben Rückmeldungen aus, weil Teilnehmer Angst davor haben, etwas „falsch" gemacht zu haben, lernen sie in der Regel während der Besprechung der Rückmeldungen anderer, dass es nicht um die Erzeugung eines klar definierten Zielzustands geht, sondern um ein Sich-Einlassen auf die eigene körperliche Veränderung.

8.11 Hohe Fehlzeiten und Abbruchquoten

Eine regelmäßige Teilnahme ist eine grundlegende Voraussetzung für das Erlernen des Verfahrens. Teilnehmer sollten das wissen. Hohe Fehlzeiten führen zu Ärger und Frustration: Fehlen Teilnehmer bei einzelnen Kursterminen, benötigen sie Informationen, die den anderen Teilnehmern bereits bekannt sind. Das führt zu Redundanzen und Stockungen im Kursverlauf, und das gemeinsame Voranschreiten bei den Übungen wird erschwert. Die Kursleiterin sollte daher bereits in der ersten Kursstunde ansprechen, wie verpasste Termine in der Gruppe gehandhabt werden.

Ist das Fehlen unvermeidbar, sollte der Teilnehmer die verpassten Informationen *vor* der nächsten Kursstunde erhalten. So kann er in dieser mit der nächsten (Teil-)Übung weiterarbeiten. In längeren Gruppen oder solchen, die in stationären Settings stattfinden, kann der Teilnehmer selbst mit der Kursleitung in Kontakt treten, um die notwendigen Informationen zu bekommen. Natürlich kann auch der Kursleiter anbieten, die Informationen zu vermitteln – er sollte sich jedoch im Klaren darüber sein, dass dies zusätzliche Zeit kostet und einen ungünstigen

8.11 Hohe Fehlzeiten und Abbruchquoten

psychologischen Effekt aufweist: Teilnehmer, die sich *nicht* an die Gruppenregel der regelmäßigen Teilnahme halten, werden potenziell mit Einzelunterweisungen belohnt.

Natürlich ist bei der Entscheidung nach dem richtigen Umgang der Grund für das Fehlen zu berücksichtigen: Ein einmaliges, krankheitsbedingtes Fehlen ist etwas anderes als das Fehlen eines Teilnehmers, der jedes Mal etwas „Wichtigeres" zu tun hat und dann als Ersatz für den verpassten Gruppentermin eine Einzelstunde einfordert.

Wie lassen sich hohe Abbruchquoten verhindern? Teilnehmer brechen Kurse vor allem dann ab, wenn sie enttäuscht über die Wirkung des Verfahrens sind. Grund für die ausbleibende Wirkung können Vermittlungs- und Anwendungsfehler sein, überhöhte oder falsche Erwartungen und auch die Nichtbeachtung gegebener (Kontra-)Indikationen (vgl. Abschn. 1.2).

Fehler in der Ausübung des Verfahrens lassen sich nur erkennen und korrigieren, wenn ein funktionierendes Rückmeldesystem besteht. Teilnehmer müssen regelmäßig die Möglichkeit bekommen, Schwierigkeiten zu äußern, und zugleich die Erfahrung machen, dass die Kursleiterin sie ernst nimmt und wirkungsvolle Hilfestellungen anbietet. Über diese entwickelt sich ein veränderter Umgang mit den eigenen, oft als Defizit wahrgenommenen, individuellen Bedürfnissen. Indem die Kursleiterin das Verfahren individualisiert, vermittelt sie hiermit, dass es Abweichungen von der Norm geben darf und deren Verständnis zu einem Gelingen des Verfahrens führt. Übernimmt der Teilnehmer diese Haltung sich selbst gegenüber, interpretiert er auftretende Schwierigkeiten nicht als Versagen, was meist einen Motivationsverlust nach sich zieht, sondern sorgt für sich und entwickelt individuelle Lösungen. Um die eigene „Hilfs-Ich-Funktion" im Kursverlauf zunehmend abzubauen, ist es wichtig, vermehrt den Teilnehmer nach seinen eigenen Ideen zu fragen oder auf bisher erfolgreiche Lösungsversuche seinerseits zu verweisen (statt immer wieder etwas Neues „aus dem Hut zu zaubern").

Auch die Unsicherheit der Kursleiterin kann ein Rückmeldesystem verhindern: In den ersten Kursen besteht oft eine Angst vor den möglicherweise negativen Rückmeldungen der Teilnehmer. Befürchtet wird, keine Ideen für Hilfestellungen zu haben, wenn etwas nicht funktioniert, oder die mangelnde Entspannung des Teilnehmers wird internal im Sinne der eigenen schlechten Performance attribuiert. Während sich die erste Angst durch die zunehmende Leitungserfahrung automatisch reduziert, bedarf die zweite Angst oft einer genaueren Analyse der eigenen Beweggründe und Bedürfnisse: Merke ich als Kursleiterin also, dass ich Rückmeldungen vermeide, sollte ich dem auf den Grund gehen.

Neben der Vermittlung der nötigen passiv-gelassenen Grundhaltung sorgt auch die frühzeitige Vermittlung des Trainingscharakters für eine kontinuierliche Teilnahme: Nicht die kurzfristige Höchstleistung führt zum Ziel, sondern die ausdauernde Übungspraxis. Schildern Teilnehmer zu Beginn eines Kurses, dass sie erwarten, in eine Art Trance versetzt zu werden, die die vorhandenen Probleme auflöst, kann auch das einen vorzeitigen Abbruch erklären. Deckt man eine solch passive Haltung auf, sollte der Teilnehmer frei entscheiden können, ob er sich auch unter den veränderten Anforderungen auf den Kurs einlassen möchte.

8.12 Missbräuchlicher Einsatz von Entspannung

Interessanterweise kann auch das gute Gelingen beim zufriedenen Teilnehmer auf Grundlage einer falschen bzw. missbräuchlichen Anwendung zustande kommen und Bedarf dann einer Korrektur. Im psychotherapeutischen Bereich findet sich diesbezüglich vor allem der Teilnehmer, der die Entspannung nutzt, um eine Konfrontation mit seinen Problemen zu vermeiden. Auch der Rückzug des Patienten mit einer Depression oder einer Psychose, der sich so der Kommunikation entzieht, kann durch die Entspannung begründet und legitimiert werden. Hinweise auf diese maladaptiven Muster bieten Schilderungen von stark ausgedehnten Übungszeiten oder übermäßig oft durchgeführten Übungen.

Auch der Einsatz zur Leistungssteigerung, etwa bei Sportlern, muss kontinuierlich kritisch hinterfragt werden: Unterstützt die Entspannung den Übenden dabei, über die eigenen Grenzen hinwegzugehen, kann das langfristig schädigende Konsequenzen aufweisen.

Ähnlich verhält es sich mit den Teilnehmern, die (oft hoch motiviert) den Kurs absolvieren, um eine andere Therapie *nicht* beginnen zu müssen bzw. beenden zu können. So werden beispielsweise notwendige somatische Therapien nicht fortgeführt oder eigenmächtig Medikamente abgesetzt. Liegen Hinweise auf solche Verhaltensweisen vor, ist eine fachärztliche Abklärung und Aufklärung des Teilnehmers bezüglich des Wesens der Entspannung notwendig. Dieser sollte insbesondere deren Funktion verstehen: Das Verfahren selbst heilt keine Störung. Die erzeugte Entspannung kann jedoch begünstigend auf Symptome und Störungen einwirken, indem beispielsweise deren Intensität, Auftretensrate sowie durch diese ausgelöste Belastungen und Einschränkungen beeinflusst werden. Bei vorliegenden Erkrankungen kann der einzige Weg hierfür jedoch nur in der Kooperation mit den anderen Behandlern liegen.

Literatur

James, T., Flores, L., & Schober, J. (2017). *Kompaktkurs Hypnose: Wie man Phänomene tiefer Trance hervorruft. Ein umfassender Leitfaden*. Paderborn: Junfermann.

Perry, M. (2015). Modelldarbietung. In: M. Linden & M. Hautzinger (Hrsg.), *Verhaltenstherapiemanual*. Berlin, Heidelberg: Springer.

Rogers, C. R., Pfeiffer, W. M., Lewis, M. K., Shlien, J. M., & Wood, J. K. (2017). *Therapeut und Klient: Grundlagen der Gesprächspsychotherapie*. Frankfurt a. M.: Fischer-Taschenbuch.

Rogers, C. R., Dorfman, E., Gordon, T., & Hobbs, N. (2016). *Die klientenzentrierte Gesprächspsychotherapie*. Frankfurt a. M.: Fischer-Taschenbuch.

Sampson, H., & Weiss, J. (1986). *Testing hypotheses: the approach of the Mount Zion Psychotherapy Research Group*. In L. S. Greenberg & W. Pinsof (Hrsg.), The psychotherapeutic process: a research handbook. New York: Guilford Publications.

Vaitl, D. (2012). *Veränderte Bewusstseinszustände: Grundlagen – Techniken – Phänomenologie*. Stuttgart: Schattauer.

Vaitl, D. (2020). Neurobiologische Grundlagen der Entspannungsverfahren. In: F. Petermann (Hrsg.), *Entspannungsverfahren: Das Praxishandbuch* (6. Aufl., S. 47–64). Weinheim, Basel: Beltz.

Ausgewählte Anwendungen: Vorgehen und Modifikation

9

▶ In diesem Kapitel finden Sie Vorgehensweisen und Modifikationen für ausgewählte Anwendungsfelder und Zielgruppen. Zunächst werden ergänzende Übungen und Adaptationen, die bei Teilnehmern mit akuten oder chronischen Schmerzen sinnvoll sind, erläutert (Abschn. 9.1). Das Vorgehen bei Schlafproblemen und -störungen ist Gegenstand des nächsten Abschnitts (Abschn. 9.2): Wie können diese Personen von Entspannung profitieren und wie lassen sich Übungen modifizieren, um als Einschlafhilfe dienen zu können? Wie Entspannungsverfahren bei psychischen Störungen angewendet werden, ist Inhalt des folgenden Abschnitts (Abschn. 9.3). Mögliche Schwierigkeiten, die sich bei der Kombination mit anderen Interventionen, etwa der Exposition, ergeben, werden thematisiert. Anschließend finden Sie Hinweise zum Umgang mit Patienten mit Tinnitus und Hyperakusis (Abschn. 9.4) und drei weiteren größeren Zielgruppen: Kindern, Jugendlichen und Senioren (Abschn. 9.5). Den Abschluss bilden kurzfristige Entspannungsinterventionen, deren Einsatz sich in herausfordernden Situationen, vor allem im Einzelsetting, lohnen kann (Abschn. 9.6).

9.1 Schmerzen

Die Prävalenzrate von Schmerzen in der Allgemeinbevölkerung ist sehr hoch. Selbst für *chronische* Schmerzen liegt sie, abhängig von Untersuchung und Definition, bei 10 bis über 40 % (Nickel & Raspe, 2001). Als chronisch werden Schmerzen definiert, wenn sie wiederholt länger als sechs Monate konstant anhalten oder episodisch auftreten (Gerber et al., 2020). Schmerzen finden sich oft begleitend bei psychischen Störungen. Während sie bei somatoformen Störungen häufig im Zentrum der Therapie stehen, stellen sie bei Angst-, Zwangs- und Traumastörungen sowie Depressionen eher Begleitphänomene dar, die nicht gezielt behandelt werden.

Aufgrund der hohen Verbreitung von Schmerzen sollte die Kursleiterin, auch im Präventionsbereich, über ein Basiswissen verfügen und die wesentlichen Vorgehensweisen sowie Indikationen und Kontraindikationen kennen. Entspannungstherapeutische Angebote ersetzen auch dann jedoch weder die speziellen, meist multimodalen und interdisziplinären, Therapieangebote für Schmerzpatienten noch die Diagnostik, die die Voraussetzung für eine adäquate Behandlung bildet.

Teilnehmer mit Schmerzen finden sich oft in Kursen, die im Therapiebereich, z. B. als basistherapeutische Maßnahme während eines Klinikaufenthalts, angeboten werden. Auch an Präventionskursen nehmen oft Personen mit schmerzbedingten Problemen teil.

9.1.1 Wirkweise

Schmerz kann als Stressor wirken und zu erhöhter Anspannung führen. Anspannung wiederum kann die Schmerzschwelle herabsetzen, sodass sich bei vielen Schmerzpatienten ein typischer Kreislauf aus Schmerz-Anspannungs-Zyklen findet. Entspannungsverfahren unterbrechen – zumindest vorübergehend – diese Zyklen. Sie reduzieren körperliche und psychische Erregung und lösen ein Wohlbefinden aus, das begünstigende Auswirkungen auf das Schmerzerleben hat. Hierbei spielt auch die reduzierte Vigilanz eine Rolle, die zu einer Abnahme der Schmerzwahrnehmung beiträgt (Hofmann, 2020). Durch Entspannungsverfahren können Spannungszustände bewusst reduziert und in der Folge die individuelle Schmerzschwelle erhöht werden.

Bei der Chronifizierung von Schmerzen spielen lernpsychologische Mechanismen eine prominente Rolle. Auch sie können durch Entspannungsverfahren beeinflusst werden. Die *Aufmerksamkeit* richtet sich zunehmend auf das Schmerzgeschehen aus, sodass dieses in den Vordergrund tritt, während andere Wahrnehmungen in den Hintergrund geraten. Hierdurch kann es zu einer Erhöhung der Sensibilität für Schmerzempfindungen kommen. Neben neuroplastischen Prozessen sind Lernmechanismen wie die klassische und operante Konditionierung bei der Sensibilisierung von Bedeutung (Kleinböhl et al., 2005).

Wird mit Schmerzpatienten gearbeitet, empfiehlt es sich, mit den Forschungen zum „Schmerzgedächtnis" vertraut zu sein. Als weiterführende Literatur sei an dieser Stelle auf das Lehrbuch zur Schmerzpsychotherapie von Kröner-Herwig et al. (2016) verwiesen. Verdeutlicht werden kann der Einfluss der Aufmerksamkeit durch einen Scheinwerfer, der bestimmte Bereiche „anstrahlt" und andere in den „Schatten" treten lässt (Abb. 9.1). Das Entspannungsverfahren hilft, den Scheinwerfer auf andere Gegebenheiten als den Schmerz zu richten (ausführlich bei von Wachter & Hendrischke, 2016).

9.1 Schmerzen

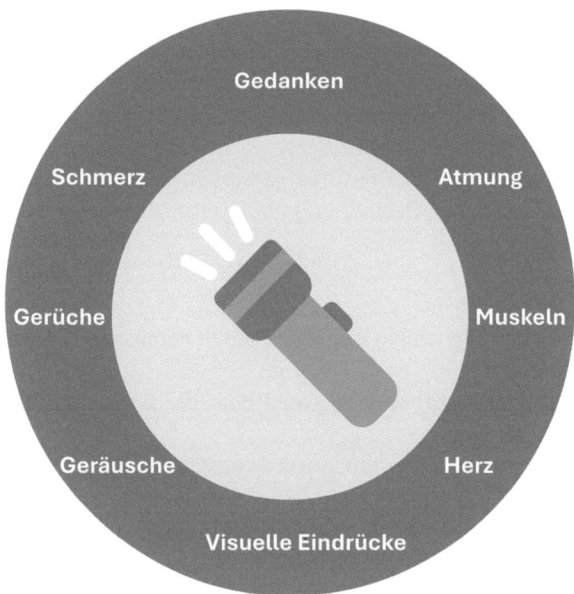

Abb. 9.1 Der Aufmerksamkeitsscheinwerfer

> **Der Aufmerksamkeitsscheinwerfer/Innenschau**
> Hinweis: Die Übung kann ebenfalls zur Intensivierung des Körperkontakts im Vorfeld einer Entspannungsübung genutzt werden.
>
> *Nehmen Sie eine möglichst bequeme Haltung ein. Spüren Sie den Kontakt des Körpers mit dem Stuhl … zunächst an den Beinen und dann am Gesäß, … dann am Rücken. Achten Sie auf alle Empfindungen, die an diesen Stellen spürbar sind. Nehmen Sie nun die Berührung Ihrer Hände mit Ihren Beinen (den Armlehnen) wahr. Können Sie den Kontakt spüren, … den Druck, … die Schwere… oder etwas anderes? Wandern Sie nun mit Ihrer Aufmerksamkeit weiter zu den Füßen. Spüren Sie etwas an den Stellen, an denen die Füße den Boden berühren?*
>
> *Und nun: Achten Sie für ein paar Atemzüge darauf, wie sich Ihr Brustkorb beim Einatmen hebt und beim Ausatmen wieder senkt. Können Sie auch das Heben und Senken Ihres Bauchs spüren? Gehen Sie mit Ihrer Aufmerksamkeit zu Ihrer Nase: Spüren Sie die Kühle an der Innenseite bei jedem Einatmen? Vielleicht haben Sie Lust, einmal bewusst tief einzuatmen und dann die Atmung dabei zu beobachten, wie sie von sich aus wieder ruhiger wird?*
>
> *Und dann: Wandern Sie mit Ihrer Aufmerksamkeit zu Ihrem Hals und schlucken Sie einmal ganz bewusst. Spüren Sie die Bewegung der Muskeln*

> *in Ihrem Hals? Und wenn Sie nun noch einmal schlucken, hören Sie das Geräusch, dass das Schlucken in Ihren Ohren verursacht?*
> *Versuchen Sie nun, wahrzunehmen, dass Ihre Arme ein bestimmtes Gewicht haben, ... genauso wie die Beine ... und der gesamte Körper. ... Spüren Sie, wie dieses Gewicht vom Stuhl getragen wird. ...*
> Die Rücknahme zum Beenden durchführen oder unmittelbar die Hauptübung anschließen.

In der Übungsauswertung sollten folgende Punkte herausgestellt werden:

- Zu jedem Zeitpunkt wird eine Auswahl über die Informationen getroffen, die wir bewusst verarbeiten.
- Die Aufnahme *aller* Informationen würde unseren Wahrnehmungsapparat überfordern.
- Auf die Auswahl können wir bewusst Einfluss nehmen (z. B. durch die Durchführung einer Entspannungsübung).
- Die Bereiche, die nicht im Fokus stehen, liegen „im Dunkeln" (und eine Schmerzproblematik kann so in den Hintergrund treten).

Chronische Schmerzen führen oft zur Einnahme von Schonhaltungen. Deren Sinn ist eine Entlastung vom Schmerzerleben. Tatsächlich kommt es jedoch durch die Schonhaltung selbst oft zu vermehrter muskulärer Aktivität und dem Aufbau von Verspannungen. Das Erlernen eines Entspannungsverfahrens kann dazu dienen, die entstandenen (sekundären) Verspannungen wahrzunehmen und zudem mittels der erlernten Technik selbstständig zu lösen. Auch der Schwächung von Muskelgruppen, die eine Folge der zunehmenden Inaktivität sein kann, kann entgegengewirkt werden: Durch die Übungen kann es gelingen, die eigene Muskulatur in einem Kontext von Wohlbefinden und Entspannung wahrzunehmen. Das kann sich auf die Motivation auswirken, den Körper wieder mehr zu fordern und Inaktivität zu reduzieren.

9.1.2 Vorgehen und Indikationen

Eine besondere Bedeutung kommt der Einsatzplanung des Entspannungsverfahrens zu. Sie findet meist gegen Ende eines Kurses statt. Schmerzpatienten reduzieren oft ihr allgemeines Aktivitätsniveau und stellen soziale Kontakte zurück, weil sie diese mit Schmerzen nicht als belohnend empfinden oder weil sie Schmerzintensivierungen auslösen. Bei der Besprechung von Einsatzmöglichkeiten sollte man das Schmerzgeschehen mit einbeziehen, indem gezielt gefragt wird, welche Übung unter welchen Umständen Entlastung bringen könnte. Haben die Patienten im Kursverlauf gute Erfahrungen mit der Methode sammeln können, steigt die Erwartung, dies auch außerhalb der häuslichen Situation zu schaffen.

Schmerzspezifische Trainingsprogramme beinhalten neben der Progressiven Relaxation (PR) oft Hypnosetechniken, Übungen mit verstärkt suggestiven Elementen sowie kognitive Strategien wie Umstrukturierungen. Für einen „allgemeinen" Entspannungskurs würde das jedoch zu weit führen und die anderen Teilnehmer zu sehr aus dem Fokus nehmen. Auch verlangt die Anwendung kognitiver oder hypnotherapeutischer Techniken eine gesonderte Weiterbildung auf diesem Gebiet. Für Möglichkeiten und Programme in der entspannungstherapeutischen Behandlung von Schmerzen sei an dieser Stelle die Übersicht von Gerber und Kollegen (2020) empfohlen.

Bei Anwendung der PR bei Schmerzpatienten darf die *Anspannungsphase* nicht zu betont ausgeführt werden, da eine starke Muskelspannung schmerzinduzierend oder -verstärkend wirken kann. Wird die PR generell nicht angenommen, kann ein Versuch mit Autogenem Training (AT) erfolgreich sein. Die Bewegungslosigkeit, verbunden mit Schwere- und Wärmeempfinden, empfinden Schmerzpatienten oft als wohltuender als die bewegungsinduzierte Entspannung.

Unabhängig vom Verfahren sollte darauf geachtet werden, dass die ausgeführten Übungen nicht regelmäßig Schmerzzustände hervorrufen oder diese verschlimmern. Die Folge wäre eine Verknüpfung des Schmerzerlebens mit der Entspannungsübung, die hierdurch den gegenteiligen Effekt hervorrufen würde.

Wird im Kurs mit imaginativen Verfahren gearbeitet, haben sich vor allem Bilder mit *starken sensorischen Qualitäten* als hilfreich zur Ablenkung vom Schmerzgeschehen erwiesen (z. B. Fantasiereisen, die Sonne, Wind oder Wasser auf der Haut imaginieren). Das Ansprechen auf Reize verschiedener Qualitäten ist hierbei individuell sehr unterschiedlich. Es empfiehlt sich daher eine experimentierfreudige Haltung, die den Patienten auffordert, selbst auf die Suche nach entspannenden Bildern und angenehmen Sinnesreizen zu gehen.

Nachgewiesene Indikationen finden sich bezüglich des Spannungskopfschmerzes, des chronischen Rückenschmerzes sowie der rheumatoiden Arthritis und des Tumorschmerzes (vgl. z. B. Doubrawa, 2006). Bei nahezu allen Indikationen ist allerdings zu berücksichtigen, dass das Entspannungsverfahren neben weiteren therapeutischen Interventionen Anwendung findet. Auch die Anwendung bei Migräne ist indiziert. Zu beachten ist hierbei allerdings, dass die Übungen *nicht* zu Beginn oder *während* eines Migräneanfalls stattfinden sollten: Entspannungsübungen führen zu Gefäßerweiterung und Aktivierung des serotonergen Systems – beides kann schmerzverstärkend wirken.

9.1.3 Interaktionelle Probleme

Im Kurs kommt es nicht selten zu interaktionellen Schwierigkeiten mit Schmerzpatienten, da diese oft über das Kommunizieren des Schmerzgeschehens sowie über schmerzbezogene nonverbale Äußerungen soziale Aufmerksamkeit zu erhalten versuchen. Diese führt zu einer Entlastung der Patienten und wirkt so als negative Verstärkung in Richtung Aufrechterhaltung des Schmerzgeschehens.

Der Umgang mit Schmerzpatienten gleicht daher einem Balanceakt: Die Kursleiterin muss, vor allem zu Kursbeginn, auf die Schmerzen und die mit diesen verbundenen Lernerschwernisse eingehen und Hilfestellungen anbieten. Im Kursverlauf sollte jedoch zunehmend der Patient in die (Selbstfürsorge-)Pflicht genommen und eine Verstärkung anstrengungskontingent auf das eigene Adaptieren von Übung und Rahmenbedingungen erfolgen. Wird der Patient auch von den anderen Teilnehmern des Kurses zunehmend bei positiven Bewältigungserfahrungen bestärkt (und nicht bei seinem verbalen oder nonverbalen Schmerzverhalten), wächst auch hier die Möglichkeit, die Verstärkerbedingungen zu verbessern und eine erhöhte Distanzierung vom Schmerzgeschehen zu erreichen.

Ebenfalls schwierig gestaltet sich die Interaktion mit Schmerzpatienten, denen der Kurs „verordnet" wurde. Patienten erleben die Empfehlung zum Aufsuchen eines Entspannungskurses, ähnlich wie die Empfehlung zur Absolvierung einer Psychotherapie, oft als Abwertung ihrer Schmerzen und ihres somatomedizinischen Störungsmodells. Oft fallen diese Teilnehmer bereits in der ersten Sitzung auf, indem sie äußern, dass der Arzt es für etwas „Psychisches" halte und deshalb so ein Kurs „einmal probiert" werden sollte. Das Fatale solcher Verordnungen liegt auf der Hand: Bessert sich das Schmerzgeschehen im Kursverlauf *nicht*, kann der Patient dem Arzt „beweisen", dass es sich doch um eine somatische Erkrankung handelt. Wichtig ist daher von Anfang an, die Wirkmechanismen der Entspannung zu verdeutlichen und vor allem die *physiologischen* Prozesse zu betonen. Hierbei kann, auch zu Demonstrationszwecken, der Einsatz eines Biofeedbackgeräts nützlich sein.

9.2 Schlafprobleme

Vor dem Einsatz eines Entspannungsverfahrens sollte eine diagnostische Einordnung vorgenommen werden. Sind die Probleme durch eine organische oder psychische Störung verursacht, kann die Anwendung eines Entspannungsverfahrens erst zu einem späteren Zeitpunkt sinnvoll oder auch prinzipiell kontraindiziert sein.

9.2.1 Vorgehen und Verfahren

Besteht eine Indikation für ein Entspannungsverfahren, sollte zusätzlich zu dessen Vermittlung Psychoedukation zu den Themen Schlaf und Schlafprobleme erfolgen. Da meist schlafbehindernde Gedanken eine wesentliche Rolle bei der Aufrechterhaltung der Problematik spielen, sollte auch eine Möglichkeit bestehen, diese zu analysieren und zu funktionalisieren. Daneben sollten ungünstige Verhaltensmuster, die die Schlafproblematik aufrechterhalten können, thematisiert werden: Hierzu gehört in erster Linie die Vorverlagerung der Schlafzeit und die meist hiermit einhergehende Erhöhung der Zeit, die wach im Bett verbracht wird. Durch die fehlende Müdigkeit beim Schlafengehen, steigt die Anspannung während des Liegens an, sodass der Schlaf immer unwahrscheinlicher wird. Auch allgemeine Schlafregeln sollten vermittelt werden.

Schlafregeln
- Keine sportliche Betätigung kurz vor der Nachtruhe
- Kein abendlicher Konsum stimulierender Substanzen
- Kein (ausgedehnter) Mittagsschlaf
- Wecker und Uhren aus dem Blickfeld nehmen, um nicht ständig die Zeit zu kontrollieren
- Keine aktivitätsfördernden Aktivitäten während des Einschlafens
- Einhaltung regelmäßiger Schlaf-Wach-Rhythmen

Bei länger andauernden Schlafproblemen finden sich meist ängstliche und (selbst-)ärgerliche Gedanken, die einen weiteren Aktivitätsanstieg verursachen. Handelt es sich bei diesen um falsche Überzeugungen („Sobald man nachts aufwacht, hat sich der Schlaf nicht gelohnt") oder unrealistische Erwartungen („Nur mit acht Stunden Schlaf in der Nacht kann ich gut leben"), muss dies aufgeklärt werden. Geht es vorwiegend um Angst oder Ärger auslösende Kognitionen („Ich werde meinen Job verlieren, wenn ich jetzt nicht einschlafe"), sollte die Konsequenz dieser Gedanken erarbeitet und nach funktionaleren Alternativen („Der Körper holt sich den Schlaf, den er braucht, wenn man ihn lässt") gesucht werden.

Betroffene sollten verstehen, dass der Schlaf ein vorwiegend passiver Vorgang ist, der durch Kontrollversuche gestört wird. Tatsächlich schläft der ein, dem es gleichgültig ist, ob dies geschieht oder nicht. Ein Entspannungsverfahren bietet eine Hilfe, sich diesem Zustand zu nähern.

Oft versuchen Betroffene, das entstandene Schlafdefizit durch Schlafzeiten am Tag auszugleichen. Das ist aus mehreren Gründen ungünstig: Physiologisch betrachtet reduziert dies den Schlafdruck, sodass ein Einschlafen in der folgenden Nacht unwahrscheinlicher ist. Psychologisch ergeben sich ungünstige Konditionierungen: Das Schlafen tagsüber erfolgt anspannungsfrei (man „muss" ja nicht), das am Abend unter Anspannung und Angst (man „muss" ja fit sein am nächsten Morgen). Ein ähnlicher Konditionierungsprozess findet sich bei Schlafgestörten, die auf dem „guten Sofa" einschlafen, im „schlechten Bett" jedoch nicht. Entspannungsverfahren können dem entgegenwirken, indem sie tagsüber eingesetzt mentale Frische und eine partielle Erholung nach wenigen Minuten bewirken.

9.2.2 Entspannungsverfahren als Einschlafhilfe

In der Lernphase sollte nicht bereits bei akutem Bedarf – also in der Einschlafsituation – geübt werden, sondern in Situationen, in denen bereits eine gewisse „Grundentspannung" gegeben ist. Erst wenn die Übung sicher funktioniert und regelmäßig zum Einsetzen der Entspannungsreaktion führt, kann begonnen werden, das Einschlafen zu üben.

Soll das Entspannungsverfahren genutzt werden, um das Einschlafen zu verbessern, gilt es, mehrere Änderungen gegenüber dem üblichen Vorgehen vorzunehmen:

- Bei Nutzung des AT bleibt die Rücknahme aus. Auch die Stirnkühleübung unterbleibt, da sie den Übenden bereits auf die Aktivierung ausrichtet. Stattdessen lohnt sich der Einbau einer Formel, die gezielt auf den Schlaf vorbereitet (z. B. „Erholsamer Schlaf trägt mich durch die Nacht"). Da eine aktive Haltung und Motivation leicht den Schlaf stören können, empfehlen sich passive Formulierungen, die das Ich in den Hintergrund treten lassen. Analog zur Atemübung könnte man etwa „Es schläft mich" formulieren.
- Bei Nutzung der PR als Einschlafhilfe sollte der Übende die Muskeln nur *minimal* anspannen oder direkt eine mentale Entspannung (Abschn. 11.3.3) durchführen, um eine Sympathikusaktivierung zu verhindern. Wurde bereits in der Ruhephase (nach der wechselnden An- und Entspannung) mit inneren Bildern gearbeitet, können auch diese gezielt als Einschlafhilfe genutzt werden. Um das Einschlafen zu fördern, sollten die Bilder möglichst *statisch* und nicht bewegt oder szenisch sein.
- Die Einnahme der Schlafhaltung bildet den Abschluss der Übung. Erfolgt sie regelmäßig am Ende der Übung, kann eine konditionierte Reaktion etabliert werden.
- Derra (2017) empfiehlt eine differenzielle Konditionierung von Entspannung und Schlaf: Wird eine Übung sowohl zur Aktivierung und Erholung im Alltag als auch als Einschlafhilfe durchgeführt, können unterschiedliche Reize mit den Zielen verknüpft werden. So können beispielsweise die *Sitzhaltung* mit Wachheit im Anschluss und die *Liegehaltung* mit Müdigkeit und Schlaf verknüpft werden.

Möchten Teilnehmer das Verfahren *nur* als Einschlafhilfe nutzen, ist das grundsätzlich möglich. Um der Aufklärungspflicht zu genügen, sollte die Kursleitung jedoch darüber informieren, dass eine Verwendung der Entspannung in anderen Kontexten (zur Aktivierung, Rückkehr auf ein mittleres Spannungsniveau) hierdurch erschwert oder nach einer gewissen Zeit kaum mehr möglich sein kann.

9.2.3 Der Schlafspaziergang

Eine Übung, die zusätzlich zum standardisierten Vorgehen des gewählten Verfahrens genutzt werden kann, ist der „Schlafspaziergang". Die Wirkung der Übung entsteht durch die Beschäftigung mit einem angenehmen Inhalt, der jedoch zunächst mehr Stimulation bietet als ein bloßes Ruhebild. Durch die zunehmende Ruhe der Szenerie kann sich gleichsam die Hinwendung zum Schlaf vertiefen.

9.2 Schlafprobleme

Die Aufgabe des Übenden ist es, innerlich einen Weg zu gehen, den es tatsächlich gibt, und der von einer aktiven Szenerie zu einem Platz führt, an dem es ruhig und entspannt ist (= statisches Bild). Hierfür kann ein vertrauter Urlaubsort genutzt werden, aber auch der heimatliche Waldweg, der zur Lieblingsbank führt, ist möglich. Entscheidend ist die Wirkung, die der Ort auf die Person hat. Therapeutisch habe ich bereits Personen begleitet, die mir glaubhaft versicherten, dass es für sie nichts Erholsameres gibt als einen Spaziergang über zugefrorene Seen in Alaska oder den Blick über die Ränge des Nürburgrings. Die Autorin dieser Zeilen läuft häufig über den geschäftigen Marktplatz in Helsinki, begleitet von Gerüchen nach Fisch und Kardamom und lautem Möwengeschrei. Entscheidend ist die individuelle Passung. Die Übung kann im Einzelsetting, aber auch in der Gruppe vermittelt werden.

> **Vorbereitung des Schlafspaziergangs**
> *Schließen Sie die Augen und stellen Sie sich den Ausgangspunkt Ihres Spaziergangs vor. Achten Sie auf das Wetter und die Temperatur. Versuchen Sie, diese nicht nur zu beschreiben, sondern, wenn möglich, an sich zu erspüren, also die Sonne auf der Haut, den Wind im Gesicht oder was es an Ihrem Ort sonst geben mag.*
>
> *Es ist belebt um Sie herum und Sie registrieren alle Geräusche, die auftreten. Achten Sie auf optische Einzelheiten Ihres Ortes. Was fällt Ihnen an diesem Ausgangspunkt ins Auge? Gebäude? Bäume? Wie sieht der Boden aus, auf dem Sie stehen? Wie sind Sie angezogen? Warm, luftig? Öffnen Sie Ihre Augen und notieren Sie ein paar Stichwörter zu Ihrem Ausgangspunkt. Dann schließen Sie die Augen wieder.*
>
> *Machen Sie sich nun auf den Weg zu Ihrem Ziel. Gehen Sie langsam. Sie haben viel Zeit und müssen sich nicht beeilen. Nehmen Sie wahr, wie die Umgebung sich verändert. Was hören und was sehen Sie nun? Gibt es Gerüche, die während des Weges auftreten? Gibt es Orte, an denen Sie kurz stehen bleiben möchten, um sie besonders intensiv wahrzunehmen? Ein Geschäft, in dem Sie gerne einkaufen oder ein Eiscafé oder eine kleine Brücke, über die Sie laufen? Öffnen Sie die Augen, um auch diese Orte in Stichwörtern zu notieren. Schließen Sie dann wieder die Augen.*
>
> *Sie kommen an Ihrem Ziel an. Nehmen Sie es ganz in sich auf – alle Farben und Formen, Geräusche und Gerüche. Setzen Sie sich an den Platz, so wie Sie sich am wohlsten fühlen. Spüren Sie den Kontakt zum Untergrund? Nehmen Sie die Wirkung des Ortes auf sich wahr. Notieren Sie die wichtigsten Eindrücke zu Ihrem Ort. Genießen Sie dann den Ort noch einen kleinen Moment. … Und nun beenden wir die Übung mit der Rücknahme.*

Die eigentliche Übung in der Einschlafsituation verläuft dann dergestalt, dass der Patient im entspannten Zustand, am besten bereits in seiner Schlafposition, den Weg mental abläuft und sich in die Bilder vertieft. Zur Vorbereitung kann er sich seine Notizen ansehen, um die markanten Wegpunkte in der Übung zu berücksichtigen. Verliert sich die Konzentration, bevor der Schlaf sich eingestellt hat, kann der Weg von vorne begonnen werden.

Beherrscht der Übende bereits ein Entspannungsverfahren, so ist die Durchführung der Schlafreise im unmittelbaren Anschluss an diese empfehlenswert. Eine Rücknahme erfolgt nicht. Idealerweise beginnt der Schlaf, noch bevor der Zielpunkt erreicht wird.

9.3 Psychische Störungen

9.3.1 Funktionen der Entspannung in der Psychotherapie

Entspannungsverfahren werden oft ergänzend zur Einzeltherapie oder im Rahmen umfassender Behandlungsprogramme angewendet. Auch als Bestandteil von Störungsmanualen (z. B. zur generalisierten Angststörung; Becker & Hoyer, 2025) werden sie eingesetzt.

Die Aufgabe der Entspannung kann in der allgemeinen Beeinflussung der Selbstwahrnehmung und des emotionalen Erlebens liegen, etwa durch die verbesserten Fähigkeiten zur Selbstkontrolle. So werden durch die Entspannung geeignete interne Bedingungen geschaffen, die sich günstig auf das Wohlbefinden und kognitive Konzepte auswirken und so auch den Erfolg anderer therapeutischer Strategien erhöhen und die aktive Therapiemotivation bessern.

Die Entspannung kann sich aber auch spezifisch auf bestimmte Beschwerden oder den Umgang mit ihnen auswirken und so als direktes therapeutisches Instrument genutzt werden (beispielsweise als Skill zur Emotionsregulation). Der Entspannungszustand selbst kann für weitergehende psychotherapeutische Interventionen genutzt werden: Im verhaltenstherapeutischen Kontext bieten sich Probehandlungen, z. B. im Rahmen eines Selbstsicherheitstrainings, oder auch kognitive Umstrukturierungen, z. B. der Aufbau und die Anwendung alternativer Gedanken bei depressiven Erlebensmustern, an. Auch der Zugang zum emotionalen Erleben in einer therapeutischen Imaginationsübung kann durch die Nutzung von Entspannung erleichtert werden.

9.3.2 Anwendungsmöglichkeiten und -beschränkungen

Generell ist die PR bei psychischen Störungen die „sichere" Wahl. Das liegt vor allem in der hohen Eigenkontrolle begründet, die von Beginn an gegeben ist. Ängste vor einem Kontrollverlust oder einer ungewollten Beeinflussung sind dementsprechend niedriger als bei suggestiven Verfahren, wodurch die Erfolgswahrscheinlichkeit erhöht wird. Ein weiterer Vorteil entsteht durch die Fokussierung auf die Muskulatur. Diese bewirkt eine Distanzierung von mentalen und viszeralen Vorgängen, die oft eher Ängste induzieren. Das ist gerade bei Traumapatienten von Bedeutung, bei denen autosuggestive Verfahren Abwehrprozesse traumatischer Inhalte auslösen können. Auch Patienten mit somatoformen Störungen entwickeln oft Ängste oder Widerstand gegenüber der Beschäftigung mit vegetativen Vorgängen und profitieren daher von einem muskulären Zugang zur Entspannung.

Eine Ausnahme bilden Patienten mit starken Schmerzen, vor allem, wenn diese an vielen, wechselnden Stellen oder am gesamten Körper (wie etwa bei einer Fibromyalgie) auftreten. Hier sollte ein Erstversuch mit Verfahren unternommen werden, die die Aufmerksamkeit *weg* vom muskulären System richten und eher an zentralen bzw. autonomen Prozessen ansetzen (s. auch Abschn. 9.1).

Die Beziehung der Entspannungsverfahren zur Angsttherapie ist ambivalent. Die Verfahren sind geeignet, Anspannungen zu senken und vermehrt Selbstkontrolle beim Anwender aufzubauen. Daher ist die Vermittlung eines Entspannungsverfahrens bei vorliegenden Angststörungen prinzipiell empfehlenswert. Bei einer Expositionsbehandlung ist Entspannung in der Regel jedoch kontraindiziert, da hier die Angst nicht verringert, sondern gesteigert werden soll (vgl. Hand, 2022). Das gilt sowohl für Konfrontationen in vivo als auch in sensu: Beide profitieren von einem hohen autonomen Erregungsniveau. Kommt es also im Rahmen einer Expositionsbehandlung zur Anwendung eines Entspannungsverfahrens, kann es als Vermeidungsstrategie genutzt werden und so den Erfolg der Konfrontation reduzieren. *Unterstützend* ist Entspannung aber auch hier sinnvoll: Ein erlerntes Verfahren erhöht die Selbstmanagementfähigkeiten (vgl. Kanfer et al., 2011) und kann hierdurch den Schritt in die Exposition erleichtern. Auch das Vertrauen in den eigenen Körper und dessen Reaktionen steigt durch das Beherrschen eines Verfahrens an – was in der Expositionssituation zur Verbesserung von Habituations- und Extinktionsprozessen führen kann und die kognitive Umstrukturierung unterstützt. Gerade in der Expositionsbehandlung zeigt sich also der Nutzen von Entspannung als therapieunterstützende Maßnahme, deren Einsatz allerdings genau geplant werden muss.

Im Rahmen spezifischer Ansätze der Phobienbehandlung kann Entspannung wiederum eine zentrale Behandlungsstrategie darstellen. Beispiel hierfür ist die „Angewandte Entspannung" (Öst, 2009), die vor allem bei Blut-, Verletzungs- und Spritzenphobien zur Anwendung kommt. Das Besondere an dieser Form der spezifischen Phobie ist, dass Betroffene häufig Ohnmachtsanfälle aufweisen, die Folge einer biphasischen vegetativen Reaktion sind: Nach einer ersten kurzen Phase, in der Blutdruck und die Herzrate ansteigen, folgt ein drastischer Abfall beider Parameter. Es resultiert eine vasovagale Synkope. Patienten erlernen eine Anspannungstechnik, die in der zweiten Phase eingesetzt wird, um den Blutdruckabfall und damit die Ohnmacht zu verhindern. Es handelt sich um ein strukturiertes Trainingsprogramm, in dem in mehreren Sitzungen neben der aus der PR abgeleiteten Anspannungstechnik ebenfalls psychoedukativ über Angst und Ohnmacht informiert wird und das eine gestufte Konfrontation mit den ängstigenden Situationen beinhaltet.

Auch bei sozialen Ängsten (im Rahmen einer sozialen Phobie oder einer selbstunsicher-vermeidenden Persönlichkeitsstörung) ist die Anwendung von Entspannung empfehlenswert. Ängstigende Situationen lassen sich mittels Entspannung besser bewältigen, wenn Betroffene möglichst frühzeitig erkennen, dass eine Angstreaktion beginnt und eigenständig einen entspannten Zustand (sowohl in unbelasteten als auch in ängstigenden Situationen) herbeiführen können (Harb & Heimberg, 2002). Auch hier muss mit den Patienten jedoch der Unterschied des gewollten vom ungewollten Einsatz der Entspannung als Sicherheits-, Ablenkungs- und Vermeidungsverhalten thematisiert werden. Letzteres ist kontraindiziert, da es die Störung aufrechterhalten kann und den Patienten weiterhin an eine „Katastrophe" glauben lässt, der er nur mittels der Anwendung seines Verfahrens entgehen kann. Für eine ausführliche Darstellung sei auf das kognitive Modell von Clark und Wells (1995) verwiesen.

Die ambivalente Bedeutung der Entspannung findet sich auch bei Traumastörungen. Die Verfahren können (wie auch der Einsatz innerer Bilder) eine stabilisierende therapeutische Wirkung entfalten oder die Anspannung steigern (bzw. die Störung verschlimmern), wenn beständig traumatische Erinnerungen durch Entspannungsübungen „in Schach gehalten" bzw. vermieden werden müssen. Auch hier muss die (gewollte) Anwendung zur Anspannungs- oder Stressregulation vom Einsatz als (ungewolltes) Sicherheitssignal oder kognitive Vermeidungsstrategie (z. B. im Rahmen einer Exposition wie dem imaginativen Nacherleben) unterschieden werden.

9.4 Tinnitus und Hyperakusis

Auch die Tinnituswahrnehmung unterliegt Einflüssen der Aufmerksamkeitslenkung. Es bieten sich dementsprechend ähnliche Strategien wie bei Schmerzpatienten an. Die Übung „Aufmerksamkeitsscheinwerfer" (Abschn. 9.1.1) kann ebenfalls analog verwendet werden. Eine Parallele besteht ebenso zu Schlafproblemen: Schildern die Patienten eine hohe Belastung durch das Ohrgeräusch, finden sich meist viele ängstigende und anspannungsinduzierende Bewertungen, die das Ohrgeräusch im Verlauf zunehmend bedrohlicher und zentraler werden lassen. Auch hier kann eine Analyse der Kognitionen, verbunden mit Aufklärung und Funktionalisierung, zu einer verbesserten Bewältigung führen.

Absolute Stille während der Übung ist für Patienten mit Tinnitus eher kontraindiziert, da sie das Ohrgeräusch in den Vordergrund treten lässt. In der Einzeltherapie hat es sich als hilfreich erwiesen, während der Übung zunächst leise Musik im Hintergrund laufen zu lassen. Im Kurs empfiehlt sich das Vorgehen aufgrund der negativen Auswirkungen auf die Konditionierung und den Transfer (vor allem bei den anderen Teilnehmern) nicht. Möglich ist jedoch die Nutzung von Kopfhörern, die leise Musik oder Rauschen abspielen. Erstmalig muss hierfür jedoch etwas Zeit aufgewendet werden, da die Lautstärke auf den Raum und die Stimme der Kursleiterin abgestimmt werden muss. Langfristig profitieren natürlich auch Patienten mit Tinnitus davon, das Verfahren vorbereitungsfrei und ohne technische Hilfsmittel durchführen zu können. Dieses Ziel sollte also auch hier anvisiert und Nutzen und Nachteil des Einsatzes von Hilfsmitteln kontinuierlich gegeneinander abgewogen werden. Übt der Betroffene allein, kann es ihm helfen, sich die Anweisungen laut vorzusprechen (sie also nicht nur zu denken).

Schließt der Patient seine Augen, verstärkt sich meist die Wahrnehmung des Ohrgeräuschs. Durch das Einfordern des Augenschlusses kommt zudem oft Widerstand auf, der zu Spannung führt und damit die Erfolgswahrscheinlichkeit der Übung senkt. Bessere Ergebnisse erbringt ein paradoxes Vorgehen: Der Patient wird gebeten, mit offenen Augen zu üben und diese zunächst *nicht* zu schließen, auch wenn ihm „danach ist". Dieses Vorgehen bewirkt zum einen eine optische Stimulation, die die Aufmerksamkeit vom Tinnitus abzieht, zum anderen verstärkt sich zumeist die intrinsische Motivation zum Augenschluss.

Eine weitere Hilfestellung ist es, die Übungen mit den Bereichen beginnen zu lassen, die am weitesten vom Kopf (bzw. vom Ohr) entfernt liegen. Wird der Tinnitus also besonders quälend im rechten Ohr wahrgenommen, können Verfahren wie die PR auf der linken Körperhälfte starten und erst am Ende den Kopf miteinbeziehen. Für mentale Verfahren gilt diese Empfehlung ebenso.

Beim Transfer in den Alltag empfiehlt sich ein Abweichen vom Standardvorgehen, in dem üblicherweise zunächst in ruhigen, abgeschirmten Situationen geübt wird, die langsam auch Störreize wie Geräusche beinhalten. Die Aufgabe des Patienten mit Tinnitus ist es hingegen, zunehmend *ruhige* Umgebungen aufzusuchen und die Aufmerksamkeit dennoch nicht beständig auf den Tinnitus zu richten.

Bei Patienten, die zusätzlich oder isoliert an einer Geräuschüberempfindlichkeit (Hyperakusis) leiden, kann die Entspannung genutzt werden, um sich den vermiedenen Geräuschen zunehmend wieder auszusetzen. Ähnlich dem Vorgehen in der systematischen Desensibilisierung (Wolpe, 1958) bietet es sich hierfür an, sich bewusst und in kleinen Schritten Geräuschen in einer zunehmenden Lautstärke wieder auszusetzen, *während* die Entspannung praktiziert wird. Besonders effektiv erweist sich in diesem Zusammenhang ein achtsamkeits- und akzeptanzorientiertes Vorgehen, das einen anderen Zugang zu den Geräuschen in den Mittelpunkt stellt, der über den Gewöhnungseffekt hinausreicht (s. Abschn. 2.8).

9.5 Entspannung mit besonderen Zielgruppen

Kinder und Jugendliche profitieren genauso wie Erwachsene von ausgewogenen An- und Entspannungsphasen. Stehen sie ständig unter Spannung, ist dies ebenso wenig förderlich, wie eine kontinuierliche Ermüdung oder „Unterspannung", z. B. in Form erlebter „Langeweile". Das Erlernen eines Entspannungsverfahrens kann ihnen dabei helfen, ihre Spannung zu regulieren und ihr Leben *„selbst-bewusster"* zu gestalten. Für die PR und das AT sowie für Atemübungen findet sich sowohl für den Präventions- als auch für den Therapiebereich eine Vielzahl von Wirksamkeitsbelegen (Casman et al., 2018; Hamdani et al. 2020).

Senioren profitieren ebenfalls von Entspannungskursen (Kircher et al., 2002; Thimm, 2001), haben jedoch spezielle Bedürfnisse im Kurs, die sich in den Übungen und in den Rahmenbedingungen manifestieren.

Mit den Besonderheiten von Kursen für diese Zielgruppen beschäftigen sich die folgenden Abschnitte.

9.5.1 Entspannungsverfahren bei Kindern

Über die positiven präventiven Wirkungen hinaus gehören Entspannungsverfahren zu den Standardempfehlungen beim Vorliegen psychischer Störungen. Sowohl den Kindern selbst als auch ihrem Umfeld sollte jedoch bewusst sein, dass die Entspannung eine vorliegende Störung nicht *heilen* kann. Sie verändert die Bedingungen, indem sie z. B. eine günstigere Ausgangslage schafft, und auch den Umgang mit vorliegenden Problemen, z. B. durch erhöhte Bewältigungskompetenzen und bewusstere Entscheidungen. Hierdurch lassen sich dann positive Auswirkungen auf die psychische Situation feststellen.

Während bei Problemen, die sich durch Gereiztheit, Ärger, Wut oder Impulsivität ausdrücken, durch das Erlernen eines Verfahrens eine verbesserte *Selbstregulation* etabliert werden kann, liegt die Wirkung bei angstbezogenen Problemen oft in einer *Selbstberuhigung,* die kognitive Interferenzen reduziert. Beiden Gruppen werden durch die Entspannung funktionalere soziale Interaktionserfahrungen ermöglicht, die wiederum positiv auf die Symptomatik zurückwirken.

Prinzipiell funktionieren systematische Entspannungsverfahren bei Kindern in der gleichen Weise wie bei Erwachsenen, doch liegen bei ihnen häufiger relative Kontraindikationen vor, die berücksichtigt werden müssen. In besonderem Maße gilt dies für die Frage nach der Konzentrationsfähigkeit, die gegeben sein muss, um sich durch ein Verfahren entspannen zu können. Das Kind muss in der Lage sein, den Anweisungen zu folgen – und darf hierbei weder über- noch unterfordert sein. Während die Überforderung zu Anspannung führt (und so das Einsetzen von Entspannung verhindert), führt Unterforderung zu Langeweile oder einem Abschweifen der Gedanken und begünstigt störendes Verhalten.

Die Kunst besteht dementsprechend darin, die Übungen dem jeweiligen Niveau des Kindes anzupassen. Neben der Konzentrationsfähigkeit bezieht sich das ebenso auf das Sprachverständnis, das intellektuelle Vermögen und die sozioemotionale Kompetenz. Für das AT bedeutet dies, Formeln kindgerecht abzuwandeln bzw. altersgemäße Bilder für die intendierten Entspannungssensationen zu finden; für die PR, die Übungen der Muskelgruppen kindgerecht zu vermitteln (indem diese z. B. in Geschichten eingebaut, mit leicht zu erinnernden Tätigkeiten verbunden werden o. Ä.).

Beispiele für Übungen der PR

Hände: „Du drückst einen kleinen Ball zusammen."
Arme: „Du kratzt Dich mit Deiner Hand an Deiner Schulter."
Rücken: „Du drückst Deine Schultern gegen die Rückenlehne."
Nacken: „Du senkst Deinen Kopf, damit Du Deine Beine und Deinen Bauch siehst."
Gesicht: „Deine Nase kitzelt, und Du bewegst sie, damit das Kitzeln weniger wird."

9.5 Entspannung mit besonderen Zielgruppen

Gesicht:	„Du legst Deine Stirn in Falten, wie wenn Du über etwas Wichtiges nachdenkst."
Gesicht:	„Du beißt Deine Zähne aufeinander, als würdest Du mit ihnen etwas halten."
Bauch:	„Du ziehst Deinen Bauch ein, um in eine enge Hose zu schlüpfen."
Beine:	„Du spannst Deine Beine an, indem Du Dich etwas vom Boden abdrückst."
Füße:	„Du spannst Deine Füße an, indem Du Deine Zehen etwas rund machst – als ob Du mit ihnen etwas aufheben wollen würdest."

Bis zum Alter von etwa 13 Jahren sind vor allem imaginative Verfahren in der Anwendung bei Kindern zu bevorzugen, da diese keine hohen Anforderungen an die Konzentration stellen (Petermann, 2021). In die Übungen lassen sich Elemente der klassischen Verfahren aufnehmen (z. B. Anspannungs-Entspannungs-Zyklen der PR oder Formeln des AT). Möchte man mit sehr jungen Kindern (unter 5 Jahren) Entspannungsverfahren durchführen, eignen sich vor allem sensorische Entspannungsverfahren, die einen Zugang über Bewegung bieten (ebd.).

Beispiele für Bilder im AT

Schwere:	„… wie nach dem Tragen eines schweren Rucksacks"
Wärme:	„… wie in der warmen Badewanne"
Atmung:	„… wie auf einer Schaukel… vor und zurück, … ein und aus …"
Sonnengeflecht:	„… wie warme Sonnenstrahlen, die auf den Bauch scheinen"
Stirn:	„… wie wenn jemand leicht über die Stirn pustet"

Bei der Durchführung von Entspannungsübungen mit Kindern ist – ebenso wie bei Erwachsenen – auf eine (dem Entwicklungsstand angemessene) Einführung in das Thema Entspannung im Allgemeinen und das ausgewählte Verfahren im Besonderen zu achten. Das Verständnis fördert die Motivation und reduziert falsche Vorstellungen, die zu Ängsten oder einer Ablehnung des Verfahrens führen können. Besonders wichtig ist es, den Unterschied von Entspannung und Schlaf zu verdeutlichen und mit den Kindern die gewünschten Effekte der Verfahren (z. B. erhöhte Konzentration, Abbau von Impulsivität, verbesserter Umgang mit Beschwerden) ausführlich zu besprechen. Und: Gerade bei Kindern, die unter eher „leisen", internalisierten psychischen Problem leiden (Ängste, Unsicherheiten, Trauer …), ist auf eine ausführliche Rückmelderunde zu achten, um festzustellen, ob und wie sich die Wirkung der Verfahren zeigt. Da vor allem Kinder, die zu Selbstüberforderung neigen, diese auf die Nutzung von Entspannungsverfahren übertragen können, ist auch auf das Wesen der passiven Konzentration und den Widerspruch von Anstrengung und Entspannung aufmerksam zu machen. Auch hier sind Vorübungen (z. B. die Pantomime-Übung; Abschn. 7.1.8) empfehlenswert.

Für die Durchführung sind die gleichen Rahmenbedingungen zu berücksichtigen wie bei Erwachsenen. Besonders zu achten ist auf das Sicherheitsempfinden des Kindes, das durch viele Einflüsse gestört werden kann. Überprüft werden sollte die Lage des Kindes im Raum, die (gegebene) Sichtbarkeit der Therapeutin und die ausreichende Beleuchtung. Der Augenschluss mit seinen Vorteilen sollte erklärt, jedoch immer optional sein.

Soll das Entspannungsverfahren nicht nur kurzfristige Effekten zeitigen, sondern langfristig vom Kind als Selbsthilfemethode genutzt werden, muss auch hier ein eigenständiges Üben zu Hause, evtl. unter Einbeziehung der Eltern, erfolgen. Obwohl die Eltern eine Unterstützung beim Erlernen eines Verfahrens sein können, können sie dessen Effekte auch reduzieren, wenn das Entspannungsverfahren als Verpflichtung wahrgenommen und dann abgelehnt wird. Auf eine motivierte Freiwilligkeit ist daher unbedingt zu achten.

9.5.2 Entspannungsverfahren bei Jugendlichen

Prinzipiell profitieren Jugendliche von den gleichen Verfahren und Vorgehensweisen wie Erwachsene. Oft bringen sie anstehende Prüfungen bzw. die Reduktion der sich hierauf beziehenden Stress- und Angstsymptomatik als Ziel ein. Ist die Angstsymptomatik subklinisch, kann ein Versuch mit Entspannung als Hauptmaßnahme durchaus erfolgsversprechend sein. Neben kognitiven Komponenten, die vor allem an stressverstärkenden Gedanken ansetzen (vgl. Kaluza, 2023), wird hierzu die PR vermittelt und möglichst bald eine verdeckte Form eingeführt. Diese kann im weiteren Verlauf zu einer signalwortgesteuerten Entspannung weiterentwickelt werden (Abschn. 11.3.1). Wichtig ist auch hier das Grundprinzip, erst dann in der Akutsituation zu üben, wenn man sich auf die Effekte der Übung sicher verlassen kann. Das Aufstellen eines Übungsplans mit immer höheren Schwierigkeitsleveln ist als Unterstützung sinnvoll. Auch antizipierende Übungen stellen eine effektive Kombinationsmöglichkeit von Entspannung und kognitivem Vorgehen dar: Im Übungsanschluss, während des Entspannungszustands, imaginiert der Teilnehmer das entspannte Durchlaufen der Prüfung.

Entspannungsverfahren können Jugendlichen zudem helfen, zentrale Entwicklungsaufgaben wie die Entwicklung der eigenen Identität und die Zunahme der Unabhängigkeit zu bewältigen (vgl. Havighurst, 1948). Jugendliche profitieren dementsprechend von einem wenig suggestiven Verfahren, das sie unmittelbar selbst anwenden können. Während einer Entspannungssitzung in eine regressive Rolle geführt zu werden, löst häufig Widerstand und Ablehnung aus. Oft wird daher vorzugsweise die PR vermittelt. Auch mentale Verfahren sind möglich, wenn suggestive Elemente von Beginn an vermieden werden und die Vermittlung eher in einer „Anleitungsform" auf Augenhöhe, denn im klassischen

Entspannungssetting erfolgt. Als Position ist prinzipiell die Sitzhaltung zu bevorzugen, die Übungen sollten möglichst kurz gehalten werden.

Zeigen sich Jugendliche begeistert von suggestiven Übungen und fordern ausgedehnte Übungszeiten ein, kann es sich hierbei um ein Vermeidungsverhalten handeln: Vergleichbar zur Substanzeinnahme wird die Entspannung genutzt, um Konflikten und anstehenden Entwicklungsaufgaben zu *entgehen*. Ziel sollte es jedoch sein, den Jugendlichen bei der Entwicklung von Selbstvertrauen zu unterstützen und ihm eine Bewältigungskompetenz zu vermitteln, die Risikoverhaltensweisen und Vermeidungstendenzen reduziert.

Vor allem in Gruppen mit weiblichen Jugendlichen ist die körperliche Entwicklung ein relevantes Thema: Während männliche Jugendliche sich vor allem aufgrund des Muskelaufbaus zunehmend in Richtung des gesellschaftlichen Ideals bewegen, kommt es bei Frauen aufgrund der mit der Pubertät einhergehenden Gewichtszunahme oft zu einer negativen Bewertung des eigenen Körpers, die zu Diätmaßnahmen führen kann, die wiederum gesundheitsschädigende Auswirkungen haben und die Entwicklung von Essstörungen begünstigen (Jacobi & Neubert, 2005). Entspannung kann das Körperselbstbild positiv beeinflussen und so zu einer Fokussierung auf gesundheitsfördernde Maßnahmen beitragen (Bauer et al., 2013).

9.5.3 Entspannungsverfahren bei Senioren

Senioren haben spezielle Bedürfnisse im Kurs, die sich in den Übungen und in den Rahmenbedingungen manifestieren. Im Vergleich zu jüngeren Erwachsenen sind Ältere stärker motiviert, ein Verfahren zu erlernen und es in ihren Alltag zu integrieren (Hirsch, 1987). Auch profitieren sie in höherem Maße von der Gruppensituation, da diese ihrem Wunsch nach Kontakt und Unterstützung eher entgegenkommt. Eine *altershomogene* Gruppe wird daher in der Regel von ihnen bevorzugt (ebd.).

Bei den Übungen ist darauf zu achten, dass aufgrund von möglichen Vorerkrankungen und orthopädischen Einschränkungen keine Schmerzen ausgelöst bzw. verstärkt werden. Gerade bei der PR kann das bedeuten, kreativ sein zu müssen, um bestimmte Übungsteile abzuändern und den Bewegungsmöglichkeiten anzupassen (Abschn. 2.2.6).

Die Einschlafneigung kann bei Senioren erhöht sein. Die Vorgehensweise ist hier die gleiche wie bei Einschlafneigungen im Allgemeinen (Abschn. 8.2). Das Üben im Sitzen ist der Liegeposition prinzipiell vorzuziehen. Neben der reduzierten Einschlafneigung ist es von Vorteil, dass kein großer Zeitverlust durch Einnahme und Beenden der Übungshaltung entsteht und sich kreislaufbezogene Probleme, vor allem Schwindel beim Abschluss der Übung, verringern.

Wegen möglicher kognitiver Defizite steigt die Bedeutsamkeit des Kursmaterials an. Vor allem die aktuelle Übung muss in schriftlicher Form zum Nachlesen für zu Hause vorhanden sein.

Konzentrationsproblemen lässt sich entgegenwirken, indem Anweisungen häufiger wiederholt und Pausen im Übungsablauf reduziert werden. Da eine niedrige Konzentrationsfähigkeit einen Trainingserfolg unwahrscheinlicher macht (Grawe, 1994) ist hier besonders auf Hilfestellungen zu achten, die das Entspannungserleben im Kurs fördern und auch die Übungssituation zu Hause positiv beeinflussen. Von Thomas (2006) stammt die Empfehlung, die Übungsformeln während der Stunden im Raum aufzuhängen. Ist die Schrift entsprechend groß, ist das eine wirkungsvolle Unterstützung, die das Einprägen der Formeln fördert und zudem während der Übung eine Hilfestellung bietet.

Probleme entstehen in Seniorengruppen oft aufgrund von Hörproblemen. Diese führen zum Wunsch, die Kursleiterin möge während der Übungsvorgabe lauter sprechen. Erfahrungsgemäß funktioniert das jedoch nicht dauerhaft, da sich die gewohnheitsmäßige Art der Anleitung immer wieder einstellt und durch die überstarke Kontrolle der eigenen Lautstärke Sprachrhythmus und Intonation unnatürlich werden. Auch stört die erhöhte Lautstärke die Teilnehmer, bei denen keine Schwerhörigkeit besteht. Besser ist es daher, möglichst früh im Kursverlauf die Sitzanordnung den Hörbedingungen anzupassen und die schwerhörigen Teilnehmer näher an die Kursleitung zu setzen. Auch eine veränderte Sitzposition während der Übung kann helfen. Sind die Hörprobleme so stark, dass auch das nicht ausreicht, kann man die betroffenen Teilnehmer in einer Position üben lassen, die das Ansehen der Kursleiterin ermöglicht. Dies führt durch die zusätzlichen visuellen Informationen zu einem verbesserten Verständnis und reduziert zusätzlich die Sorge, Anweisungen oder gar das Ende der Übung zu verpassen. Immer wieder legen Teilnehmer ihre Hörgeräte vor der Übung ab, da sie diese (ähnlich wie Schmuck, Brillen etc.) als hinderlich erleben. Gerade am Anfang des Kurses sollte jedoch auf das Tragen der Hörgeräte hingewirkt werden, da der durch sie entstehende Störfaktor meist geringer ist als der, der durch das Ablegen entsteht.

9.6 Entspannungsübungen als kurzfristige Interventionen

Unabhängig von der Möglichkeit, Entspannungsverfahren als Selbstregulationsverfahren zu vermitteln oder sie unterstützend in der Behandlung psychischer Störungen oder körperlicher Erkrankungen einzusetzen, kann ebenfalls lediglich ihre kurzfristige, unmittelbare Wirkung genutzt werden.

Dies gelingt in der Regel einfacher, wenn der Patient mit der Anwendung eines Verfahrens bereits vertraut ist, die Auswirkungen einer Entspannungsreaktion an sich selbst erlebt hat und zudem bereits dazu in der Lage ist, für einige Zeit im entspannten Wachzustand zu verweilen. Auch die Anwendung bei mit den Verfahren *unvertrauten* Patienten ist in den meisten Fällen jedoch möglich und zielführend. Dies hat auch mit der Passivität zu tun, in der der Patient sich während kurzfristiger Übungen befindet. Von ihm wird nicht erwartet, selbst etwas zu lernen oder später anzuwenden, sondern lediglich, sich auf eine Anleitung seitens der Therapeutin einzulassen. Die notwendige Voraussetzung für diese Art des Einlassens ist eine vertrauensvolle, ungestörte Therapiebeziehung.

Kurzfristige Entspannungsübungen können innerhalb eines geplanten Vorgehens stattfinden oder auch spontan als Intervention genutzt werden, wenn unerwartete oder herausfordernde Situationen während einer Sitzung auftreten. Meistens zielen sie darauf ab,

- die Aufmerksamkeit des Patienten auf ein definiertes Ziel zu richten,
- akute Spannungszustände zu reduzieren oder zu unterbrechen,
- einen Kontakt mit Ressourcen herzustellen,
- die Selbstklärung zu unterstützen,
- Bewältigungshandlungen oder erwünschte Zielzustände zu visualisieren.

Im zuletzt genannten Punkt findet sich ein Übergang zu klassisch verhaltenstherapeutischen Techniken wie verdeckter Konditionierung, Probehandeln oder Konfrontation in sensu.

Nach der Vorstellung einer einfachen Entspannungsinduktion zur Einleitung von Übungen, findet sich unten stehend eine Auflistung von möglichen herausfordernden Situationen und ihrer Bewältigung mittels eines entspannungszentrierten Vorgehens. Bei vielen der hier vorgestellten Vorgehensweisen ist eine Kombination mit einer abschließenden Affirmation (vgl. auch formelhafte Vorsatzbildung; Abschn. 11.3.4) möglich. Diese kann die Erkenntnisse der Übung zusammenfassen oder einen Vorsatz enthalten, der zukünftig, z. B. beim eigenständigen Üben, verwendet werden kann. Übungen, die zwar mit der Entspannungsinduktion und der Vorstellungskraft arbeiten, als Ziel jedoch über die (durch die Entspannungssituation verbesserte) Selbstklärung oder Ressourcenorientierung hinausgehen (z. B. Traumaexposition oder Cue Exposure), werden in diesem Zusammenhang nicht besprochen. Einen ausführlichen Überblick über diese Techniken bietet Petermann (2020).

9.6.1 Entspannungsinduktion

Haben Patienten bislang keine Erfahrung mit Entspannungsübungen, kann eine einfache verfahrensunabhängige Entspannungsinduktion oder auch eine kurze Atemübung (s. Abschn. 2.4) zur Einleitung genutzt werden.

> **Einfache Entspannungsinduktion**
> *Nehmen Sie zunächst Ihren Körper so wahr, wie er sich momentan anfühlt. Oft kann man besonders die Stellen, an denen ein Kontakt (zum Sessel, zum Stuhl, zum Boden …) besteht, besonders gut spüren. Nehmen Sie also diesen Kontakt bewusst wahr – an den Armen, … den Beinen, … am Rücken. Und dann spüren Sie die Schwere des Körpers. Und nehmen Sie wahr, dass Ihr*

> *Körper (vom Sessel, vom Stuhl, dem Boden ...) getragen wird. Es gibt nichts zu tun. Alles geschieht einfach so. Und alles, was Ihnen derzeit vielleicht durch den Kopf geht, hat Zeit für später. Und dann nehmen Sie für einige Momente Ihre Atmung bewusst wahr. Spüren Sie, wie Ihre Atmung in ihrem ganz eigenen Rhythmus kommt und geht. Kommt und wieder geht. Erlauben Sie es sich, ganz ruhig, ganz entspannt zu sein. ...*

Zur Einleitung eignen sich ebenfalls Kurzformen des AT oder der PR. Auch Kombinationen beider Formen sind möglich.

> **Einleitung mit einer Kombination aus PR und AT**
> *Lenken Sie Ihre Aufmerksamkeit zunächst auf Ihre Hände und nehmen Sie wahr, wie beide Hände sich in diesem Moment anfühlen. Versuchen Sie, alle Anzeichen von Anspannung und Entspannung in Ihren Händen wahrzunehmen. Bilden Sie nun mit beiden Händen eine Faust. Achten Sie darauf, wie die Anspannung sich in den Händen anfühlt. Versuchen Sie, genau zu registrieren, wo und wie Sie die Anspannung spüren können. Und nun lösen Sie die Anspannung wieder und achten Sie darauf, wie es sich anfühlt, wenn beide Hände entspannt sind. Erlauben Sie der Entspannung, sich weiter auszubreiten, sodass auch die Unterarme, Oberarme und der restliche Körper nach und nach entspannen.*
>
> *Lenken Sie nun Ihre Aufmerksamkeit auf den Bereich Ihrer Schultern und drücken Sie die Schultern etwas nach hinten, sodass eine Spannung im oberen Rückenbereich entsteht. Achten Sie auch hier darauf, wie die Spannung sich anfühlt. Halten Sie die Spannung noch etwas, nehmen Sie sie ganz genau wahr und dann lösen Sie die Spannung wieder. Erlauben Sie der Entspannung weiterhin, sich auszubreiten, sodass sich, vom Rücken ausgehend, auch der Unterkörper zunehmend entspannt.*
>
> *Während der Körper sich zunehmend entspannt, können Sie wahrnehmen, dass er eine angenehme Schwere aufweist. Vielleicht spüren Sie die Schwere vor allem in Ihren Armen und Ihren Beinen. Nehmen Sie die Schwere wahr. Wenn Sie möchten, können Sie in Gedanken zu sich selbst sagen: „Mein Körper ist angenehm schwer."*
>
> *Und während Sie die zunehmende Entspannung und Schwere in Ihrem Körper spüren, nehmen Sie vielleicht auch wahr, dass der Körper angenehm warm ist. Diese Wärme spüren Sie vielleicht in Ihren Armen, vielleicht nehmen Sie sie aber auch eher im Bauchbereich wahr. Wenn Sie die Wärme spüren, können Sie auch jetzt für sich selbst sprechen: „Mein Körper ist angenehm warm." Spüren Sie die Schwere und die Wärme in Ihrem Körper, nehmen Sie die Entspannung der Muskulatur wahr und erlauben Sie es sich, ganz ruhig zu sein.*

> *Achten Sie nun noch einige Atemzüge lang auf Ihre Atmung. Nehmen Sie wahr, wie die Atmung in ihrem eigenen Rhythmus kommt und geht. Vielleicht hilft es Ihnen, sich klarzumachen, dass es momentan nichts zu tun gibt. Denn alles, was Ihnen momentan durch den Kopf geht, hat Zeit für später. In diesem Moment gibt es nichts zu tun. Lenken Sie Ihre Wahrnehmung auf Ihren inneren Spannungszustand und erlauben Sie es sich, ihn einige Sekunden lang weiter zu vertiefen.*

9.6.2 Emotionale Erregung

Starke Gefühle können dem Therapieprozess dienlich sein – oder ein Vorankommen erschweren oder sogar verunmöglichen. Mittels Entspannung kann der Patient dabei begleitet werden, sein Erleben zu explorieren, zu reflektieren und auf ein angemessenes Maß zu regulieren.

Hierzu empfiehlt sich folgendes Vorgehen:

1. Den Patienten auf seinen emotionalen Zustand aufmerksam machen und Bewusstsein schaffen: *„Ich nehme wahr, dass Sie heute sehr aufgewühlt sind und dass es Ihnen kaum gelingt, sich auf unser Thema zu konzentrieren."*
2. Einverständnis zum Fokuswechsel einholen. Erfahrungsgemäß ist dieses Einverständnis wichtig, da es eine mögliche Reaktanz senkt und so das Einlassen auf die Übung unterstützt: *„Wäre es in Ordnung, dass wir uns dieses Erleben (Gefühl) einmal genauer anschauen und eine Übung hierzu durchführen?"*
3. Übungsdurchführung (möglicherweise ist zuvor eine *kurze* Entspannungsinduktion zur Fokussierungserleichterung durchzuführen): *„Nun konzentrieren Sie sich bitte auf Ihren Körper und achten Sie darauf, was Sie wo in Ihrem Körper spüren können. Nehmen Sie alles aufmerksam wahr. Was bemerken Sie?"*
4. Der Patient benennt nun in der Regel Körperwahrnehmungen, die direkt mit seinem emotionalen Empfinden in Verbindung stehen, z. B. eine Anspannung oder einen Druck im Bauchbereich. Die Körperwahrnehmung wird mit der emotionalen Erregung in Beziehung gesetzt: *„Wenn das, was Sie gerade spüren, mit einem Gefühl in Verbindung steht – um welches handelt es sich?"*.
5. Hat der Patient die Körperwahrnehmung mit dem Gefühl in Verbindung gebracht, sind verschieden Wege möglich:
    a. Angemessenheit des Gefühls bzw. dessen Stärke prüfen lassen. Bei erkannter Unangemessenheit bewusste Spannungsregulation nach „unten" (z. B. durch Fokussierung auf die Atmung, ein bewusstes „Gehenlassen" des Gefühls, eine Selbstberuhigung (z. B. in Form einer Affirmation). Auch ein bewusstes *Gegenhandeln* ist möglich (z. B. durch die Körperhaltung oder die Nutzung eines funktionalen, alternativen Gedankens oder einer bereits zuvor gefundenen Formel).
    b. Fokuserweiterung durch die Frage *„Was ist noch da?"*. Hierdurch können die Themen „im Hintergrund" in den Blick genommen werden, z. B.

die Verletzung, die Traurigkeit oder die Angst, die die Basis für die Anspannung, das Ärger- oder Wuterleben bilden.
c. Exploration des Gefühls und dessen weiterer Konsequenzen: *„Wohin führt das?"* Hierbei können die Konsequenzen für das (unmittelbare) körperliche Erleben, das Verhalten und längerfristige Auswirkungen voneinander unterschieden werden.

Kommt es häufig zu dysfunktionalen emotionalen Erregungen, bietet es sich an, ebenfalls über die Vermittlung eines Entspannungsverfahrens zur Selbstregulation nachzudenken, sodass der Patient eigenständig eine verbesserte Spannungs- und Emotionsregulation durchführen kann.

Bei einem starken Ärgererleben, das nicht weiter exploriert werden soll, kann einer kurzen Version der PR angeboten werden. Hilft diese in der Sitzung, kann es sich lohnen, die Übung auch eigenständig in Akutsituationen zu nutzen. Hierbei gilt die Grundregel: Je früher der Ärger (die Wut) bemerkt wird, desto leichter lässt er (sie) sich beeinflussen.

> **Ärger loslassen**
> *Bilden Sie mit beiden Händen eine Faust und spüren Sie die Spannung in Ihren Händen. Nehmen Sie den Ärger wahr, der mit der zunehmenden Spannung noch deutlicher spürbar ist. Und dann lösen Sie die Spannung in den Händen ganz bewusst auf und lassen Sie beide Hände los und locker. Stellen Sie sich vor, dass Sie mit dem Lösen der Spannung gleichsam den Ärger aus sich fließen lassen.*
>
> *Wiederholen Sie die Übung nun mit einer leichteren Spannung als eben: Bilden Sie mit beiden Händen eine Faust. Achten Sie darauf, nicht fest, sondern leicht anzuspannen. Spüren Sie wieder den Ärger, während Sie die Fäuste ballen. Und dann lösen Sie die Spannung wieder und lassen den Ärger aus sich herausströmen.*
>
> *Und noch ein letztes Mal: Bilden Sie mit beiden Händen eine Faust, machen Sie es so leicht, dass die Hände gerade so geschlossen bleiben. Nehmen Sie den leichten Ärger noch wahr? Lassen Sie auch diesen verschwinden, während Sie die Fäuste öffnen und die Hände mehr und mehr entspannen. Lassen Sie den Ärger los.*

9.6.3 Vermeidungsverhalten

Vermeidungsverhalten kann sich in verschiedenen Formen zeigen und zum Problem im weiteren Therapieverlauf werden. Häufig tritt es durch *Themenlosigkeit* in Erscheinung: Nach Veränderungen, Fortschritten oder bedeutsamen Ereignissen befragt, antwortet der Patient ausweichend oder schulterzuckend. Erklärt der Patient sich, wie im vorigen Abschnitt dargestellt, zu einer Übung bereit, kann mit deren Hilfe dieser eine Repräsentation der Vermeidung geschaffen und eine Möglichkeit geboten werden, diese aufzulösen.

Nach einer Entspannungsinduktion (Abschn. 9.6.1) schließt sich folgendes Vorgehen an:

> *„Gehen Sie gedanklich zur vergangenen Woche zurück und warten Sie ab, welche Erinnerungen, Szenen, Erlebnisse Ihnen nun in den Kopf kommen. Suchen Sie nicht bewusst, warten Sie eher ab, was sich meldet. Sehen Sie sich alle Bilder, die Sie nun erleben, an. Welche von diesen sind wichtig für Sie, für die Therapie? Welche möchten Sie mit mir teilen? Welche möchten Sie nicht teilen? Denken Sie in Ruhe darüber nach, was Sie gleich ansprechen möchten, während Sie auf Ihre Atmung achten, Ihren Körper wahrnehmen."*

Auch eine Verankerung an den *Problemverhaltensweisen* des Patienten ist möglich:

> *„Erlauben Sie es sich, dieses Gefühl von Angst (Unsicherheit/Wut/Unentschlossenheit …) zu spüren, über das wir zuletzt gesprochen haben. Nehmen Sie es jetzt im Körper wahr, … wie es sich anfühlt, … mit welchen Gedanken es einhergeht. Und wenn Sie es spüren können, gehen Sie in der Zeit zurück und warten Sie auf das Auftauchen von Bildern, die irgendwie mit diesem Gefühl in Verbindung stehen."*

Vermeidungsverhalten kann sich ebenfalls darin zeigen, dass Patienten einer *emotionalen Aktivierung* aus dem Weg gehen, indem sie ausweichen oder das Thema wechseln, sobald es „um etwas" geht. Nach der Entspannungsinduktion kann nun der Fokus auf dieses Verhalten gelenkt werden:

> *„Gehen Sie gedanklich zurück zu Punkt x in unserem Gespräch. Erinnern Sie sich möglichst genau an das Gefühl, das Sie hatten, als wir über x sprachen. Wo genau saß dieses Gefühl? War es körperlich spürbar? War es angenehm oder unangenehm? Und welcher Impuls kam auf, als das Gefühl da war? Welche Gedanken gingen Ihnen durch den Kopf? Nehmen Sie das alles wahr."*

In der Nachbesprechung können die verschiedenen Anteile des Patienten getrennt, benannt und einsortiert werden (z. B. als emotionale Vermeidung oder als spezifischer Bewältigungsmodus, beispielsweise im Rahmen der Teilearbeit oder der Schematherapie).

9.6.4 Mangelnde Fokussierung und Abgelenktheit

Schaffen es Patienten nicht, sich auf das Gespräch zu konzentrieren, oder haben sie Schwierigkeiten, festzulegen, was sie bearbeiten möchten oder was von Bedeutung ist, kann eine kurze Fokussierungsübung helfen. Hierzu wird der Patient nach der Entspannungsinduktion (Abschn. 9.6.1) gebeten, sich auf das zu besinnen, was er gerade bearbeiten möchte. Dies kann kombiniert werden mit der Verschriftlichung der nun fokussierten Ideen. Durch diese Übung gelingt es Patienten in der Regel, sich auf einen definierten Fokus einzulassen und diesen mit einer höheren Verbindlichkeit auszuwählen.

> **Fokuswechsel**
> *Nehmen Sie Ihre Entspannung wahr. Achten Sie weiterhin auf Ihre Atmung, die in ihrem eigenen Rhythmus kommt und geht. Und während Sie diese Entspannung spüren, gehen Sie zu unserer Fragestellung zurück. Es geht um Ihre Ziele in dieser Behandlung (Ihren Auftrag, Ihren Wunsch …). Jetzt gehen Ihnen viele Gedanken durch den Kopf, ein Ziel wechselt das andere ab, es taucht etwas auf, es verschwindet etwas, etwas Neues meldet sich. Sehen Sie eine Weile einfach dabei zu, wie Gedanken, Ziele, Themen kommen und wieder gehen. Achten Sie nun darauf, welcher Gedanke Sie am stärksten anzieht. Wenden Sie sich diesem Gedanken zu und betrachten Sie ihn genauer. Was genau will dieser Gedanke (welches Ziel, welchen Auftrag, welche Aufgabe …). Versuchen Sie eine Formulierung in Ihrem Kopf. Achten Sie darauf, ob diese sich treffend anfühlt. Ändern Sie sie, falls nötig, ab – so lange, bis sie passt. Und dann öffnen Sie Ihre Augen und notieren Sie den Satz genau so, wie Sie ihn jetzt gerade im Kopf haben. Und dann schließen Sie Ihre Augen wieder.*

9.6.5 Ambivalenz oder unklare Therapiemotivation

Entspannung kann ebenfalls dabei helfen, unklare oder ambivalente Motivationen sichtbar zu machen. Im Sinne einer Teilearbeit lässt sich klären, *welcher* Anteil *was* wünscht. In der Entspannung können diese Anteile gegeneinander abgewogen und schließlich zusammengeführt werden.

Nach der Entspannungsinduktion erfolgt ein Fokussieren und Einlassen auf die verschiedenen Anteile. Der Patient klärt im entspannten Zustand für sich ab, welche widerstrebenden Motivationen, Gefühle, Ziele er in sich spüren kann. Im Anschluss kann er entweder direkt von seinen Erfahrungen und Erkenntnissen berichten – oder aber bereits während der Übung im Dialog mit der Therapeutin bleiben. Nach einer Entspannungsinduktion (Abschn. 9.6.1) erfolgt die Fokussierung auf die Ambivalenz.

> **Ambivalenzklärung**
> *Da gibt es immer wieder den Wunsch, die Therapie zu beenden. Erlauben Sie dieser Idee – und allen Gefühlen, die mit ihr zusammenhängen, – in den Vordergrund zu treten. Betrachten Sie die Idee, während Sie ruhig weiter atmen. Achten Sie auf das, was dieser Teil in Ihnen möchte und warum. Und dann stellen Sie sich vor, wie es wäre, diesem Teil zu folgen: die Therapie*

> *zu beenden und die Last, von der Sie gerade gesprochen haben, sich immer wieder mit Ihrem Problem zu konfrontieren, tatsächlich hinter sich zu lassen. Achten Sie auf alle positiven Gefühle, die hiermit einhergehen. Und dann auf die negativen Gefühle.*
>
> *Und nun spüren Sie den anderen Teil in sich, den, der mit der Therapie weitermachen möchte. Betrachten Sie auch diesen Teil ausführlich und erlauben Sie ihm, in den Vordergrund zu treten. Was will dieser Teil für Sie? Welche Argumente hat er? Betrachten Sie dies ganz in Ruhe, während Sie weiter ruhig ein- und wieder ausatmen. Welche positiven Gefühle wären damit verbunden, sich ganz auf diesen Teil einzulassen und seinen Wünschen zu folgen? Welche negativen Gefühle?*
>
> *Und wenn Sie sich beide Teile ansehen, welcher fühlt sich besser an? Prüfen Sie, ob dieses „besser" kurzfristig oder langfristig von Bedeutung ist. Sie können sich auch fragen, welcher Teil Sie wohl mehr unterstützt, gesund oder zufrieden zu sein. Und wenn Sie sich auf einen Teil fokussieren möchten, wohlwissend, dass auch der andere Teil noch da ist und nicht einfach verschwindet, welcher Leitsatz könnte Sie unterstützen, diesen Teil verstärkt in Ihrem Leben wahrzunehmen?*

▶ Diese Übung lässt sich analog ebenfalls für Entscheidungsprobleme anwenden.

9.6.6 Entspannung als Ressource

Um einen Patienten in Kontakt mit seinen Ressourcen zu bringen, eignet sich eine einfache Entspannungsübung, die den Fokus auf das Wohlbefinden lenkt, das mit der einsetzenden Entspannung verbunden ist. Im Sinne des Selbstmanagements ist es von Vorteil, dass der Patient in der Lage ist, diesen Zustand eigenständig zu bewerkstelligen (und in der Folge auf sich selbst zurückzuführen). Auch das heterosuggestiv angestoßene Entspannungserleben kann jedoch einen Zugang zu einem Erleben schaffen, das einen Kontrast zu einem aversiven körperlichen und psychischen Zustand schafft und hierdurch eigene Ressourcen wahrnehmbar werden lässt und eine Änderungsmotivation fördert.

> **Entspannungsressource**
> *Lenken Sie Ihre Aufmerksamkeit nun auf das Spannungsgefühl (die Anstrengung, die Erschöpfung …), über das (die) wir gerade gesprochen haben. Nehmen Sie dieses Gefühl wahr. Beschreiben Sie es ganz für sich*

> *selbst. Achten Sie darauf, wo Sie es besonders spüren können. Sitzt es eher im Kopf? Im Hals? In der Brust? Im Bauchbereich? Und dann nehmen Sie einen Teil Ihres Körpers wahr, in dem Sie dieses Gefühl nicht spüren können. Vielleicht spüren Sie dort etwas anderes? Oder überhaupt nichts? Achten Sie auf diesen Körperbereich und pendeln Sie dann mit der Aufmerksamkeit wieder zurück zu diesem unangenehmen Gefühl. Machen Sie sich bewusst, dass Sie beides spüren können, das eine oder das andere verstärkt in Ihren Fokus holen können. Und dann achten Sie darauf, ob es irgendwo in Ihrem Körper auch ein angenehmes Erleben gibt? Vielleicht Wärme? Oder eine entspannte Schwere? Vielleicht auch eine Lösung von Druck, die sich beim Ausatmen gut spüren lässt? Irgendwo spüren Sie die Entspannung. Achten Sie auf diesen Bereich oder Punkt. Machen Sie sich mit diesem Erleben vertraut. Nehmen Sie es in all seinen Facetten wahr, wie Sie das unangenehme Erleben zu Beginn der Übung wahrgenommen haben. Es ist genauso da, wie alles andere. Nicht mehr oder weniger wahr. Und Sie können damit in Kontakt treten. Genießen Sie die Entspannung nun noch ein wenig.*

9.6.7 Unruhe, Anspannung und Erschöpfung

Es folgen einige Kurzübungen, die in verschiedenen Situationen Anwendung finden können. Auch bei ihnen bewirkt eine einleitende Entspannungsinduktion eine verbesserte Fokussierung. Sie können jedoch auch „pur" angewendet werden.

Folgende Übung hilft, die eigene Spannung bewusst wahrzunehmen und zu regulieren. Sie eignet sich sowohl bei Erschöpfungs- als auch bei Anspannungszuständen. Die aufrechte Haltung hilft zudem dabei, wieder mit anderen Gefühlen in Kontakt zu kommen.

> **Aufrichten mit Wohlspannung**
> *Richten Sie Ihren Körper auf, als seien Sie eine Marionette, deren Schnur immer weiter gerade nach oben gezogen wird. Machen Sie die Beine lang, den Rumpf und den Nacken. Strecken Sie dann die Arme nach oben über den Kopf, als ob Sie etwas ganz weit oben über sich erreichen wollten. Spüren Sie die Streckung. Wenn Sie möchten, können Sie sich zusätzlich noch auf die Zehenspitzen stellen. Nehmen Sie dann die Arme wieder herunter, stellen Sie die Füße fest auf den Boden. Nehmen Sie so viel Spannung aus Ihrem Körper, bis sich eine angenehme Körperspannung einstellt.*

Die Seufzeratmung ist eine kurze, unkomplizierte und effektive Atemübung. Sie greift das natürliche Bedürfnis des Körpers auf, über einen Seufzer Spannung zu reduzieren. Die Ausatmung wird hierzu hörbar gestaltet, wie bei einem erleichterten oder entspannten Seufzen.

> **Die Seufzeratmung**
> *Nehmen Sie eine entspannte Haltung ein. Atmen Sie tief ein und lassen Sie dann die Luft mit einem lauten Seufzer wieder entweichen. Erlauben Sie Ihren Schultern, zu sinken. Scheuen Sie nicht davor zurück, laut „ah", „hach" oder „uff" zu sagen. Testen Sie verschiedene Versionen, bis Sie die finden, die Ihnen am meisten Entspannung bringt.*

Die Schnaubatmung beruhigt und löst vor allem im Bereich des Gesichts die Muskulatur, aber auch Nacken und Schultern profitieren von ihr. Sie eignet sich ebenfalls als Vorübung für die PR. Fällt das Schnauben schwer, ist es auch möglich, auf die Lippenbremse auszuweichen – diese fällt oft leichter (Abschn. 2.4.4).

> **Schnaubatmung**
> *Nehmen Sie eine entspannte Sitz- oder Stehhaltung ein. Der Oberkörper darf bei der Übung mitgehen. Bewegen Sie Ihren Unterkiefer einige Male hin und her, um ihn zu lockern. Dann legen Sie die Lippen locker aufeinander. Atmen Sie zunächst entspannt durch die Nase ein. Empfinden Sie dies als ungewohnt oder anstrengend, ist auch die Atmung durch den Mund in Ordnung. Pusten Sie nun Ihren Atem durch die Lippen hindurch, sodass diese etwas zu vibrieren beginnen. Denken Sie an das Schnauben eines Pferdes. Vielleicht hört sich das Geräusch, das nun entsteht, wie eine „pfr" oder „pr" an? Achten Sie darauf, die übrige Muskulatur im Gesichtsbereich sowie auch den Nacken und die Schultern locker zu lassen. Wiederholen Sie die Schnaubatmung einige Male. Achten Sie darauf, wie sich Ihr Spannungszustand während der Übung verändert.*

Gähnen lockert die Muskulatur (vor allem im Gesichts- und Halsbereich), fördert eine Parasympathikusaktivierung und kann eine Hinwendung zu Ruhe und Entspannung unterstützen. Besonders geeignet ist diese Übung bei sozialen Ängsten, da sie hilfreich bei Stimmverspannungen ist und zu einer sichereren Stimmgestaltung beiträgt (die wiederum auf die Ängste zurückwirkt). Im Kurs führt diese Übung regelmäßig zu Erheiterung – auch weil Gähnen bekanntermaßen ansteckt und nach kurzer Zeit ein vielfaches herzhaftes Gähnen im Kursraum zu vernehmen ist.

> **Gähnübung**
> *Nehmen Sie eine entspannte Haltung ein. Atmen Sie einige Male tief ein und wieder aus, öffnen Sie hierbei Ihren Mund weit. Versuche Sie, beim Ausatmen Gähngeräusche zu machen. Merken Sie, dass nun tatsächlich ein Gähnen einsetzt? Das lockert den Kiefer-, Schulter- und Nackenbereich. Bewegen Sie den ganzen Körper mit, wenn Ihnen danach zumute ist. Vielleicht möchten Sie ebenfalls seufzen? Auch das ist erlaubt!*

▶ **Die Gähnübung kann das Einschlafen unterstützen und bietet sich daher auch als Übung zur Nacht an.**

Die Aktivierung kann zusätzlich zur Rücknahme ausgeführt werden und unterstützt eine Ausrichtung hin zu Wachheit und Konzentration.

Aktivierung
Stellen Sie die Füße etwa hüftbreit auseinander, sodass Sie einen festen Stand haben. Beugen und strecken Sie Ihre Beine nun etwas, in einem für Sie angenehmen Tempo. Beginnen Sie nun, zusätzlich Ihre Arme leicht nach vorne und hinten zu schwingen. Synchronisieren Sie diese beiden Bewegungen, sodass es sich für Sie stimmig anfühlt.

Die Augenentspannung eignet sich durch die optische Stimulation und die hierfür notwendige Konzentration gut, um eine Unterbrechung von unerwünschten kognitiven Prozessen (z. B. Grübelgedanken oder sich aufdrängenden Erinnerungen) herbeizuführen. Ihr Vorteil besteht auch in ihrer Unauffälligkeit, die eine Ausführung in der Gegenwart anderer Personen ermöglicht.

Augenentspannung
Sehen Sie zunächst einige Sekunden bewusst auf Ihre Hände und betrachten Sie sie möglichst genau. Fixieren Sie nun einen Punkt, der einige Meter weiter weg im selben Raum liegt. Betrachten Sie genau, was Sie hier sehen können. Wählen Sie dann einen Punkt, der deutlich weiter entfernt liegt, z. B. ein Haus oder ein Auto, das Sie erkennen können, wenn Sie aus dem Fenster sehen. Und dann: Richten Sie Ihre Augen ganz in die Ferne, am besten in den Himmel. Entspannen Sie die Augen, lassen Sie sie frei schweifen, ohne bestimmten Fokus. Vielleicht möchten Sie sie auch kurz schließen.

Literatur

Bauer, A., Legenbauer, T., & Vocks, S. (2013). Körperbildtherapie bei Essstörungen. *PiD – Psychotherapie im Dialog, 14*(04), 54–57.

Becker, E., & Margraf, J. (2025). *Generalisierte Angststörung: Ein Therapieprogramm*. Weinheim, Basel: Beltz.

Casman, A., & Nurhaeni, N. (2018). Best effect of progressive muscle relaxation (PMR) on children: a systematic review (S. 12–17). In: *Proceedings of the 1st International Conference of Indonesian National Nurses Association (ICINNA 2018)*. https://doi.org/10.5220/0008199200120017

Clark, D. M., & Wells, A. (1995). A cognitive model of social phobia. In: R. G. Heimberg, M. R. Liebowitz, D. A. Hope & F. R. Schneider (Hrsg.), *Social phobia: diagnosis, assessment, and treatment* (S. 69–93). New York: Guilford Publications.

Derra, C. (2017). *Progressive Relaxation: Neurobiologische Grundlagen und Praxiswissen für Ärzte und Psychologen*. Berlin, Heidelberg: Springer.

Doubrawa, R. (2006). Progressive Relaxation – neuere Forschungsergebnisse zur klinischen Wirksamkeit. *Entspannungsverfahren, 23*, 6–18.

Gerber, W.-D., Niederberger, U., & Siniatchkin, M. (2020). Schmerzen. In: F. Petermann (Hrsg.), *Entspannungsverfahren: Das Praxishandbuch* (6. Aufl., S. 253–267). Weinheim, Basel: Beltz.

Grawe, K., Donati, R., & Bernauer, F. (1994). *Psychotherapie im Wandel. Von der Konfession zur Profession*. Göttingen: Hogrefe.

Hamdani, S. U., Zafar, S. W., Waqas, A., & Rahman, A. (2020). Effectiveness of relaxation techniques to reduce distress, anxiety and depression in adolescents: An insight analysis report based on systematic review, meta-analysis and qualitative narrative review of literature. *International Journal of Mental Health Systems, 16*(1), 31.

Hand, I. (2022). Exposition und Konfrontation. In: M. Linden & M. Hautzinger (Hrsg.), *Verhaltenstherapiemanual – Erwachsene* (9. Aufl.). Berlin, Heidelberg: Springer.

Harb, G. C., & Heimberg, R. G. (2002). Kognitiv-behaviorale Therapie der sozialen Phobie: Ein Überblick. In: U. Stangier & T. Fydrich (Hrsg.), *Soziale Phobie und Sozialer Angststörung: Psychologische Grundlagen, Diagnostik und Therapie* (S. 311–338). Göttingen: Hogrefe.

Havighurst, R. J. (1948). *Developmental tasks and education*. Chicago: University of Chicago Press.

Hirsch, R. D. (1987). Das Autogene Training in der Gerontologie. *Zeitschrift für Gerontologie., 20*, 242–248.

Hofmann, E. (2020). *Progressive Muskelentspannung: Ein Trainingsprogramm* (4. Aufl.). Göttingen: Hogrefe.

Jacobi, C., & Neubert, S. (2005). Psychosoziale Risikofaktoren und aufrechterhaltende Bedingungen von Essstörungen. Ein Überblick über den aktuellen Forschungsstand. *Psychotherapie in Psychiatrie, Psychotherapeutischer Medizin und Klinischer Psychologie, 10*(1), 73–86.

Kaluza, G. (2023). *Stressbewältigung: Das Manual zur psychologischen Gesundheitsförderung*. Berlin, Heidelberg: Springer.

Kanfer, F. H., Reinecker, H., & Schmelzer, D. (2011). *Selbstmanagementtherapie* (5. Aufl.). Berlin, Heidelberg: Springer.

Kircher, T., Teutsch, E., Wormstall, H., Buchkremer, G., & Thimm, E. (2002). Effekte von Autogenem Training bei Älteren. *Zeitschrift für Gerontologie und Geriatrie, 35*, 157–165.

Kleinböhl, D., Baus, D., Hornberger, U., & Hölzl, R. (2005). Schmerzgedächtnis und Sensibilisierung. *Psychoneuro, 31*(02), 84–91.

Kröner-Herwig, B., Frettlöh, J., Klinger, R., & Nilges, P. (Hrsg.). (2016). *Schmerzpsychotherapie* (8. Aufl.). Berlin, Heidelberg: Springer.

Nickel, R., & Raspe, H. H. (2001). Chronischer Schmerz: Epidemiologie und Inspruchnahme. *Der Nervenarzt, 72*(12), 897–906.

Öst, L. G. (2009). Spezifische Phobien. In: J. Margraf (Hrsg.), *Lehrbuch der Verhaltenstherapie* (S. 31–44). Berlin, Heidelberg: Springer.

Petermann, F. (Hrsg.). (2020). *Entspannungsverfahren: Das Praxishandbuch* (6 Aufl.). Weinheim, Basel: Beltz.

Petermann, U. (2021). *Entspannungstechniken für Kinder und Jugendliche: ein Praxisbuch* (9. Aufl.). Weinheim, Basel: Beltz.

Thimm, E. (2001). *„Supportives Autogenes Training" in Altenwohneinrichtungen: Voraussetzungen und Nutzen aus gerontopsychiatrischer Sicht*. [Dissertation]. Tübingen: Eberhard-Karls-Universität zu Tübingen.

Thomas, K. (2006). *Praxis des Autogenen Trainings: Selbsthypnose nach I. H. Schultz*. Stuttgart: Thieme.

von Wachter, M., & Hendrischke, A. (2016). Das Manual – Psychoedukation bei chronischem Schmerz (S. 29–37). In: M. von Wachter & A. Hendrischke, *Psychoedukation bei chronischen Schmerzen*. Berlin, Heidelberg: Springer.

Wolpe, J. (1958). *Psychotherapy by reciprocal inhibition*. Stanford: Stanford University Press.

Die letzte Kursstunde   10

▶ Dieses Kapitel behandelt die typischen Themen und Probleme beim Abschluss eines Kurses, z. B. den Wunsch der Teilnehmer nach einer Fortsetzung und dessen Bedeutung für den Alltagstransfer der Entspannung (Abschn. 10.1). Dann wird der idealtypische Ablauf einer letzten Kursstunde skizziert (Abschn. 10.2). In dieser Abschlussstunde geht es vor allem darum, wie die Teilnehmer die Übungen nach dem Kurs motiviert fortführen können (Abschn. 10.3), was die Kursleitung dazu beitragen kann und wo die Grenzen einer Nachbetreuung liegen (Abschn. 10.4). Sie erfahren, warum eine Abschlussevaluation wichtig ist, welche Varianten es gibt (Abschn. 10.6) und was notwendig ist, um einen Kurs zu einem guten Ende zu bringen (Abschn. 10.7). Hinweise für die Einzelvermittlung bilden den Abschluss (Abschn. 10.8).

10.1 Besonderheiten

Ebenso wie die erste (s. Kap. 5) weicht auch die letzte Stunde vom üblichen Ablaufschema ab. Die gemeinsame Zeit in der Gruppe endet, und es wird Bilanz über den Nutzen der Teilnahme gezogen. Beziehungen zueinander, die sich während des Kursverlaufs entwickelt haben, enden oder müssen in einem anderen Rahmen fortgeführt werden. Die kontinuierliche Motivation und Unterstützung durch die Kursleiterin enden ebenso wie die Möglichkeit, Rückfragen zu Übungen und Problemen zu stellen. Der Teilnehmer ist ab sofort auf sich allein gestellt. Oft führt das zu Verunsicherungen, wenn die Übungen im Kursverlauf noch nicht ausreichend gefestigt wurden und es weiterhin zu Schwankungen bei der Ausbildung

---

Ergänzende Information Die elektronische Version dieses Kapitels enthält Zusatzmaterial, auf das über folgenden Link zugegriffen werden kann https://doi.org/10.1007/978-3-662-71404-1_10.

© Der/die Autor(en), exklusiv lizenziert an Springer-Verlag GmbH, DE, ein Teil von Springer Nature 2025
S. Strauß, *Entspannungstherapie,* Psychotherapie: Praxis,
https://doi.org/10.1007/978-3-662-71404-1_10

der Entspannungsreaktion kommt. Den Themen Motivation und Nachbetreuung kommt daher eine wichtige Rolle in der letzten Kursstunde zu.

Am Ende eines Kurses stellt sich auch die Frage nach Möglichkeiten der Fortführung der gemeinsamen Arbeit. Während es im stationären Setting meist ein klar definiertes Ende gibt, da der Patient die Klinik verlässt, bieten andere Kontexte durchaus die Möglichkeit der Fortsetzung in Form eines Aufbau- oder Auffrischungskurses.

Wünschen sich Teilnehmer die Fortführung der gemeinsamen Kurszeit, ist das zunächst ein Kompliment für die Kursleitung. Es lohnt sich jedoch, sich mit den Motiven der Teilnehmer hierfür genauer auseinanderzusetzen. Das Ziel des Kurses liegt darin, den Teilnehmer zu qualifizieren, das Verfahren in Zukunft selbstständig anzuwenden. Die *eigenständige* Umsetzung des Erworbenen sollte daher die Voraussetzung für die Teilnahme an einem Aufbaukurs sein. Auch sollte der Teilnehmer das Feedback der Gruppe nicht mehr benötigen, um regelmäßig zu üben, sondern durch die Effekte der Entspannung ausreichend Selbstverstärkung erfahren.

Die Kursleiterin sollte ebenfalls überprüfen, ob die Gruppe sich möglicherweise weg vom eigentlichen Thema, der Entspannung, bewegt hat und stattdessen eine „Selbsthilfegruppe" geworden ist, in der zunehmend persönliche Themen zur Sprache gekommen sind. Geriet hierüber die Entspannung und deren eigenständige Ausführung in den Hintergrund, sollten die Ausrichtung und das Vorgehen kritisch hinterfragt und in kommenden Kursen angepasst werden.

10.2 Stundenbestandteile und idealtypischer Ablauf

Abhängig von Kursaufbau, -verlauf und Zielgruppe, sind unterschiedliche Gestaltungen der Abschlusssitzung möglich. Beinhalten sollte die Stunde immer die Möglichkeit, offene Fragen hinsichtlich des eigenständigen Übens und der Nachbetreuungssituation zu stellen, eine Evaluation von Teilnehmerzufriedenheit und Lernerfolgen vorzunehmen sowie Motivationshilfen für die Zeit nach Abschluss des Kurses zu besprechen.

Die letzte Kursstunde
- Begrüßung der Teilnehmer
- (Kurzer) Überblick über die Stunde
- Anfangsrunde: Klärung offener Fragen
- Motivationserhalt: Hinweise und Tipps (Abschn. 10.3)
- Hinweise auf Nachbetreuung und Erreichbarkeiten (Abschn. 10.4)
- Falls geplant: Hinweise auf Auffrischungssitzungen oder Folgekurse (Kap. 11)
- Einsatzmöglichkeiten (Abschn. 10.5)
- Gemeinsame Übung „Standardablauf"

- Rückmelderunde (kurz)
- Falls Zeit: Einführung von besonderen Übungsformen, Hinweise für Kurzformen o. Ä.
- Rückblick über den Kursverlauf *(„Das haben wir geschafft")*
- Evaluation (mündlich), Bitte um Feedback (Abschn. 10.6)
- Schriftliche Evaluation ausgeben (Arbeitsblatt 10.1)
- Gemeinsame Abschlussübung (Abschn. 10.7)
- Rückmelderunde (kurz)
- Verabschiedung

10.3 Motivationsförderung für das eigenständige Üben

Ein regelmäßiges Üben nach Abschluss des Kurses ist wesentlich für die Erhaltung der Effekte. Möchte der Teilnehmer das Verfahren nur für eine bestimmte Situation verwenden, sollte er dennoch dauerhaft auch in alltäglichen, entspannten Situationen üben, um das Verfahren ebenfalls in der Akut- oder Belastungssituation (z. B. vor der Prüfung oder beim ausbleibenden Schlaf) anwenden zu können. Wird das Üben eingestellt und erst bei bestehender Belastung erneut angewendet, kann es zu einem Ausbleiben der Wirkung kommen, da die konditionierte Reaktion in der Zwischenzeit gelöscht wurde.

Ist eine dauerhafte Änderung der Spannungsbedingungen das Ziel, sollte ebenfalls regelmäßig geübt werden – zum einen, um Anspannungen frühzeitig wahrnehmen und lösen zu können, zum anderen, um schneller in eine entspannte Haltung wechseln (bzw. in dieser verbleiben) zu können.

Auch wenn *kein* spezieller Anlass besteht (z. B. weil der Teilnehmer derzeit in einer entspannten Situation ist), sollte zumindest einige Male im Monat geübt werden, um die Reaktion schnell wieder abrufen zu können, wenn dies nötig werden sollte.

Wenn die Übungen zur Gewohnheit werden und die Entspannungsreaktion sich sicher einstellt, sinkt oft die Motivation, weil nichts „Neues" mehr passiert. Auch fehlt nach Abschluss des Kurses die bislang vorhandene Motivationshilfe, die durch den Vergleich mit den anderen Teilnehmern und die Befragung durch die Kursleitung regelmäßig stattfand. In der letzten Sitzung sollte daher explizit über Möglichkeiten des Motivationserhalts nach Kursabschluss gesprochen und konkrete Motivationshilfen vermittelt werden.

10.3.1 Motivationshilfen

- **Anreiz schaffen:** Motivation lässt sich durch die angenehme Gestaltung von Rahmenbedingungen beeinflussen. Das kann z. B. durch die Übungsmatte geschehen, die optisch gut gefällt, das neue Protokollheft, das der Teilnehmer selbst gestaltet hat, etc.

- **Zielklärung:** Man sollte nicht nur wissen, wohin man unterwegs ist, sondern auch, warum man dort hinmöchte. Eine wirkungsvolle Strategie besteht daher darin, die eigenen Ziele möglichst konkret zu formulieren. Kreativ unterstützen können dies Bilder, die Ziele verdeutlichen: Symbole wie eine Hängematte, aber auch ganz konkrete Bilder, die z. B. den eigenen aufgeräumten Schreibtisch zeigen.
- **Gleichgesinnte:** Die Verabredung mit anderen erhöht die Verpflichtung. Teilnehmer können sich gegenseitig an das Üben erinnern oder sich für dieses verabreden (beispielsweise nach dem gemeinsamen Sportprogramm).
- **Selbstbelohnung:** Belohnungen für regelmäßiges Üben sollten vor allem zu Beginn einer Verhaltensänderung bewusst eingeplant werden. Das Protokoll eignet sich dafür, neben den Übungen auch die Zeiten zu markieren, zu denen eine festgelegte Belohnung fällig wird.
- **Abwechslung:** Kommt es zu Langeweile, kann Abwechslung helfen. Orts- und Haltungswechsel und der Einbau von Erschwernissen nutzen der langfristigen Anwendbarkeit der Übungen.
- **Feedback:** Bemerken andere die eigene Veränderung und melden sie zurück, stärkt das die Motivation. Feedback kann auch ganz gezielt erbeten werden: von Familienangehörigen, Freunden oder Arbeitskollegen.
- **Hindernisse einkalkulieren:** Was und wer könnte sich als Hindernis auf dem Weg zur Etablierung eines Entspannungsverfahrens herausstellen? Kann hierfür bereits im Vorfeld Abhilfe geschaffen werden?
- **Darüber sprechen:** Gibt man anderen Personen die Erlaubnis, nachzufragen und an die Durchführung zu erinnern, kann das die Motivation deutlich steigern!
- **Vorbild wählen:** Gibt es jemanden, mit dem man sich identifizieren kann, fällt es oft leichter, sich für bestimmte Handlungen zu entscheiden. Eine gute Kombinationsmöglichkeit besteht mit der Übung „Held des Alltags", die aus dem Skillstraining bekannt ist (vgl. z. B. Wolf-Arehult & Grathwol, 2015). Nachdem der Teilnehmer eine für Entspannung positive Identifikationsfigur ausgewählt hat, überlegt er sich, wie *sie* die Umsetzung der Übung gestalten und mit Herausforderungen umgehen würde. Das imaginierte Vorgehen wird dann auf die eigene Situation übertragen.

Abhängig von Übungsstand und Zielen, kann die Kursleiterin individuelle Empfehlungen für die Fortführung der Übungen für jeden Teilnehmer geben. Hierfür können gemeinsam die Zeitpunkte eruiert werden, zu denen ein regelmäßiges Üben dauerhaft möglich ist. Empfehlenswert für die Automatisierung sind sog. Wenn-dann-Pläne (Faude-Koivisto & Gollwitzer, 2009). Aus dem Ziel „Ich will jede Woche zwei Mal üben!" wird so ein Plan: „*Wenn* ich vom Sport nach Hause komme, *dann* führe ich meine Entspannungsübung aus!" Der Plan erleichtert die Handlungsaufnahme, da es durch die gelungene Verknüpfung zwischen der (tatsächlich eintretenden) Bedingung und dem Zielverhalten zu einer automatischen

Auslösung kommt. Ziele, die mit Wenn-dann-Plänen anvisiert werden, weisen nachgewiesenermaßen eine höhere Erfolgswahrscheinlichkeit auf (Gollwitzer & Sheeran, 2006).

Die Fortführung des Protokolls, z. B. in Form eines erweiterten „Entspannungstagebuchs", kann selbstverstärkend wirken, wenn es den Fokus gezielt auf den Nutzen der Entspannung lenkt. Eine schöne Möglichkeit ist es zudem, den Teilnehmern ein solches Tagebuch als Abschiedsgeschenk mitzugeben. Motivationsfördernd kann ebenfalls der Kontakt der Teilnehmer untereinander sein. Gruppen in den gängigen Messenger-Systemen, in denen Teilnehmer sich austauschen, Material zukommen lassen und über Verspätungen unterrichten, sind heute üblich. Diese Gruppen können nach Abschluss des Kurses auch zur wechselseitigen Hilfe beim Auftreten von Schwierigkeiten genutzt werden.

Auffrischungstermine oder Booster-Sitzungen können ebenfalls einen Motivationsschub bewirken (Abschn. 11.2). Sind sie bereits bei Abschluss des Grundkurses bekannt, wirken sie auch als zu erreichendes Ziel hinsichtlich der eigenen Übungsmotivation. Einige Monate nach Abschluss des Einstiegskurses ist auch das Angebot eines Folgekurses möglich, der als Motivationshilfe, aber auch zur Vertiefung der Übungserlebnisse und Erweiterung des Anwendungsspektrums dienen kann (Abschn. 11.3).

10.4 Nachbetreuung der Teilnehmer

Teilnehmer müssen am Ende des Kurses wissen, ob und wie sie sich im Falle auftretender Fragen an die Kursleiterin wenden können. Bei einer psychotherapeutisch tätigen Kursleiterin bieten sich die regulären telefonischen Sprechstundentermine für kurze Nachfragen an. Auch die Möglichkeit von E-Mail-Beratung und die Nutzung von Gruppen im Rahmen sozialer Netzwerke oder Messenger-Systeme ist möglich. Sind bereits Auffrischungstermine geplant, kann natürlich auch auf diese verwiesen werden.

Bei einem hohen Gesprächsbedarf sollte die Kursleiterin überprüfen, ob eine andere Form der Begleitung für den Teilnehmer vonnöten ist, als sie im Rahmen einer Nachbetreuung stattfinden kann. In diesem Fall sollte sie ihn an die entsprechende Stelle weiterverweisen.

10.5 Erweiterte Einsatzmöglichkeiten von Entspannung

Falls noch nicht in den vorhergehenden Stunden geschehen, bietet sich die Abschlusssitzung an, gezielt mit den Teilnehmern an erweiterten Einsatzmöglichkeiten zu arbeiten. Als Vorbereitung hierfür kann eine Vorlage (Arbeitsblatt 6.4 – *Einsatzplan;* s. Abb. 6.6) ausgegeben werden, die die Teilnehmer in der Überlegung unterstützt, in welcher Form in den individuellen Anforderungssituationen geübt werden könnte.

Ist das Verfahren sicher erlernt, setzt die Vorstellung des Übens in erschwerten Situationen die Teilnehmer nicht mehr unter Stress, sondern fördert kreative Ideen. Diese können sich auf Orte beziehen, an denen geübt werden könnte, sowie auf (Teil-)Übungen, die auch unter erschwerten Bedingungen möglich sind. Da es oft um Übungswünsche an Orten geht, an denen man beobachtet wird oder unter Zeitdruck steht, können nun auch die Themen „Mentale Entspannung" (Abschn. 11.3.3), Kurzentspannung (Abschn. 11.3.1) oder das Üben mit geöffneten Augen besprochen und Hilfestellungen bei deren Umsetzung gegeben werden.

> **Beispiel**
>
> Ein Student möchte gerne unmittelbar vor Beginn einer Klausur üben können. Im Kurs zur Progressiven Relaxation (PR) überlegt er sich, welche Übungen er in Anwesenheit von anderen ausführen bzw. wie er Übungsteile für diesen Zweck abwandeln kann. Hieraus erstellt er eine Kurzübung, die er nun regelmäßig in Situationen mit ansteigendem Schwierigkeitsgrad übt: zunächst allein in entspannten Situationen, dann in Anwesenheit von anderen, schließlich im Hörsaal. Auch die Übungsposition, Rücknahme und Augenschluss sollten in diese Planung miteinbezogen werden. ◄

10.6 Evaluation

Am Ende des Kurses sollte eine Evaluation zur Prüfung der erzielten Ergebnisse und der Teilnehmerzufriedenheit erfolgen. Die Kursleiterin kann diese als mögliches Korrektiv für künftige Kurse nutzen, indem sie Hinweise für Änderungen des eigenen Vorgehens erhält. Bei den Teilnehmern wirkt die Evaluation oft motivierend, da sie sich noch einmal bewusst mit den durch den Kurs erreichten Veränderungen auseinandersetzen.

Um ein ausführliches mündliches Feedback kann die Kursleiterin in der Abschlussrunde bitten. Die Teilnehmer können hier äußern, was sie als bedeutsam und positiv, aber auch, was sie als hinderlich oder evtl. störend im Kursverlauf erlebt haben. Auch die Kursleiterin kann an dieser Stelle den Teilnehmern ein Feedback geben und benennen, was die Arbeit mit dieser Gruppe für sie ausgezeichnet hat.

Auf eine schriftliche Evaluation sollte trotz des mündlichen Feedbacks nicht verzichtet werden. Die Anonymität der schriftlichen Rückmeldung bringt oft andere Einschätzungen und Kritikpunkte hervor und ermöglicht zudem eine standardisierte Form der Auswertung, die die Beobachtung der eigenen Performance über die Jahre hinweg erlaubt.

Ein Beispiel für eine ökonomische Auswertung bietet Arbeitsblatt 10.1 – *Kursevaluation* (Abb. 10.1). Es liegen auch gut evaluierte Fragebögen vor, die den Kurserfolgs standardisiert erheben, etwa das „Diagnostische und Evaluative Instrumentarium zum Autogenen Training" (AT-EVA; Krampen, 1991).

Materialien aus Strauß, Entspannungstherapie		
Arbeitsblatt 10.1	Kursevaluation	Seite 1

KURSEVALUATION

Bitte beantworten Sie die folgenden Fragen, die sich auf Ihren zurückliegenden Kurs und Ihr derzeitiges Übungsverhalten beziehen. Der Fragebogen ist anonym, nur einige statistische Angaben (Geschlecht, Altersgruppe) werden abgefragt, da sie die Auswertung erleichtern. Vielen Dank!

Geben Sie bitte Ihr Alter und Ihr Geschlecht an: …… Jahre, ☐ weiblich ☐ männlich ☐ ……………

Übungsverhalten & Erfolg

Denken Sie an die Gründe Ihres Kursbesuchs. Haben diese sich aufgrund des Entspannungsverfahrens reduziert bzw. gebessert?
☐ Ja, deutlich   ☐ Ja, etwas   ☐ keine Veränderungen   ☐ etwas verschlechtert   ☐ deutlich verschlechtert

Wie häufig üben Sie derzeit pro Woche im Durchschnitt? …… mal/ Woche

Wie leicht fällt es Ihnen, die Übungen in Ihren Alltag einzubauen?
☐ Sehr leicht   ☐ leicht   ☐ mal so, mal so   ☐ eher schwer   ☐ sehr schwer

Wie gut gelingt Ihnen die Entspannung, wenn Sie die Übung durchführen im Durchschnitt?
Nutzen Sie hierfür eine Schulnote (1 für „sehr gut" bis 6 für „ungenügend"): ……

Hat sich durch den Kursbesuch Ihre generelle Haltung zu den Themen Entspannung/ Stress geändert?
☐ Ja, deutlich   ☐ Ja, etwas   ☐ keine Veränderungen

Kurs

Bitte geben Sie auch dem Kurs eine Schulnote (1 für „sehr gut" bis 6 für „ungenügend"): ……

Wie fanden Sie die Organisation des Kurses?
☐ Sehr gut   ☐ gut   ☐ eher nicht gut   ☐ überhaupt nicht gut

Wie gut gelang es der Kursleitung auf Ihre individuellen Fragen und Bedürfnisse einzugehen?
☐ Sehr gut   ☐ gut   ☐ eher nicht gut   ☐ überhaupt nicht gut

Wie empfanden Sie die Atmosphäre im Kurs?
☐ Sehr gut   ☐ gut   ☐ eher nicht gut   ☐ überhaupt nicht gut

Was hat Ihnen beim Erlernen des Verfahrens geholfen?
....
....
....

Gibt es etwas, das Sie im Kursverlauf gestört hat und das bei zukünftigen Kursen geändert werden sollte?
....
....
....

Vielen Dank!

© 2025, Springer-Verlag GmbH Deutschland. Aus: Strauß, Entspannungstherapie.

Abb. 10.1 Arbeitsblatt 10.1 – Kursevaluation

10.7 Abschlussübung und Verabschiedung

Zum Abschluss des Kurses sollte eine gemeinsame Übung durchgeführt werden, die ein Entspannungserleben induziert und die Teilnehmer die Gruppe mit einem Wohlbefinden abschließen lässt.

Für diese Abschlussübung kann eine längere Version des eingeübten Verfahrens genutzt werden (bei der PR etwa eine Langversion, beim Autogenen Training (AT) z. B. die komplette Grundstufenübung mit Einbau von Zusatzübungen) oder eine Kombination der Standardübung mit einer Imaginations- oder Achtsamkeitsübung. Sollten die Teilnehmer im Kursverlauf mit dem hierfür verwendeten Verfahren noch keine Erfahrungen gemacht haben, muss natürlich im Vorfeld über die Übung aufgeklärt und ihr Einverständnis eingeholt werden.

Bei intensiveren, therapeutischen Kursen empfiehlt es sich zudem, den Abschluss der gemeinsamen Gruppendynamik gesondert zu würdigen. Das kann durch ein wechselseitiges Feedback geschehen, das die Teilnehmer sich untereinander geben oder durch Übungen, die den Abschluss der Gruppe symbolisch ausdrücken. Eine empfehlenswerte Zusammenstellung solcher Übungen findet sich etwa bei Klaus Vopel (2004).

10.8 Hinweise zur Einzelvermittlung

Werden die Einsatzmöglichkeiten für Entspannung besprochen, bietet es sich in der Einzeltherapie an, diese auch auf die Symptomatik des Patienten abzustimmen. Hierbei kann etwa überlegt werden, ob eine Entspannungsübung während eines depressiven Morgentiefs nützlich ist (und falls ja, wie diese durchgeführt werden sollte, um einen aktivierenden Effekt zu erzielen) oder ob sich andere Zeiten besser für das Üben eignen. Auch die Kombination mit weiteren therapeutischen Interventionen sollte nun besprochen werden: Kann die Entspannung genutzt werden, um Verhaltensexperimente zu unterstützen? Kann sie z. B. als Vorbereitung zu einer Exposition eingesetzt werden, um die Motivation für diese zu steigern?

Verlagert sich der Fokus weg von den Entspannungsübungen und hin zu anderen therapeutischen Inhalten, kann die eigenständige Übungsmotivation gefördert werden, indem mit den Patienten ein Wiederaufgreifen des Themas zu einem bestimmten Zeitpunkt fest vereinbart wird (z. B. „in Sitzung 15" oder „nach den Sommerferien"). Ähnlich wie das Wissen um ein Nachtreffen die Übungsmotivation erhöhen kann, führt der vereinbarte Zeitpunkt zu einer fortlaufenden Beschäftigung mit dem Thema, das nun nicht abgeschlossen ist, sondern lediglich „ruht".

Ist die Entspannungsvermittlung in der Einzeltherapie abgeschlossen, können auch hier Motivationshilfen und -strategien durchgegangen und gemeinsam bearbeitet werden. Bleibt die Entspannung während der gesamten Therapie ein Fokusthema, bietet sich der Therapieabschluss für die Besprechung von Motivationshilfen an. Dies kann z. B. im Zuge der Rückfallprophylaxe geschehen.

Eine Evaluation ist prinzipiell auch in der Einzeltherapie sinnvoll und nützlich und kann ebenfalls schriftlich erfolgen (Arbeitsblatt 10.2 – *Evaluation Einzelvermittlung*; Abb. 10.2). Bei der Auswertung sollte jedoch die fehlende Anonymität berücksichtigt werden, die eine Auswirkung auf das Antwortverhalten haben kann.

10.8 Hinweise zur Einzelvermittlung

Materialien aus Strauß, Entspannungstherapie		
Arbeitsblatt 10.2	Evaluation Einzelvermittlung	Seite 1

EVALUATION

Bitte beantworten Sie die folgenden Fragen, die sich auf die Vermittlung der Entspannung und Ihr derzeitiges Übungsverhalten beziehen. Die Angaben zu Beginn (Geschlecht, Altersgruppe) erleichtern mir die spätere statistische Auswertung. Vielen Dank!

Geben Sie bitte Ihr Alter und Ihr Geschlecht an: …… Jahre, ☐ weiblich ☐ männlich ☐ ……………

Übungsverhalten & Erfolg

Denken Sie an die Gründe Ihres Therapiewunsches. Haben diese sich aufgrund des *Entspannungsverfahrens* reduziert bzw. gebessert?
☐ Ja, deutlich ☐ Ja, etwas ☐ keine Veränderungen ☐ etwas verschlechtert ☐ deutlich verschlechtert

Wie häufig üben Sie derzeit pro Woche im Durchschnitt? …… mal/ Woche

Wie leicht fällt es Ihnen, die Übungen in Ihren Alltag einzubauen?
☐ Sehr leicht ☐ leicht ☐ mal so, mal so ☐ eher schwer ☐ sehr schwer

Wie gut gelingt Ihnen die Entspannung, wenn Sie die Übung durchführen im Durchschnitt?
Nutzen Sie hierfür eine Schulnote (1 für „sehr gut" bis 6 für „ungenügend"): ……

Hat sich durch die Vermittlung und Anwendung der Übungen Ihre generelle Haltung zu den Themen Entspannung/ Stress geändert?
☐ Ja, deutlich ☐ Ja, etwas ☐ keine Veränderungen

Falls ja: Können Sie beschreiben, was genau sich geändert hat?
....
....
....

Vermittlung

Bitte geben Sie der Vermittlung der Entspannung (nicht der Therapie als Ganzes) eine Schulnote (1 für „sehr gut" bis 6 für „ungenügend"): ……

Wie fanden Sie die **Organisation** des Vermittlung (Zeitdauer im Verhältnis zu anderen Themen, Arbeitsmaterialien, Anleitungsart)?
☐ Sehr gut ☐ gut ☐ eher nicht gut ☐ überhaupt nicht gut

Wie gut gelang es mir, auf Ihre **individuellen Fragen und Bedürfnisse** einzugehen?
☐ Sehr gut ☐ gut ☐ eher nicht gut ☐ überhaupt nicht gut

Wie empfanden Sie die **Atmosphäre** während der Übungen?
☐ Sehr gut ☐ gut ☐ eher nicht gut ☐ überhaupt nicht gut

Was hat Ihnen beim Erlernen des Verfahrens geholfen? Gab es etwas, das Sie gestört hat?
....
....
....

© 2025, Springer-Verlag GmbH Deutschland. Aus: Strauß, Entspannungstherapie.

Abb. 10.2 Arbeitsblatt 10.2 – Evaluation Einzelvermittlung

Literatur

Faude-Koivisto, T., & Gollwitzer, P. (2009). Wenn-Dann Pläne: Eine effektive Planungsstrategie aus der Motivationspsychologie. In: B. Birgmeier (Hrsg.), *Coachingwissen:Denn sie wissen nicht, was sie tun?* (S. 207–225). Wiesbaden: VS Verlag für Sozialwissenschaften.

Gollwitzer, P. M., & Sheeran, P. (2006). Implementation intentions and goal achievement: a meta-analysis of effects and processes. *Advances in Experimental Social Psychology, 38*, 69–119.

Krampen, G. (1991). *AT-EVA Diagnostisches und Evaluatives Instrumentarium zum Autogenen Training*. Göttingen: Hogrefe.

Vopel, K. W. (2004). *Materialien für Gruppenleiter: Übungen und Experimente*. Salzhausen: Iskopress.

Wolf-Arehult, M., & Grathwol, T. (2015). Skillstraining. In: M. Linden & M. Hautzinger (Hrsg.), *Verhaltenstherapiemanual* (S. 405–412). Berlin, Heidelberg: Springer.

Teil III
Nach dem Kurs

Nach dem Kurs ist vor dem Kurs: Nachbereitung und Folgekurse

11

▶ In diesem Kapitel erfahren Sie, was zu tun ist, wenn der Kurs vorbei ist. In welcher Form und welchem Ausmaß sind Nachbereitung und Katamnese sinnvoll (Abschn. 11.1) und wie lassen sie sich ökonomisch durchführen? Wie gestalten Sie Nachtreffen, Auffrischungen und Booster-Sitzungen (Abschn. 11.2) gewinnbringend für die Teilnehmer und welche Inhalte wählen Sie hierfür aus? Die weiteren Abschnitte behandeln mögliche Inhalte eines Aufbaukurses: Kurzformen und Signalwörter für Entspannung (Abschn. 11.3.1), differenzielle und mentale Entspannungsstrategien (Abschn. 11.3.2 und 11.3.3) sowie die Arbeit mit der formelhaften Vorsatzbildung (Abschn. 11.3.4). Der folgende Teil stellt zusätzliche praktische Übungsformen vor, darunter Übungen aus dem Autogenen Training, Kurzentspannungen der Muskulatur und Fantasiereisen (Abschn. 11.3.5). Den Abschluss bilden Hinweise zur Einzelvermittlung von weiterführenden Entspannungsmöglichkeiten (Abschn. 11.4).

11.1 Nachbereitung und Katamnese

Eine eigene Nachbereitung ist von großem Nutzen für die Kursleitung. Empfehlenswert ist es, diese *vor* der Auswertung der schriftlichen Rückmeldungen der Kursteilnehmer durchzuführen. So kann die eigene Wahrnehmung optimal mit der der Teilnehmer verglichen werden. Ein Vorschlag für eine kurze Nachbereitung findet sich in Arbeitsblatt 11.1 – *Kursnachbereitung* (Abb. 11.1).

Ergänzende Information Die elektronische Version dieses Kapitels enthält Zusatzmaterial, auf das über folgenden Link zugegriffen werden kann https://doi.org/10.1007/978-3-662-71404-1_11.

Materialien aus Strauß, Entspannungstherapie		
Arbeitsblatt 11.1	Kursnachbereitung	Seite 1

NACHBEREITUNG KURS ……………………………

Wie zufrieden bin ich mit dem zurückliegenden Kurs?
☐ Sehr zufrieden ☐ überwiegend zufrieden ☐ etwas unzufrieden ☐ sehr unzufrieden

Welche Schulnote gebe ich dem Kurs (1 für „sehr gut" bis 6 für „ungenügend")? ……

Wie zufrieden bin ich mit meiner Organisation des Kurses?
☐ Sehr zufrieden ☐ überwiegend zufrieden ☐ etwas unzufrieden ☐ sehr unzufrieden

Wie gut gelang mir die Vermittlung der wesentlichen Theorie?
☐ Sehr gut ☐ gut ☐ eher nicht gut ☐ überhaupt nicht gut

Wie zufrieden bin ich mit meiner Anleitung und Durchführung der Übungen?
☐ Sehr zufrieden ☐ überwiegend zufrieden ☐ etwas unzufrieden ☐ sehr unzufrieden

Wie gut gelang es mir, auf individuelle Fragen und Bedürfnisse einzugehen?
☐ Sehr gut ☐ gut ☐ eher nicht gut ☐ überhaupt nicht gut

Wie empfand ich die Atmosphäre im Kurs?
☐ Sehr gut ☐ gut ☐ eher nicht gut ☐ überhaupt nicht gut

Wie gut gelang mir meine Selbstfürsorge im Kursverlauf (wie entspannt war *ich*)?
☐ Sehr gut ☐ gut ☐ eher nicht gut ☐ überhaupt nicht gut

Bei „nicht gut" / „nicht zufrieden"- Antworten: Woran lag es?
……
……
……
……
……
……

Gab es schwierige interaktionelle Situationen im Kurs? Welchen Anteil hatte ich an ihnen?
……
……
……
……

Gab es belastende Momente oder schwer auszuhaltende Emotionen (Ängste, Ärger, Langeweile)?
……
……
……
……

© 2025, Springer-Verlag GmbH Deutschland. Aus: Strauß, Entspannungstherapie.

Abb. 11.1 Arbeitsblatt 11.1 – Kursnachbereitung

Viele Kursleiter verzichten auf Erhebungen nach Abschluss des Kurses, da sie diese als nutzlos erachten, wenn die Daten nicht einem definierten Zweck wie etwa einer Studie zukommen. Für Kursleiter bieten sie jedoch eine interessante Möglichkeit, Effekte ihrer Vorgehensweisen in der Vermittlung zu prüfen. Auch können sie eine „Belohnung" darstellen, da sich in günstigen Transferquoten vor allem das Resultat einer zurückhaltenden Kursleitung abbildet, die von Beginn an Wert auf die Eigenständigkeit der Teilnehmer legt.

Die zentrale Frage der Katamnese ist die nach der Fortführung der erlernten Übungen. Auch die Häufigkeit der Anwendung und die wahrgenommenen Resultate sind von Interesse. Empfehlenswert ist zudem die Frage, ob es einzelne Übungen, Empfehlungen oder Aussagen gibt, an die der Teilnehmer nach Abschluss des Kurses noch oft gedacht oder auf die er zurückgegriffen hat. Oft bringt das erstaunliche Erkenntnisse über vermeintliche Nebensächlichkeiten zutage!

Besteht der Wunsch nach einer standardisierten Vorgehensweise, die auch eine quantifizierbare Auswertung erleichtert, sei an dieser Stelle erneut auf das von Krampen (1991) entwickelte Instrumentarium verwiesen. Obwohl für das Autogene Training (AT) entwickelt, kann es auch für andere Anwendungskontexte eingesetzt werden.

Eine Katamnese sollte frühestens *drei Monate* nach Kursabschluss durchgeführt werden. Interessanterweise bleibt die Zahl derjenigen Teilnehmer, die das Verfahren nun noch praktizieren zu späteren Katamnesezeitpunkten recht beständig (Krampen, 2013). Wer also nach drei Monaten das Verfahren in seinen Alltag integriert hat, bleibt zumeist dabei!

Die Katamnese kann per Post oder E-Mail (hierbei sind die Vorgaben des Datenschutzes zu beachten) versendet oder im Rahmen eines Nachtreffens ausgegeben werden. Die Beantwortung sollte anonym stattfinden, um Effekte der sozialen Erwünschtheit zu reduzieren.

11.2 Nachtreffen, Auffrischungs- und Booster-Sitzungen

Ein Nachtreffen dient dazu, die Übungsmotivation aufrecht zu erhalten und bietet die Möglichkeit, zwischenzeitlich aufgetretene Fragen zu klären. Neben Informationen, die Fehler korrigieren und den Alltagstransfer unterstützen, ist auch der soziale Aspekt eines Nachtreffens von Bedeutung. Der Austausch untereinander verstärkt und unterstützt die eigenen Bemühungen und hilft, potenzielle Frustrationen durch den sozialen Vergleich mit Mitbetroffenen besser zu bewältigen.

Während es bei einem Nachtreffen in der Regel bei einem Austausch bleibt, werden Auffrischungs- und Booster-Sitzungen mit dem Wiederholen von Übungen oder der Vermittlung weiterführender Theorie verbunden. Werden solche Termine geplant, sollten sie als Kursbestandteil bereits in der anfänglichen Planung enthalten sein. Eine spontane Absprache am Ende eines Kurses ist erfahrungsgemäß schwer zu bewerkstelligen.

> **Mögliche Inhalte von Auffrischungs-/Booster-Sitzungen**
> - Wiederholung der Standardübungen
> - Wiederholung oder Einführung der Kurzform
> - Besprechung von (erweiterten) Anwendungsmöglichkeiten
> - Einführung von speziellen Übungen (z. B. für den Arbeitsplatz)
> - Klärung zwischenzeitlich aufgetretener Fragen
> - Vermittlung von Hilfen zum Motivationserhalt

11.3 Aufbau- und Folgekurse: Rahmenbedingungen und Inhalte

Aufbaukurse beinhalten neben einer Wiederholung von Grundstufeninhalten weiterführende Übungen und aufbauende Theorie. Oft wird ein Schwerpunkt auf individuelle Fragestellungen und Anpassungen der Übungen auf eigene Bedürfnisse gelegt.

Voraussetzung für den Besuch eines Aufbaukurses sollte das eigenständige Beherrschen des Verfahrens sein, das im Grundstufenkurs erlernt wurde. Die Entspannungsreaktion muss sicher einsetzen und ein längeres Verweilen im Entspannungszustand möglich sein. Die Aufnahme von Teilnehmern, die das Verfahren in einer anderen Einrichtung erlernt haben und nun fortführen möchten, sollte möglich sein. Eine Fortführung unmittelbar im Anschluss ist problematisch, da der Kurs den Teilnehmer für das eigenständige Üben qualifizieren soll. Eine dauerhafte Begleitung verhindert jedoch die vollständige Verantwortungsübernahme für das eigene Übungsgeschehen. Auch geht der Selbsthilfecharakter des Kurses verloren, wenn er zu einer „Dauereinrichtung" wird, die den Alltag begleitet.

▶ Zwischen dem Grundstufen- und dem Aufbaukurs sollte eine Pause von *mindestens vier bis sechs Monaten* liegen.

Die Übungen des Grundkurses werden wiederholt, um das bisher Erlernte aufzufrischen und zu festigen. Ziel ist es, die Konditionierung und Generalisierung zu unterstützen, sodass sich Effekte der Übungen schnell zeigen und verstärkt in den Lebensalltag der Teilnehmer hineinreichen. Wurden bereits Kurzübungen eingeführt, so werden auch diese wiederholt. Ansonsten werden sie neu eingeführt (Abschn. 11.3.1). Ergänzende Übungen (Abschn. 11.3.5) werden vorgestellt und Anpassungen bestehender Übungen auf die individuellen Bedürfnisse der Teilnehmer vorgenommen.

Zumeist wird das Thema des Alltagstransfers weiterbearbeitet und situationsgerechte Hilfestellungen gegeben. In diesem Zusammenhang erweisen sich differenzielle und mentale Entspannungsstrategien als hilfreich (Abschn. 11.3.2 und 11.3.3). Auch spezielle Themen, die zumeist mehrere Teilnehmer betreffen (z. B.

der Umgang mit Stress oder Schlafproblemen), können bearbeitet werden. In Aufbaukursen des AT wird meist die formelhafte Vorsatzbildung (Abschn. 11.3.4) ausführlich vermittelt.

11.3.1 Nutzung von Kurzformen und Signalwörtern

Um im Alltag erfolgreich zu üben, bedarf es einer Vorgehensweise, die vorbereitungsarm ist und eine niedrige Durchführungszeit aufweist. Auch sollte sie möglichst an jedem Ort anwendbar sein und keine besonderen Anforderungen an die Umgebung stellen.

Während diese Punkte für das AT recht leicht umsetzbar sind, stellen sie für die Progressive Relaxation (PR) eine Herausforderung dar. Bereits Jacobson (1929, 1934) vermittelte seine Übungen in verkürzten Formen, um auf diese Weise die differenzielle Entspannung (Abschn. 11.3.2) zu ermöglichen. Die meisten späteren Modifikationen der PR haben Vorschläge für Kurzformen mit einer unterschiedlichen Anzahl von Muskelgruppen unterbreitet (vgl. z. B. Bernstein & Borkovec, 2018 oder Ohm, 2017). Eine einheitliche Kurzform gibt es daher nicht.

Eine fünf Schritte umfassende Form, kann in einer Übungszeit von 3–4 Minuten durchgeführt werden. Möglich ist hierfür etwa folgende Vorgehensweise:

- Hände (beidseitig Faust bilden)
- Arme (Unterarme an die Oberarme heranziehen)
- Schulter-Nacken-Bereich (Schulterblätter nach hinten drücken)
- Bauch (einziehen)
- Beine (Gesäß- und Oberschenkelmuskulatur anspannen)

Im Aufbaukurs kann gezielt an der Umsetzung der Kurzform gearbeitet werden. Hierzu gehört die Anwendung unter erschwerten Bedingungen (z. B. in ungewöhnlichen Sitz- oder Stehpositionen) sowie möglichen Formen der verdeckten Rücknahme (Abschn. 6.8). Beherrscht der Teilnehmer die Kurzform, kann er mit der mentalen Entspannung beginnen (Abschn. 11.3.3).

Bereits zu Beginn des Kapitels wurde darauf aufmerksam gemacht, dass nur Teilnehmer zu Folgekursen zugelassen werden sollten, die bereits einen Grundlagenkurs absolviert haben und denen die Umsetzung des Verfahrens zuverlässig gelingt. Anhand der Kurzform lässt sich dieses Vorgehen bestätigen: Krampen (2012) konnte aufzeigen, dass Teilnehmer, die von Beginn an *nur* mit einer Kurzform arbeiten, im Vergleich zu denen, die sukzessive Formen mit 16 bzw. 11 Muskelgruppen vermittelt bekommen, die *niedrigsten* Lernerfolge aufweisen. Das vorhergehende differenzierte Erlernen der Methode scheint also wesentlich zu sein, wenn später von einer verkürzten Form profitiert werden soll! In einer umfangreichen Analyse von Wirksamkeitsstudien zu Kurzformen der PR konnten Carlson und Hoye (1993) zudem die Dauer und Anzahl der Kurssitzungen als Moderatorvariable feststellen, die verbesserte Effekte durch das Verfahren erklären konnte. Die oft praktizierte Methode, die Kurzform am Kursende lediglich vorzustellen, scheint dementsprechend weniger sinnvoll zu sein als das begleitete Üben.

Das Vorgehen im AT gleicht dem in der PR. Auch hier wird *nach* dem Beherrschen der Grundübung begonnen, die Formeln zusammenzufassen und so die Übung zu kürzen. Hoffmann (2017) bezieht sich auf den Vorschlag von Schulz (1932) und empfiehlt folgendes Vorgehen: Die Grundformeln werden durch einzelne Worte ersetzt, sodass sich folgender Ablauf ergibt: „Ruhe – Schwere – Wärme". Die Wörter können mit der Atmung verknüpft werden, sodass für diese Kurzform drei Atemzüge nötig werden. Sollen auch die weiteren Übungen der Grundstufe hinzugenommen werden, ergibt sich als möglicher Anschluss: „Leib warm – Herz ruhig – Kopf kühl entspannt" (ebd.). Die gesamte Kurzübung umfasst dann sechs Atemzüge. Um die Ruheempfindung zu vertiefen, empfiehlt sich die Betonung der *Ausatmung* (sog. Ausatmungsverstärkung). Natürlich sind andere Formen der Zusammenfassung ebenso möglich. Hat der Teilnehmer jedoch „seine" Form der Kurzübung gefunden, sollte er bei dieser bleiben, um den Selbstkonditionierungseffekt zu unterstützen.

Am besten erlernt sich die Kurzform, wenn man sie zunächst – ohne vorhergehende Rücknahme – an die ausführliche Form anhängt. Hat der Übende das einige Wochen praktiziert, kann er die Kurzform allein ausführen. Analog zum Erlernen der Grundübung sollte er auch hier in entspannten Situationen mit der neuen Übung beginnen und den Schwierigkeitsgrad sukzessive steigern.

Statt einer Kurzform, kann auch nur ein Signalwort genutzt werden, um die Entspannungsreaktion abzurufen. Das Vorgehen gleicht dem bei der Kurzform: Das Signalwort wird zunächst an die Übung angehängt. Das vorausgehende Erlernen der Kurzform ist sinnvoll, damit der Schritt zum Signalwort nicht zu groß ist. Oft wird als Signalwort „Ruhe" oder „Entspannung" gewählt – auch hier sind den individuellen Vorlieben keine Grenzen gesetzt. Statt eines Wortes ist auch jeder andere Reiz denkbar, der willkürlich hervorrufbar ist, etwa ein Ruhebild oder eine definierte Bewegung.

11.3.2 Differenzielle Entspannung

Jacobsons (1929) Ziel lag in einer verbesserten Wahrnehmung körperlicher Spannungszustände. Auch im Alltag sollte der Teilnehmer unnötige Anspannungen erkennen und lösen, um auf diese Weise ökonomischer mit den eigenen Energiereserven umzugehen.

Hierzu lernen die Teilnehmer, bei jeder Tätigkeit nur die Muskeln anzuspannen, die sie *tatsächlich* benötigen. Sie registrieren kontinuierlich ihre Anspannung, lösen sie auf und beugen (chronischen) Verspannungen vor. Die Sensibilität für die muskuläre Anspannung entwickelt sich im Laufe des Trainings durch die zunehmende Auseinandersetzung mit dem eigenen Körper.

Zur Vermittlung im Kurs kann die Kursleiterin darum bitten, bestimmte Positionen einzunehmen, die mit häufigen Tätigkeiten verbunden sind (beispielsweise

11.3 Aufbau- und Folgekurse: Rahmenbedingungen und Inhalte

ein Buch lesen, das Smartphone bedienen, telefonieren). Während die Teilnehmer die Position halten, sollen sie überprüfen, welche Muskeln Spannungen aufweisen und ob diese für die Tätigkeit notwendig sind. Sukzessive lösen sie dann alle nicht erforderlichen Spannungen. Hierfür können sie die Muskelgruppen in der Reihenfolge der Standardübung in Gedanken durchgehen. Bernstein und Berkovec (2018) empfehlen ein gestuftes Vorgehen für die Vermittlung, das Situationen in sitzend versus stehend, inaktiv versus aktiv, still versus laut und ruhig versus unruhig unterscheidet und systematisch den Schweregrad erhöht.

Als Hausaufgabe kann die differenzielle Entspannung für Tätigkeiten geplant werden, die nicht im Kurs geübt werden können (Fernsehen, Kochen, Gespräche mit dem Partner…). Die Lösung der unnötigen Anspannung kann ebenfalls mit der Hilfe eines Signalworts geschehen, das bereits während des Erlernens des Verfahrens mit der Entspannung gekoppelt wurde.

> **Differenzielle Entspannung: Selbstversuch**
> *Neugierig geworden? Testen Sie die differenzielle Entspannung genau jetzt. Bleiben Sie dafür zunächst exakt so sitzen, wie Sie es gerade tun. Und nun beginnen Sie bei Ihrem Gesicht: Welche Muskeln spannen Sie an? Runzeln Sie Ihre Stirn? Kneifen Sie die Augen zusammen? Liegen Ihre Zähne locker aufeinander, ist der Kiefer entspannt? Lösen Sie alle Spannungen, die nicht benötigt werden. Wie sieht es mit Ihrem Schulter-Nacken-Bereich aus? Sind die Schultern locker? Wie ist die Haltung des Kopfes? Und wie fühlt sich Ihr Nacken an? Gibt es eine Position, die diesen Bereich entlastet? Wie fühlt sich Ihr Rücken an? Wie Ihr Gesäß? Prüfen Sie die Haltung Ihrer Beine. Ist es bequem so? Wie könnte die Haltung verändert werden, um die Beinmuskulatur zu entspannen? Liegen Ihre Arme auf oder halten sie das Buch? Gibt es Muskeln, die Sie lösen können, während Sie die Haltung fortführen? Oder möchten Sie die Haltung korrigieren? Nehmen Sie nun noch einmal den Körper als Ganzes wahr: Wie fühlen Sie sich?*

Prinzipiell kann die Methode auch im Aufbaukurs eines anderen Entspannungsverfahrens genutzt werden. Voraussetzung sind eine geschulte Interozeption, die möglichst unmittelbar zwischen Entspannung und Anspannung unterscheiden kann.

Eine besonders effektive Kombinationsmöglichkeit ergibt sich mit dem Body-Scan (vgl. Kabat-Zinn, 2013), der vielen Teilnehmern aus Achtsamkeitskursen bekannt ist. Auch dieser kann als „Schnellversion" genutzt werden, um den Spannungszustand zu prüfen. Die unterschiedliche Zielsetzung muss jedoch mit den Teilnehmern besprochen werden, da es sonst zu Interferenzen bei der Anwendung der Übung als Achtsamkeitsmeditation kommen kann.

11.3.3 Mentale Entspannung

Ebenfalls aus der PR stammt die mentale Entspannung als Anwendung für Fortgeschrittene. Oft beginnen erfahrenere Teilnehmer selbst damit, die Intensität der Anspannung zu reduzieren, da sie diese zunehmend als störend erleben.

Bei der mentalen Entspannung ist genau dies das Ziel. Die Muskulatur wird lediglich *in Gedanken* angespannt, bevor die Aufmerksamkeit auf die Entspannung gerichtet wird. Neben der vertieften Entspannung, die nun nicht mehr durch die Anspannungsphasen unterbrochen wird, weist die Methode einen weiteren entscheidenden Vorteil auf: Man kann sie auch an öffentlichen Orten durchführen, ohne bemerkt zu werden.

Am einfachsten wird die Vorgehensweise erlernt, indem die Standardübung (am besten in einer Kurzform) nach und nach „verinnerlicht" wird. Hierzu wird die Spannung sukzessive reduziert, bis sie nur noch in Gedanken stattfindet. Parallel kann auch die Rücknahme auf das mittlere Aktivierungsniveau verinnerlicht werden.

Als Erklärung für die Wirkweise der mentalen Entspannung bietet sich das ideomotorische Grundgesetz an, das den Teilnehmern als theoretischer Hintergrund vermittelt werden sollte (s. Abschn. 5.7.3).

11.3.4 Formelhafte Vorsatzbildung

Die formelhaften Vorsätze entstammen dem AT und gehen auf dessen Entwickler J. H. Schultz (1932) zurück. Teilnehmer entwickeln für individuelle Ziel- und Problembereiche Formeln, die sie an die Übungen des AT anfügen oder auch unabhängig von diesen im Alltag nutzen. Das Ablegen störender Verhaltensweisen kann ebenso Ziel der Vorsatzbildung sein wie der Wunsch, mit bestimmten Themen gelassener umzugehen oder Motivation aufrechtzuerhalten.

Die Wirkweise lässt sich mit der von posthypnotischen Aufträgen vergleichen. In der Hypnose erteilte Aufträge werden zu einem späteren Zeitpunkt, im Wachzustand, ausgeführt. Nach Hoffmann (2017) können auch die formelhaften Vorsätze durch den Carpenter-Effekt bzw. das Gesetz der Ideoplasie (vgl. Abschn. 5.7) erklärt werden, die hier – im Unterschied zu den Übungen der Grundstufe – zeitverzögert zur Anwendung kommen. Im Gegensatz zur Hypnose werden jedoch *auto*hypnotische Aufträge gebildet. Während die Vorsatzbildung bewusst geschieht und angewendet wird, erfolgt die Ausführung bzw. Auswirkung des Vorsatzes *anstrengungsarm*.

Einige Vorgaben sind zu beachten, wenn mit formelhaften Vorsätzen gearbeitet werden soll. Stilistisch fordert Thomas (2006) von den Formeln, dass sie, um einprägsam zu sein, kurz, positiv formuliert, rhythmisch, klangvoll, (stab-)reimend und (wenn passend) humorvoll sein sollten.

Regeln der Vorsatzbildung (Brenner, 1999)
- Objektivitätsregel (Ist das Ziel objektiv erreichbar?)
- Ressourcenregel (Sind ausreichend Ressourcen für das Ziel vorhanden?)
- Individualitätsregel (Ist das Ziel wirklich das eigene, individuell passende?)
- Positivregel (Ist der Vorsatz positiv, bejahend formuliert?)
- Gegenwartsregel (Ist der Vorsatz im Präsens formuliert?)

Schultz (1966) schloss sich der verbreiteten Vorgabe der Positivformulierung allerdings selbst nicht an, sondern empfahl gerade bei festen und strikten Vorsätzen (z. B. in der Suchtbehandlung) auch die Nutzung von Negativformulierungen („Ich trinke *nicht*"). Als sinnvoll hob er zudem die Verknüpfung mit Indifferenzformeln hervor, da diese eine anspannungsfördernde Kampfhaltung verhinderten (z. B. „Alkohol ganz gleichgültig"). Derra (1998) weist darauf hin, dass die Vorsätze *wahr* sein – d. h. keine unrealistischen Ziele anvisieren – und zur eigenen Sprachgestaltung passen sollten (umgangssprachlich, evtl. mit Merkmalen des eigenen Dialekts).

Wichtiger als der Stil ist jedoch die persönliche Passung. Vorsätze sollten nicht übernommen, sondern selbstständig entwickelt werden, sodass es einen möglichst hohen Eigenbezug gibt. Auch wenn eine Reihe von Ratgebern vorformulierte Vorsätze für verschiedene Problembereiche anbietet, sollte daher von diesen Abstand genommen werden.

In der Anwendungspraxis hängt man die erarbeiteten Vorsätze an die täglichen Übungen an. Hierbei ist der Vorsatz jedoch nicht als unveränderbar aufzufassen. Erfahrungsgemäß führt die Auseinandersetzung mit ihm oft zu einem vertieften Problemverständnis oder einer klareren Zielformulierung. In solchen Fällen sollte man den Teilnehmer dabei unterstützen, den Vorsatz seinen neuen Erkenntnissen anzupassen. Es empfiehlt sich, jeweils nur mit einem Vorsatz zu arbeiten. Beginnen Teilnehmer, sich mit den formelhaften Vorsätzen auseinanderzusetzen, sollten sie zudem nicht mit den schwerwiegendsten Themen und Lebensproblemen beginnen, sondern ein „handhabbareres" Problem auswählen. Das senkt die Erwartungsspannung und führt mit einer höheren Wahrscheinlichkeit zu einem frühen Erfolgserlebnis, das wiederum zum Angehen größerer Probleme motiviert.

Obwohl die Vorsätze eng mit dem AT verbunden sind, ist es möglich, sie auch bei Teilnehmern zu nutzen, die andere Verfahren erlernt haben. Grundlage ist auch hier die sichere Auslösung der Entspannungsreaktion. Bei Personen, die noch keinerlei Erfahrungen mit autosuggestiven Methoden aufweisen, ist es erfahrungsgemäß jedoch notwendig, sowohl psychoedukativ über diese Verfahren aufzuklären als auch die Arbeit mit einfachen Formeln (z. B. der Ruhetönung des AT) zu vermitteln, bevor mit der Umsetzung von individuellen Vorsätzen begonnen wird.

Eine missbräuchliche Verwendung von Vorsätzen kann sich ergeben, wenn mit diesen eher eine Vermeidung von Entwicklungen oder Konflikten unterstützt werden soll. Das Hinterfragen der Motive für die Vorsätze und das gemeinsame Erarbeiten im Kurs verringern diese Gefahr.

11.3.5 Zusätzliche Übungsformen

Sowohl für das AT als auch für die PR gibt es eine große Anzahl von Zusatzübungen. Einige dieser Übungen gehen auf die Entwickler der Verfahren zurück und lassen sich ohne Mühe mit dem Grundverfahren kombinieren oder ergänzen diese als spezielle Anwendungen.

Aus dem AT bekannt und als Zusatzübung beliebt ist die Entspannung des Schulter-Nacken-Bereichs (Hoffmann, 2017). Als Teilübung kann man sie unabhängig vom restlichen Übungsprogramm durchführen oder auch in dieses integrieren. Die Formel lautet: „Schulter, Nacken warm und weich" (ebd.). Auch im Alltag kann die Formel nützlich sein, um die häufig in diesem Bereich auftretenden Verspannungen zu lösen.

In Aufbaukursen unterstützt die Kursleiterin Teilnehmer zudem häufig dabei, individuelle Formeln für die Behandlung eigener Beschwerden zu entwickeln („organspezifische Formeln"; Schultz, 1966). Eine große Auswahl solcher Formeln für verschiedenste körperliche und psychische Symptome findet sich bei Thomas (2006). Diese sollten jedoch eher als Anregung genutzt, denn als Vorlage verwendet werden. Auch hier gilt: Die individuelle Passung ist entscheidend! Vorsicht ist zudem geboten, wenn Formeln beim Umgehen ärztlicher Behandlungen helfen sollen oder Effekte intendieren, die der Zielrichtung der parallel stattfindenden Psychotherapie widersprechen (s. Abschn. 8.12 und 9.3).

Auch in PR-Kursen können zusätzliche Übungen vermittelt werden, die in spezifischen Situationen zum Einsatz kommen (s. unten).

> **Zusatzübungen für die muskuläre Entspannung**
> - **Schulter-Nacken-Entspannung:** Die Schultern hoch zu den Ohren ziehen, Spannung etwas halten und dann fallen lassen.
> - **Niesübung:** Während der Einatmung wird die Muskulatur im Gesichtsbereich angespannt, „als ob man Niesen müsste", dann wird der Mund geöffnet und parallel zum Ausatmen die Muskulatur im Gesichtsbereich vollständig gelöst.
> - **Entspannungshaltung:** Die Teilnehmer sinken zunächst in sich zusammen und versuchen, sich möglichst „klein" zu machen. Die Muskulatur wird hierbei gebeugt und angespannt. Dann wird die Haltung nach und nach gelöst und die Muskulatur zunehmend gestreckt. Mit aufrechtem Oberkörper soll nun möglichst viel Raum in Anspruch genommen werden (Beine ausstrecken, Arme ausstrecken, Rücken durchdrücken, Kopf nach

> oben …). Anschließend wird eine bequeme Haltung eingenommen, die irgendwo zwischen den beiden Vorgängerinnen liegt.

Vor allem am Ende einer Kursstunde freuen sich Teilnehmer über Übungen, die eine unmittelbare Entspannung bewirken und ihnen eine passive Haltung erlauben. Besonders geeignet für diesen Zweck sind imaginative Übungen wie Fantasiereisen (ausführlich in Abschn. 2.5): Sie begünstigen ein passiv-regressives Erleben, fördern aber nicht das Risiko einer Fehlkonditionierung, da sie lediglich als Zusatz in einer jeweils anderen Variante durchgeführt werden. Auch Übungen aus der Achtsamkeitspraxis (Abschn. 2.8) bieten sich für das Stundenende an. Ein Vorschlag für eine kurze geführte Fantasiereise, die mit den Anweisungen der Grundstufe des AT kombiniert ist, findet sich untenstehend.

> **Imaginationsübung „Am See"**
> *Du stehst in einem kleinen Birkenwald. Durch die Bäume fällt Licht auf den mit Gras bedeckten Boden. Ein schmaler Weg führt leicht abschüssig zu einem See hinunter, den Du durch die Bäume hindurch erkennen kannst. Die Sonne spiegelt sich auf der Wasseroberfläche. Du läufst auf den See zu. Deine Füße sind nackt und Du spürst den Untergrund, der zum Teil aus Gras, zum Teil aus Erde besteht. Er ist angenehm warm. Auch Du fühlst Dich angenehm warm. Um Dich herum ist es ruhig, lediglich das Rauschen der Blätter im Wind ist zu hören. Auch Du fühlst Dich ganz ruhig. Du kommst am See an und lässt den Wald hinter Dir. Du hast nun einen freien Blick auf den Strand, der mit hellem Sand bedeckt ist, und auf den See. Kleine Wellen kommen am Ufer an und ziehen sich wieder zurück. Du beobachtest sie und spürst, wie auch Deine Atmung kommt und geht. Sie ist ruhig und gleichmäßig. Du setzt Dich in den warmen Sand und spürst die angenehme Schwere Deines Körpers. Du bist ganz ruhig.*
> *Dann verblassen die Bilder, und Du bereitest Dich darauf vor, zurückzukehren. Du spürst Deinen Körper, den Kontakt mit dem Stuhl.*

11.4 Hinweise für die Einzelvermittlung

Von einer Auffrischung und Vertiefung der erlernten Inhalte profitieren ebenfalls Patienten in der Psychotherapie. Zur Steigerung der Übungsmotivation lohnt sich auch hier einige Monate nach Abschluss der Vermittlung des Verfahrens die Frage, ob und in welcher Form weiter geübt wurde. Vor allem dann, wenn die Entspannung anderen Therapiethemen weichen musste, empfiehlt sich ein erneutes Aufgreifen und Prüfen des langfristigen Umsetzungserfolgs.

Ein Wiederholen der Übungen im therapeutischen Setting kann als „Booster" dienen und die Motivation zum eigenständigen Üben steigern. Die Vermittlung von Kurzformen und Signalwörtern sowie der differenziellen oder mentalen Entspannung kann, ebenso wie die Arbeit mit formelhaften Vorsätzen oder Zusatzübungen, an die individuellen Therapieziele der Patienten angepasst werden, sodass eine bedarfsgerechte Vermittlung von Vertiefungsmöglichkeiten erfolgt.

Literatur

Bernstein, D. A., & Borkovec, T. D. (2018). *Entspannungstraining: Handbuch der Progressiven Muskelentspannung nach Jacobson* (14. Aufl.). Stuttgart: Klett-Cotta.

Brenner, H. (1999). *Autogenes Training Oberstufe – Wege in die Meditation: Wie Sie AT und östliche Meditation ideal kombinieren und davon noch mehr profitieren.* Stuttgart: Thieme.

Carlson, C. R., & Hoyle, R. H. (1993). Efficacy of abbreviated progressive muscle relaxation training: a quantitative review of behavioral medicine research. *Journal of Consulting and Clinical Psychology, 61*(6), 1059–1066.

Derra, C. (1998). *Autogenes Training für zwischendurch: Wie Sie Pausen und Wartezeiten für Entspannung und Streßabbau nutzen.* Stuttgart: Thieme.

Hoffmann, B. (2017). *Handbuch Autogenes Training.* München: dtv.

Jacobson, E. (1929). *Progressive Relaxation.* Chicago: University of Chicago Press.

Jacobson, E. (1934). You must relax. A practical method of reducing the strains of modern living. New York, London: Whittlesey House/McGraw-Hill.

Kabat-Zinn, J. (2013). *Full catastrophe living: using the wisdom of your body and mind to face stress, pain, and illness.* New York: Bantam Books.

Krampen, G. (1991). *AT-EVA – Diagnostisches und evaluatives Instrumentarium zum autogenen Training.* Göttingen: Hogrefe.

Krampen, G. (2012). Anwendungserfolge und Transferquoten bei Einführungen in die Progressive Relaxation mit unterschiedlich differenziertem Vorgehen. *Entspannungsverfahren, 29*, 11–24.

Krampen, G. (2013). *Entspannungsverfahren in Therapie und Prävention.* Göttingen: Hogrefe.

Ohm, D. (2017). *Stressfrei durch Progressive Relaxation. Mehr Gelassenheit durch Tiefenmuskelentspannung nach Jacobson.* Stuttgart: TRIAS.

Schultz (1932, 1966). *Das autogene Training: Konzentrative Selbstentspannung.* Stuttgart: Thieme.

Thomas, K. (2006). *Praxis des Autogenen Trainings: Selbsthypnose nach I. H. Schultz.* Stuttgart: TRIAS.

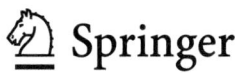

springer.com

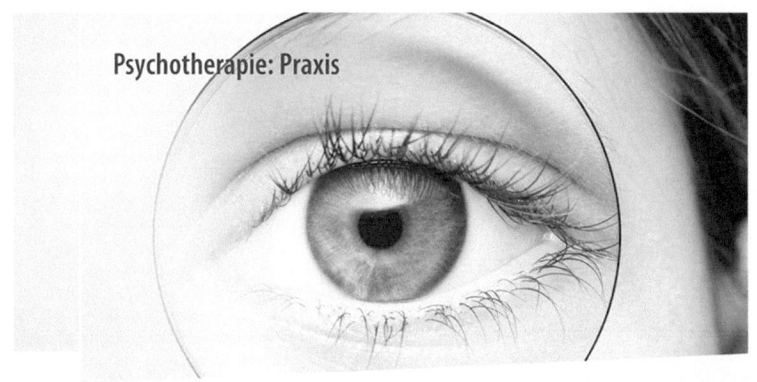

Psychotherapie: Praxis

Susanna Hartmann-Strauss

Videotherapie und Video-supervision

Praxishandbuch für Psychotherapie und Beratung online

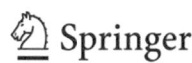

Jetzt im Springer-Shop bestellen:
springer.com/978-3-662-62090-8

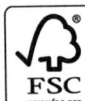

MIX
Papier aus verantwortungsvollen Quellen
Paper from responsible sources
FSC® C105338

If you have any concerns about our products,
you can contact us on
ProductSafety@springernature.com

In case Publisher is established outside the EU,
the EU authorized representative is:
**Springer Nature Customer Service Center GmbH
Europaplatz 3, 69115 Heidelberg, Germany**

Printed by Libri Plureos GmbH
in Hamburg, Germany